認知症 *plus*
予防教育

運動・食事・社会参加など
最新知見からの提案

金森雅夫 編

日本看護協会出版会

はじめに

　本書は認知症予防・教育に関心のある人々への入門書である。執筆者は、科学的根拠（エビデンス）に基づいて認知症予防について解説した。

　本書の構成づくりの発端となったのは、2017年12月に英国の医学専門誌「The Lancet」に掲載された論文「認知症予防、介入、ケア」（以下、Lancet誌論文）である。この総説は665の論文について検討している。統計上解釈が難しい面もあるが、現在の認知症対策に関するエビデンス集、つまり知恵の論集といってよいだろう。本書はこの論文の内容を踏まえ、現在の日本における認知症の予防教育について、それぞれの分野の専門家の立場から執筆されている。

　第1章はLancet誌論文の概要および世界各地で行われている様々な認知症の介入研究について紹介した。第2章では、認知症の基礎知識として、「早期認知症」と「運動と脳機能」について解説した。第3章では、認知症の予防対策として、①生活習慣病予防、②薬についての健康教育、③残存認知機能の増強、という3つのベクトルを示し、その3つのベクトルに共通したコアセクションとして、①運動、②食生活、③豊富なネットワークをあげて、それぞれの領域における最新の知見や取り組み例を紹介している。第4章では、将来展望として、工学と医学、スポーツ科学と医療といった学問分野の境界を超えた学際的な研究の最前線を提示した。そして最後に、誰もが避けては通れない終末期の課題についての問題提起で本書の締めくくりとした。

　読者の方には、ご自身の興味のある項目から読んでいただいて構わない。本書を読むことによって、認知症予防対策に対する総合的視野に立つことができるだろうと考える。同時に、認知症予防のエビデンスについて系統的に理解できるように構成してあるので、各領域の最先端に触れることができよう。しかし、認知症研究は日進月歩である。将来、新しい知見が出たときに本書を読み返すことによって、その相違が明確になると思う。

　本書は、看護師、医師、理学療法士、管理栄養士など医療関係者はもちろんのこと、行政や民間で健康運動事業に携わる関係者に、そしてまた、生涯教育の一環として「認知症予防についてこれから学ぼう」という意欲あふれる一般市民の方にも読んでいただけることを願っている。

　最後に、本書の企画・制作にあたり、ご執筆いただいた方々、日本看護協会出版会の金子あゆみさんをはじめ、皆様に多大なお力添えをいただきました。感謝申し上げます。

2020年1月　　金森 雅夫

第4章 認知症の将来展望

執筆者一覧

| 編集 |

金森 雅夫　　　立命館大学スポーツ健康科学部●スポーツ医学、疫学・予防医学、医師

| 執筆（掲載順） |

金森 雅夫　　　前掲

小西 高志　　　静岡赤十字病院●脳神経内科、医師

宮嶋 裕明　　　浜松医科大学医学部●内科学、医師

塚本 敏人　　　南ウェールズ大学生命科学教育学部●運動生理・栄養生理学

橋本 健志　　　立命館大学スポーツ健康科学部●運動生理・生化学

柏木 厚典　　　社会医療法人誠光会 草津総合病院●糖尿病・内分泌内科、医師

肱岡 雅宣　　　立命館大学薬学部●薬効解析科学

天ヶ瀬 紀久子　立命館大学薬学部●病態薬理学

北村 佳久　　　立命館大学薬学部●薬効解析科学

ニック・ハード　株式会社Aikomi●デジタルセラピー、化学

西村 嘉子　　　株式会社Aikomi●臨床心理士

岡田 真平　　　公益財団法人 身体教育医学研究所●教育学

小松 泰喜　　　日本大学スポーツ科学部●スポーツ医学、応用健康科学、リハビリテーション医学、理学療法士

東郷 史治　　　東京大学大学院教育学研究科●教育生理学、応用健康科学

岡野 真裕　　　立命館大学立命館グローバルイノベーション研究機構●認知科学・知覚情報処理

下寶 賢人　　　立命館大学スポーツ健康科学部●バイオメカニクス

伊坂 忠夫　　　立命館大学スポーツ健康科学部●スポーツバイオメカニクス・スポーツ科学

家光 素行　　　立命館大学スポーツ健康科学部●スポーツ生理・生化学

真田 樹義　　　立命館大学スポーツ健康科学部●応用健康科学・運動処方

藤田 聡　　　　立命館大学スポーツ健康科学部●運動生理・生化学

小林 実夏　　　大妻女子大学家政学部●栄養疫学、公衆栄養学、管理栄養士

工藤 千秋　　　医療法人社団くどうちあき脳神経外科クリニック●脳神経外科認定医、認知症認定医

梅原 里実　　　高崎健康福祉大学看護実践開発センター●認知症看護認定看護師

木本 明恵　　　株式会社 日本スウェーデン福祉研究所●看護師

小西 聡　　　　立命館大学理工学部●機械工学

田畑 泉　　　　立命館大学スポーツ健康科学部●スポーツ健康科学

吉村 浩美　　　日本看護協会看護研修学校●看護師

prologue 論文『認知症予防、介入、ケア』から再考する
認知症の予防教育

認知症予防・ケアのために 科学的根拠を整理する

　認知症施策推進大綱には、「認知症はだれもがなりうるものであり、家族や身近な人が認知症になることなどを含め、多くの人にとって身近なものとなっている。認知症の発症を遅らせ、認知症になっても希望を持って日常生活を過ごせる社会を目指し、認知症の人や家族の視点を重視しながら、「共生」と「予防」を車の両輪として施策を推進していく」[1] と記されている。

　高齢者の多くが、軽度な認知機能障害（MCI）を含めて、記憶障害である認知症を患うことになる。日本では2040年代に高齢化のピークを迎えることが予測され、認知症者が増大することが想像できる。「人生100年時代」を迎えるにあたって、予防のあり方を再検討する時期に来ているといえるだろう。その予防のあり方の検討は、科学的根拠（エビデンス）に基づいたものでなければならない。

　2017年12月、英国の医学専門誌「The Lancet」に、The Lancet Commissions（Lancet誌委員会）による認知症の予防・ケアについての論文『認知症予防、介入、ケア（Dementia prevention, intervention, and care）』[2]（以下、「Lancet誌論文」と略す）が発表された。Lancet誌論文は、認知症に関するすべての領域の論文を検討し、予防・ケアの道筋を立てたもので、認知症の予防・ケアやその予防教育について再考するための素材として最も適していると考える。

Lancet誌論文について

1. 概要

　Lancet誌論文では、認知症に対する変更可能な危険因子から終末期医療まで、認知症に関する医療や予防についての科学的根拠を、665編の参考論文から検討している。目次を表1に示す。

　一つひとつの論文の検討やメタ分析を用いてリスクの大きさが具体的に表されているのだが、単にそれらをまとめたというものでなく、未来科学を見定めた上での希望や社会の要請、患者・家族の悩み、死生観などについてもコメントしている。薬物作用と効果、認知刺激、パーソン・センター

表1 | Lancet誌論文の目次

1. Prevention of dementia（認知症の予防）
2. Modifiable risk factors for dementia（認知症に対する変更可能な危険因子）
3. Interventions to prevent dementia（認知症を予防するための介入）
4. Studies using combination strategies to prevent dementia（認知症を予防するための併用戦略を用いた研究）
5. Early detection of preclinical Alzheimer's disease（前臨床アルツハイマー病の早期発見）
6. Treatment of dementia（認知症の治療）
7. Cognition（認知）
8. Other cognitive interventions（他の認知介入）
9. Exercise interventions for cognition（認知のための運動介入）
10. Neuropsychiatric symptoms（精神神経症状）
11. Depression（うつ病）
12. Sleep（睡眠）
13. Care and support（ケアとサポート）
14. Protection for people with dementia（認知症者の保護）
15. Dying with dementia（認知症で死ぬ）
16. Delivery of care（ケアの配達）
17. Conclusions（結論）

ド・ケア、社会的孤立、認知症重症者について詳細に述べてあるのが印象的である。重症者に対しては、寿命の延長や疾患の進行の遅延に目標を置くよりも、快適さの最大化を目標にしてケアを進めることも必要だとしているのが特徴といえる。

2. 認知症のケアおよび予防の重要性

Lancet誌論文の冒頭には、次のように記されている。

認知症の予防、介入、ケアに今取り組むことは、認知症者とその家族の生活と死を大きく改善し、それによって社会の未来を変えることになる。

認知症は21世紀における健康と社会的ケアにとって世界最大の課題である。2015年には世界で約4,700万人が認知症になり、2050年までに3倍になると予測されている。

認知症は、その人個人にとっては徐々に能力を失っていくことになるが、一方、その人の家族や友人にとっても、病気になって衰えていくその人を目の当たりにして対処しなければならなかったり、その人の依存度の増加や行動の変化によって生じるニーズに対応しなければならないため、家族・友人に与える影響は大きいといえる。また、認知症者にはヘルスケアや社会的ケアが必要とされるため、社会全体にとっても広く影響を及ぼす。

全世界における2015年の認知症に関連するコストは8,182億ドルと推定され、この数字は認知症者の数が増えるにつれて増加し続けるであろう。費用の約85％は、医療よりも、家族や社会的ケ

表2 | Lancet誌論文のキーメッセージ

1. 認知症者の数は世界的に増加している
   国によっては発症率が減少しているところもある

2. 予防に野心的になる
   認知症の発症率を減らすために、認知症でない中年・高齢者（65歳以上）の高血圧症の積極的な治療を勧める。小児期の教育、運動、社会的関与の維持、喫煙の減少、難聴・うつ病・糖尿病・肥満の管理など、その他の危険因子への介入は、認知症の3分の1を遅らせるか、予防する可能性がある

3. 認知症状を治療する
   認知機能を最大限にするために、アルツハイマー病やレビー小体型認知症者は、すべての段階でコリンエステラーゼ阻害薬を投与するか、重度の認知症の場合はメマンチンを投与する必要がある。コリンエステラーゼ阻害薬は軽度の認知機能障害には効果がない

4. 認知症ケアの個別化
   優れた認知症ケアは、個人的および文化的ニーズ、好み、優先順位に合わせて調整されるべきである。また、家族介護者に対する支援を取り入れるべきである

5. 家族の世話をすること
   家族介護者はうつ病のリスクが高い。うつ病のリスクを減らし、症状を治療するために、介護者に介入をすべきである

6. 将来のための計画
   認知症者とその家族は、将来についての議論・計画を重視する。臨床医は、診断時に様々な種類の決定を下す能力を考慮する

7. 認知症者を守る
   認知症者は、セルフネグレクト、脆弱性（搾取を含む）、お金の管理、運転、または武器の使用など、この状態で起こり得るリスクからの保護を必要としている。病気のあらゆる段階でのリスク評価と管理が不可欠であるが、その人の人権とのバランスをとるべきである

8. 精神神経症状の管理
   薬理学的管理は、より重篤な症状のある人のために準備されている

9. 人生の終わりを考えよう
   高齢者の3分の1が認知症で亡くなっている。緩和ケアを受けることや人生の終末を考えよう

10. テクノロジー
    テクノロジーを利用した介入は、ケア提供を改善する可能性を秘めているが、社会とのコミュニケーションはもっと重要である

アに関連している。将来、公衆衛生対策を含む新しい医療が、このコストの一部を代替し、削減することができるかもしれない。

　退職年齢に達したり、90歳代になった人々は、認知症を避けることは難しい。生活習慣要因は、個人の認知症発症リスクを低下または増大させる可能性がある。当委員会（Lancet誌委員会）では、この報告書のために行った新しい文献レビューとメタアナリシスによって、難聴や社会的孤立など利用可能なリスクモデルを拡張した。老齢だけでなく、寿命の異なる段階からの可逆的なリスク要因を組み込むことによって、新しいライフコースモデルを提案した。

　当委員会はこのすべての証拠をまとめ、理論的には認知症の3分の1以上が予防可能であると推測した。小児期の教育と運動の増加、社会的かかわりの維持、喫煙の減少または停止、難聴・うつ病・糖尿病・高血圧および肥満の管理はすべて、認知症の予防や遅延に寄与する可能性がある。その他の潜在的に変更可能な危険因子についての予備的証拠もある。これらの危険因子が脳に影響を与えるメカニズムを概説した。

　認知症の症状の多くの治療・ケアについてエビデンスを明確に示し、利用可能なエビデンスが定義できないときは、それ（定義できないエビデンス）を明確にした。

　認知症者や家族の生活を変えることができる介入研究について説明した。

　ケアを受けていない認知症者が質が高くて利用しやすいケアを受けることができれば、認知症を発症したとしても、症状の進行を防ぐよい機会となるのではないか。効果的な認知症予防、介入、ケアは、社会の未来を変え、認知症者やその家族の生活や死を大幅に改善する可能性がある。

　私たちがすでに知っていることを今、行動に起こす（action now）ことによって、このような変化を起こすことができるのである。

　Lancet誌論文のキーメッセージを表2に示す。

＊

　本書ではLancet誌論文の内容の要点について、その科学的根拠となっている参考文献を紹介するとともに、薬物治療、ケア、運動、栄養などについて、医学、看護、健康スポーツ科学、脳科学、栄養の専門家にそれぞれの立場から語っていただく。

引用文献
1）認知施策推進関係閣僚会議：認知症施策推進大綱，2019年6月18日．
　　https://www.mhlw.go.jp/content/000522832.pdf
2）The Lancet Commissions：Dementia prevention, intervention, and care, Lancet, 390（10113）：2673-2734, 2017.

（金森雅夫）

★本書の文献欄に記載しているWEBサイトのURLはすべて、2020年1月10日時点でアクセス可能であったアドレスである。個々のWEB文献への閲覧日の記載は省略している。

memo

百寿者の特徴

100歳老人の研究[1-4]から、長寿者には次のような特徴があると考えられる。

1. 無病息災よりも、病気になって自己を知るケースが多い。

2. 小児・青年期の運動習慣や学歴は、百歳以上の老人の結果と関係がない。百寿者に体格的特徴はあまり認められなかった。

3. セルフケアが確立している。

4. 運動習慣や社会活動の参加によって、身体活動量が多く、その結果、免疫能（感染防御能力）が高いと考察される。

5. 頭脳明晰。脳の活性化が高い（趣味などが多い）。

6. 医学検査の結果、軽度の異常はあるが、重度な異常は顕著でない。高脂血症の人は少ない。

7. 前向きな性格

8. 長寿遺伝子または糖尿病、がんなどの生活習慣病の発症候補遺伝子群の存在は、長寿に若干関係する可能性がある。しかし、成人期以降の生活習慣などの環境要因の存在も大きいと推定される。

認知機能障害と闘っていく上で、百寿者の特徴も参考になるであろうか。

引用文献
1) 広瀬信義ほか：百寿者の多面的検討とその国際比較：平成13年度厚生科学研究費補助金（長寿科学総合研究事業）総括・分担研究報告書，2002.
2) 金森雅夫ほか：百寿者の身体状況，性格特性と生活背景の分析，保健の科学，47（3）：231-236，2005.
3) 新井康通ほか：百寿者の血清脂質組成とその特徴―低アポB血症と比較的HDL2-C高値―TOKYO CENTENARIAN STUDY 1，日本老年医学会雑誌，34（3）：202-208，1997.
4) 広瀬信義，権藤恭之：百寿者の医生物学的側面と心理的側面，老年精神医学雑誌，24（1）：43-51，2013.

（金森雅夫）

第 1 章

認知症予防の
エビデンスとリスク対策
およびケア

1 ライフコースモデルでみた認知症の予防とリスク低減

認知症の予防

2019年6月に取りまとめられた「認知症施策推進大綱」[1] によると、「予防」とは、「認知症にならない」という意味ではなく、「認知症になるのを遅らせる」「認知症になっても進行を緩やかにする」という意味である。

本書の後章で詳しく述べるが、「運動不足の改善、糖尿病や高血圧症等の生活習慣病の予防、社会参加による社会的孤立の解消や役割の保持等が、認知症の発症を遅らせることができる可能性が示唆されている」[1] ことから、予防についてしっかり学ぶことは、「活動の推進など、正しい知識と理解に基づいた予防を含めた認知症への『備え』」[1] となるといえよう。

生活習慣病における予防活動は、病気の発症を未然に防ぐことや健康増進を目的とした一次予防、重症化を防ぐ二次予防、リハビリテーションなど機能低下を防止して社会復帰をはかる三次予防に分けられるが、認知症の予防に関してはそのような分類を一般にはしていない。

ライフコースモデルでみた認知症の予防とリスク低減

1.「豊富な社会ネットワークとうつ対策」「運動」「地中海食」が予防の根幹

Lancet誌論文『認知症予防、介入、ケア』[2]（以下、Lancet誌論文）では、認知症の予防対策の課題として、3つのベクトル（方向性）と3つのコア（共通核）を示している（表1-1-1）。予防対策のシェーマを図1-1-1と表1-1-2に示す。

❶ 3つのベクトル（方向性）

3つのベクトルについて、Lancet誌論文では以下のように説明している。

●［V1］残存認知機能の増強への対策：聴力の保持、認知トレーニング、

表1-1-1	認知症予防対策の課題としての3つのベクトル（方向性）と3つのコア（共通核）
3つのベクトル（方向性）	[V1] 残存認知機能の増強への対策 [V2] 肥満解消・禁煙・脳障害の回避への対策 [V3] 脳の炎症の軽減への対策
3つのコア（共通核）	[C1] 運動 [C2] 地中海食に代表される食生活 [C3] 豊富な社会ネットワーク、うつ対策

(The Lancet Commissions：Dementia prevention, intervention, and care, Lancet, 390（10113）：2673-2734, 2017より改変)

表1-1-2	認知症の予防対策	
課題	リスク対策
残存認知機能の増強	聴力・教育・認知トレーニング、豊富な社会ネットワーク、うつ対策、運動
肥満解消、禁煙、脳障害の回避	生活習慣病の治療（糖尿病、高血圧、脂質異常症）、地中海食の遵守、豊富な社会ネットワーク、うつ対策、運動
脳の炎症の軽減	非ステロイド抗炎症薬、地中海食の遵守、運動

(The Lancet Commissions：Dementia prevention, intervention, and care, Lancet, 390（10113）：2673-2734, 2017より改変)

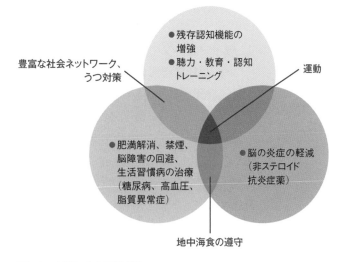

図1-1-1 | 認知症の予防対策

(The Lancet Commissions：Dementia prevention, intervention, and care, Lancet, 390（10113）：2673-2734, 2017より改変)

認知症に対する健康教育や社会ネットワークの利用と豊富なネットワーク、うつ対策、認知機能の保持も含めた身体活動（運動）の必要性があげられている。

- [V2] 肥満解消・禁煙・脳障害の回避への対策：糖尿病・高血圧・脂質異常症などの生活習慣病の治療の促進や、地中海食に代表される魚・野菜・オメガ3（n-3）系多価不飽和脂肪酸[*1]を含んだオイル（油）のバランス食が推奨されている。

- [V3] 脳の炎症の軽減への対策：非ステロイド抗炎症薬の機能について説明されている。そして今後さらなる開発が必要だとしている。

認知症予防をこれら3つの方向性をもって考えみてはどうかという提案で

*1 **オメガ3（n-3）系多価不飽和脂肪酸**
脂肪酸は大きく飽和脂肪酸と不飽和脂肪酸に分けられ、不飽和脂肪酸はさらにオメガ3（n-3）系脂肪酸、オメガ6（n-6）系脂肪酸などの多価不飽和脂肪酸と、オメガ9（n-9）系脂肪酸などの一価不飽和脂肪酸に分けられる。
n-3系多価不飽和脂肪酸には、ドコサヘキサエン酸（DHA）、エイコサペンタエン酸（EPA）、αリノレン酸がある。

あり、実にわかりやすい内容となっている。

❷3つのコア（共通核）

上記の3つの方向性に対して、運動、食生活、豊富な社会ネットワークとうつ対策という共通核を3つあげている。

- ●[C1] **運動**：運動は脳への血流増加を起こし、二重課題のように「考える」ことによって、いわゆる「脳の活性化」につながると推測される。認知刺激（認知刺激療法）と並んで重要な共通核である。
- ●[C2] **食生活**：食生活は、n-3系多価不飽和脂肪酸が多く含まれる地中海食が推奨されている。
- ●[C3] **豊富な社会ネットワークとうつ対策**：認知症者との対話、コミュニケーションする場（カフェ）の提供、地域社会での「共生」などである。

これら3つは、残存機能の保持、生活習慣病の予防、脳の炎症の軽減対策といった認知症対策の共通要素として重要である。

2. ライフコースモデルでみた認知症のリスク
——認知症罹患の35％が抑制可能

Lancet誌では認知症に対する変更可能な危険因子として、アポリポ蛋白Eタイプ4（ApoEε4）遺伝子の保有、小児期の少ない教育、聴力喪失、高血圧、肥満、喫煙、うつ、運動不足、社会的孤立、糖尿病の10因子をあげている[2]。

図1-1-2は、縦軸がライフコース、つまり生まれてから死ぬまでを川の流れのイメージとして示している。人生の早期・中期・後期のそれぞれのリスクファクターがカラムの中に記載され、リスクの危険度は人口寄与割合（PAF；p.10 脚注＊3参照）として示されている。人口寄与割合は、認知症の危険因子の中で、「そのリスクの曝露が影響して罹患した者は何％であるか」を示す。Lancet誌で示された潜在的に変更可能な10リスクの人口寄与割合の合計は35％であった。このことは、10のリスクを減らすことができるのならば、その曝露が影響して認知症に罹患した者を減らしたり、重症化を遅らせることができると予測される。

次に、各リスクについて、回避可能な割合はどのくらいなのかを見ていこう。

- ●**人生の早期**：アルツハイマー病になりやすい遺伝子型ApoEε4がわかっているため、人生の早期にそれを制御できたとき、つまり治療でアルツハイマー病の発症を防ぐことが可能となったとき、認知症の発症割合を7％抑えることが可能だと推測できる。また、小児期に教育を受ける機会を多くすると、罹患割合を8％抑制できる可能性があるとしている。
- ●**人生の中期**：人生の中期には、聴力喪失、高血圧、肥満の罹患が認知症の

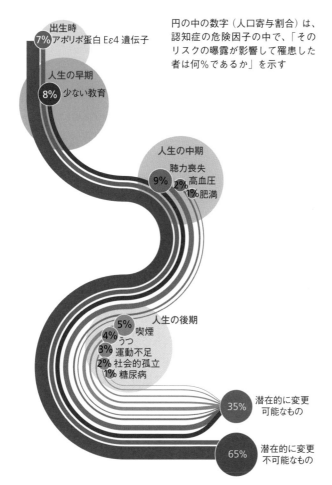

円の中の数字（人口寄与割合）は、認知症の危険因子の中で、「そのリスクの曝露が影響して罹患した者は何%であるか」を示す

出生時
7% アポリポ蛋白 Eε4 遺伝子

人生の早期
8% 少ない教育

人生の中期
聴力喪失
9% 2% 高血圧
1% 肥満

人生の後期
5% 喫煙
4% うつ
3% 運動不足
2% 社会的孤立
1% 糖尿病

35% 潜在的に変更可能なもの

65% 潜在的に変更不可能なもの

人生の早期のリスク	人口寄与割合（PAF）
アポリポ蛋白 Eε4遺伝子	7%
少ない教育	8%

人生の中期のリスク	人口寄与割合（PAF）
聴力喪失	9%
高血圧	2%
肥満	1%

人生の後期のリスク	人口寄与割合（PAF）
喫煙	5%
うつ	4%
運動不足	3%
社会的孤立	2%
糖尿病	1%
潜在的に変更可能なもの	35%
潜在的に変更不可能なもの	65%

図1-1-2｜認知症に対する変更可能な危険因子の寄与のライフコースモデル

〔The Lancet Commissions：Dementia prevention, intervention, and care, Lancet, 390（10113）：2673-2734, 2017 より改変〕

リスクとなる。補聴器などで聴力損失をカバーし、十分な会話ができるように改善することなどによって9％、高血圧や肥満の改善によってそれぞれ2％と1％、罹患割合を抑制することが可能だと結論づけている。

●人生の後期：人生の後期は、禁煙、うつの改善、運動によって身体活動を活発にすること、社会的孤立をなくすこと、糖尿病の改善によって、それぞれ1～5％の認知症罹患の抑制が可能となる。

認知症罹患の35％が抑制可能と考えられる中で、高血圧、肥満、糖尿病などの生活習慣病により4％、喫煙、運動不足などの生活習慣改善により8％の抑制が可能とされている。このことは、認知症のない中年（45～65歳）および高齢者（65歳以上）の生活習慣の改善や生活習慣病の治療、重症化予防、ケアが、認知症の予防において重要な意味をもつことを示す。

しかし残念なことに、認知症罹患の約3分の2（65％）は、現在の科学水

準では変更不可能とみなされている（図1-1-2）。したがって、私たちは認知症という病気と長く付き合う必要がある。認知症は認知症本人と家族だけの問題ではなく、社会の問題でもある。認知症者とのコミュニケーションの方法、さらに「共生」についてのビジョンづくりが共通の課題となる。グローバルで持続可能な社会建設のために認知症者との対話の重要性が叫ばれ、認知症施策推進大綱のような政策や地域社会での条例化などが進められるようになったが、これらは単に仕組みをつくればよいというものではなく、それを維持・改良していく持続的努力が必要である。

　前述のように、認知症罹患の約3分の1は変更可能とみなされている。では、認知症の危険因子の科学的根拠（evidence）はいかなるものなのであろうか。

3. 変更可能な危険因子
──認知症罹患の減少には生活習慣病の予防や聴力の回復が重要

　Lancet誌論文では、変更可能な認知症の危険因子として、人生の早期では「少ない教育」、人生の中期では「高血圧」「肥満」「聴力喪失」、人生の後期では「喫煙」「うつ」「運動不足」「社会的孤立」「糖尿病」をあげている（表1-1-3）[2]。

　相対危険度（RR）[*2]は、このリスクをもっている人はもたない人に比べて認知症になる確率が何倍高いかを示したもので、聴力喪失がある人は聴力喪失がない人に比べて1.9倍認知症になるリスクが高くなる。同様に、高血圧では1.6倍、糖尿病では1.5倍高くなる。

　人口寄与割合（PAF）[*3]は、特定のリスクをもっている人数（人口）を考慮したもので、もしそのリスクを保有する集団の人数が少なくなれば認知症罹

＊2　相対危険度（RR）
RRはRelative Riskの略。危険因子の曝露を受けた疾病罹患リスク（R1）を危険因子の曝露を受けなかった疾病罹患リスク（R0）で割った率（RR＝R1/R0）。曝露群が非曝露群に比べて何倍疾病になりやすいかを示す。

＊3　人口寄与割合（PAF）
PAFはPopulation Attributable Fractionの略。その人口集団の中における危険因子の曝露の公衆衛生対策上の重要性を表す指標。人口集団全体の曝露の割合を（p）、相対危険度を（RRe）としたとき、次の式で求められる。
　PAF＝p(RRe−1)/{1+p(RRe−1)}
同じ相対危険度でも、リスクを保有する人口が多いと人口寄与割合は大きくなる。

表1-1-3 | 変更可能な認知症の危険因子

		相対危険度	人口寄与割合
人生の早期	少ない教育	1.6	7.5%
人生の中期	高血圧	1.6	2.0%
	肥満	1.6	0.8%
	聴力喪失	1.9	9.1%
人生の後期	喫煙	1.6	5.5%
	うつ	1.9	4.0%
	運動不足	1.4	2.6%
	社会的孤立	1.6	2.3%
	糖尿病	1.5	1.2%

（The Lancet Commissions：Dementia prevention, intervention, and care, Lancet, 390（10113）：2673-2734, 2017 より改変）

表1-1-4｜認知健康人の聴力損失が9〜17年後に認知症罹患に及ぼす影響

研究	相対危険度（95%CI）
Lin ら（2011）	2.32（1.32-4.07）
Gallacher ら（2012）	2.67（1.38-5.17）
Deal ら（2016）	1.55（1.10-2.19）
メタアナリシス（ランダムエフェクトモデル）	1.55（1.38-2.73）

（The Lancet Commissions：Dementia prevention, intervention, and care, Lancet, 390（10113）：2673-2734, 2017 より改変）

表1-1-5｜コミュニケーション不足、社会的孤立と認知症罹患の関係（メタアナリシス結果）

指標 ＼ 発症率	悪化（ーー）	悪化（ー）	変化なし	多少効果あり（＋）	効果あり（＋＋）
社会参加			○	○	
社会的接触			○	○	
孤独			○	○	
ソーシャルネットワークに対する満足度			○	○	

（The Lancet Commissions：Dementia prevention, intervention, and care, Lancet, 390（10113）：2673-2734, 2017 より改変）

患を何％少なくできるかを示す指標と考えてよい。

　変更可能な認知症の危険因子として最も大きいのは聴力喪失（約9％）で、聴力喪失が認知症罹患に及ぼす影響はいくつかの研究結果で示されている（表1-1-4）。補聴器などにより聴力の改善ができる体制が早急に打ち立てられる必要がある。喫煙、過剰なエネルギー摂取による肥満、運動不足など生活習慣に関するものは全体の約12％を占め、生活習慣改善による認知症罹患の低下が期待される。うつや社会的孤立は約6.0％を占め、うつの治療や社会とのコミュニケーション促進、ネットワーク構築による成果が望まれる（表1-1-5）。「予防に野心的になれ」とLancet誌論文の著者The Lancet Commissions（Lancet誌委員会）は指摘している[2]。

4. 社会的孤立

　社会的接触（家族や友人との電話・対面会話）、社会参加（地域の活動や組織に所属する、参加する）、さびしさ（loneliness；社会的接触で主観的不満足感）についてのリスクはどうであろうか。友人との接触は、よい関係性を保っている人とそうでない孤独な人とでは、相対危険度（RR）1.25（95％CI[*4]：0.96-1.62）で、孤独な人は認知症リスクが高い傾向を示したが、有意差はなかった。さびしさ（loneliness）については、感じている人ではRR 1.58

＊4　95％CI
Confidence Interval（CI：信頼区間）とは全体の平均（母平均）をある確率で含む範囲のこと。区間推定を表す指標の代表的なものが95％CIで、母平均が95％の確率でその範囲にあるということを表す。CIが1.00を挟んでいるときは、有意差はないことを示している。

表1-1-6 | 軽度認知障害（MCI）から認知症への進行を防ぐ変更可能な危険因子

	相対危険度	人口寄与割合
糖尿病	1.7	1.5%
精神神経症状	2.5	11.5%
肥満（地中海食によるダイエット）	1.9	8.7%

（The Lancet Commissions：Dementia prevention, intervention,
and care, Lancet, 390（10113）：2673-2734, 2017 より改変）

（95％CI：1.19-2.09）で、さびしさを感じている人は認知症のリスクが高かった。このことから、家族・友人との交流や社会参加の重要性がうかがわれる。

5. 変更可能な危険因子を改善し、軽度認知障害（MCI）から認知症への進行を防ぐ

*5 **軽度認知障害（MCI）** MCIはMild Cognitive Impairmentの略。認知症の前の段階であるとされ、認知機能の低下がみられるが、日常生活に困難をきたす程度ではない。

　軽度認知障害（MCI）*5 から認知症へと進行を促すリスク要因を調べるため、過去の文献をもとに、糖尿病がある人、精神神経症状のある人、地中海食を実行していない人について、相対危険度と人口寄与割合を算出した研究結果を表1-1-6に示す。ここから、MCIの進行を遅らせるためには、①精神神経症状の改善、②地中海食によるダイエット、③糖尿病の改善、が重要であることがうかがえる。なかでも、精神神経症状の改善の効果は大きいと考えられ、治療薬やパーソン・センタード・ケア、認知刺激療法などが有力な手段となるだろう。また、糖尿病の治療も重要である。さらに、食生活に地中海食のような魚・野菜・n-3系多価不飽和脂肪酸の摂取を取り入れることの効果にも気づかせられる。

引用文献
1) 認知症施策推進関係閣僚会議：認知症施策推進大綱，2019年6月18日.
   https://www.mhlw.go.jp/content/000522832.pdf
2) The Lancet Commissions：Dementia prevention, intervention, and care, Lancet, 390（10113）：2673-2734, 2017.

（金森雅夫）

認知症の生活習慣に関する 介入研究の最新の知見

フィンランドでの多面的な介入による 効果についての研究（FINGER研究）

　Lancet誌論文『認知症予防、介入、ケア』[1]（以下、Lancet誌論文）では、認知症の予防や生活習慣のリスク低減についての科学的根拠を調査したフィンランドの介入研究（FINGER研究；Finnish Geriatric Intervention Study to Prevent Cognitive Impairment and Disability）[2]を参考文献としてあげている。これは、高齢者を対象に実際にライフスタイルを変える介入を行い、認知機能障害の変化の程度を調査したものである。

1. 研究概要

　60〜77歳の認知症のリスクが高い1,260人を、年齢、性別、教育歴、収縮期血圧に応じて4つ（食事療法、運動、認知トレーニング、生活習慣病のリスク管理）の集中的なライフスタイルベースの戦略を提供した介入群と、一般的な健康アドバイスを受けた対照群に無作為に割り付け、2年間の認知機能や神経機能の変化を比較した。集中的な介入であるため、医療専門家やトレーナーが中心となり、集中的な介入方法の検討を2年間で約200回（300時間）行った。今回紹介する調査は、2009年から2011年にわたり行われた。

　介入群の対象数は631人で、途中死亡や健康上の理由での脱落者は40人（6％）だった。対照群は629人で、同じく脱落者は30人（5％）だった[*1]。

❶研究方法

①食事療法

　介入群に対して、栄養士が3回の個人指導と7〜9回の集団指導を行った。「フィンランド栄養推奨ガイドライン」に沿って、以下のように設定した。

a）蛋白質は1日エネルギー摂取量の10〜20％

b）脂質は1日エネルギー摂取量の25〜35％。飽和およびトランス脂肪酸は10％以下、一価不飽和脂肪酸は10〜20％、多価不飽和脂肪酸は5〜

[*1]
一般的に高齢者の研究が困難なのは、脱落例が多いことにより、データ欠損のため統計学的有意差が見出せないことによると指摘されている。

10％（オメガ3［n-3］系不飽和脂肪酸1日2.5〜3.0gを含む）

c）炭水化物は1日エネルギー摂取量の45〜55％、砂糖は10％以下

d）食物繊維は25〜35g/日

e）食塩は5g/日以下

f）飲酒量は1日エネルギー摂取量の5％以下

g）エネルギー摂取量は体重、BMI、健康状態、年齢、参加者の食事状況に応じて設定

②運動

　介入群に対して、国際ガイドラインおよびDr's EXTRA（量反応関係を表したエクササイズトレーニング）に従い、理学療法士（physiotherapist）による指導のもと、姿勢バランス機能改善のためのエクササイズを含めた週1〜3回の筋力トレーニングと週2〜5回の有酸素性運動をスポーツジムで実施した。プログラムは参加者個別に作成した。

　筋力トレーニングは、膝の屈曲・伸展、腹筋と背筋の回転、肩甲骨と腕の筋肉・下肢筋群のプレスベンチを行った。

③認知トレーニング

　認知トレーニング（cognitive training）は、心理学者により、グループセッション6つと個別セッション4つ、合計10セッションが行われた。グループセッションは年齢相応の認知機能の変化に一致した教育、記憶力、毎日の活動に意味づけをするもので、個別セッションは個々の家庭におけるコンピュータによるトレーニング進行状況のチェック、地域のアルツハイマー協会を訪問する際のチェック項目に関するものであった。

　認知トレーニングはWeb上で行われ、実行機能、ワーキング記憶、エピソード記憶、処理速度の改善を目指すプログラムであった。

④その他

　対象者は、科学的根拠に基づく国のガイドラインに沿って生活習慣病のリスク管理が行われた。また、看護師、医師、その他の職種とのミーティングに頻回に参加し、生活改善のアドバイスを受けた。さらに多くの社会活動による刺激が加わった。

❷結果（図1-2-1）

①認知機能の変化において統計学的有意差があった。主要アウトカムは、神経心理学的検査バッテリー[*2]（NTB）で測定した認知機能の変化で、総合Zスコア（14テストの結果に基づく複合スコア）で判定した。推定平均変化値は、介入群0.20（SE[*3]：0.02、SD[*4]：0.51）、対照群0.16（同：0.01、0.51）であり、1年間でのNTB総スコア差は0.022（95％CI[*5]：0.002-0.042、p＝0.030）で、有意に差が認められた。

②介入群の参加者は、実行機能および処理速度に関しても改善を示したが、

*2　**神経心理学的検査バッテリー（NTB）**
Neuropsychological Test Battery（NTB）とは、複数の神経心理テストを組み合わせて実施することで、Wechslerの視覚による記憶スケール、Reyの聴覚による学習テストなどがある。

*3　**SE（標準誤差）**
Standard Errorの略。推定量の標準偏差で、標本から得られる推定量そのもののばらつき（＝精度）を表す。

*4　**SD（標準偏差）**
Standard Deviationの略。母集団から得られた個々のデータのばらつき（＝精度）を表す。

*5　**95％CI**
p.11 脚注*4を参照。

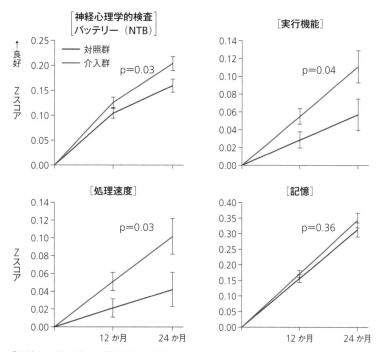

「記憶」以外の項目に統計学的有意差があった

図1-2-1｜2年間の介入期間における認知機能の変化

（Ngandu, T. et al.：A 2 year multidomain intervention of diet, exercise, cognitive training, and vascular risk monitoring versus control to prevent cognitive decline in at-risk elderly people（FINGER）：a randomised controlled trial, Lancet, 385（9984）：2255-2263, 2015 より改変）

記憶力には差はなかった。

　以上から、介入の強度にかかわらず認知機能に対する効果は小さいという結果だった。しかしこの結果は、認知症の危険にさらされている人の認知機能を改善するためには生活様式の変更が効果的であることを示している。早期の介入と長期の追跡調査により、認知症リスクを軽減する可能性を示したといえよう。

2. FINGER研究における運動介入の結果についての研究報告

　FINGER研究における運動介入の結果についての研究報告が、別のグループから発表されている[3]。

　運動介入は、デイケアセンターなどでグループ運動を行うグループ（GEグループ）と、家庭での運動を基本としたグループ（HEグループ）に分けて行った。理学療法士の指導により、有酸素性トレーニング、筋力・持久力トレーニング、バランストレーニング、実行機能トレーニングが行われた（表1-2-1）。

　GEグループでは、12か月間、週2回4時間の運動教室が開催され、HEグ

表1-2-1│介入研究で用いられた運動

成分	GEグループ（デイケアセンターなどでグループ運動を行う）	HEグループ（家庭での運動が基本）
有酸素性トレーニング（平均15分）	ローイングマシーン、足踏みペダルマシーン、外でのノルディックウォーク、ダンス	バイクエクササイズ、足踏みペダルマシーン、外でのノルディックウォーク
筋力・持久力トレーニング（平均15分）	体育館ジムでのトレーニング	自重トレーニング
バランストレーニング（平均15分）	平均台、トランポリン、床からアイテムを拾う、バウンドするボールを拾う、はしご登り、床から起き上がる運動	階段を上る、バランスピローを使ったトレーニング、床からアイテムを拾う、床から起き上がる運動
実行機能トレーニング（平均15分）	できるだけボールを正確に投げる、二重課題（ウォーキングしながら話をする、ダンスしながら歌う、前歩き・後ろ歩きをしながら右手と左手で違ったことをする、コップ1杯の水を持ち、部屋を横切って歩きながら頭を左右に回して暦上の月を暗唱する）をこなす	

(Öhman, H. et al.：Effects of exercise on cognition：the Finnish Alzheimer disease exercise trial：a randomized, controlled trial, J Am Geriatr Soc, 64（4）：731-738, 2016 より改変)

ループでは、12か月間、週2回1時間の運動を行った。

　認知機能の評価には、CDT（時計描画テスト）、VF（言語流暢性課題）、CDR（臨床認知症評価法）、およびMMSE（ミニメンタルステート検査）を用いた。結果は、両グループで認知機能に若干の改善傾向を示したが、GEグループとHEグループ間の比較では有意な差は認められなかった。

　以上に述べたように、フィンランドでは認知症予防のための介入は、運動の種類や認知刺激の方法を多く取り入れた複合戦略（combination strategies）によって予防効果を上げようとしているのが特徴である。実際に医療者、心理学者、トレーナーなどの多職種による複数の運動や食事介入など多要因の介入をフィールドで実施している。認知症予防において、多職種・多要因の複合戦略を実行することが期待されているといえるだろう。しかし、記憶の改善までの成果があったとする研究報告は、今のところはない。

フランス・モナコでのオメガ3系多価不飽和脂肪酸を用いた介入効果についての研究

＊6　**オメガ3（n-3）系多価不飽和脂肪酸**
p.7 脚注＊1を参照。

　オメガ3（n-3）系多価不飽和脂肪酸＊6と認知機能の関連については、栄養指導のみの介入では認知機能の低下に有意差はなく、栄養指導も含めたマルチドメイン（多領域）介入でも有意差はなかったという結果が、フランス・モナコの研究グループから報告されている[4]。しかしLancet誌論文では、フ

表1-2-2 | オメガ3（n-3）系多価不飽和脂肪酸を用いた介入の結果

	［グループⅠ］ 複合介入群＋n-3系 多価不飽和脂肪酸の介入群[*1]	［グループⅡ］ n-3系多価不飽和脂肪酸 単独介入群[*2]
総合評価（複合Zスコア）	p＝0.142	p＝0.812
MMSE（認知症テスト）	p＝0.036	p＝0.861
GDS（高齢者うつ評価尺度）	p＝0.939	p＝0.879
SPPB[*3]	p＝0.624	p＝0.624
低DHA[*4]・低EPA[*5]	p＝0.102	p＝0.109
認知症高リスク（CAIDE[*6] 認知症リスクスコア）	p＝0.031	p＝0.967
SUV[*7]陽性	p＜0.0001	p＝0.191

▨▨▨：統計学的有意差があったもの
▨▨▨：統計学的有意差はないが、差が大きい傾向がみられるもの

[*1] グループⅠ：複合介入群とn-3系多価不飽和脂肪酸単独介入群を併せて対照群と比較
[*2] グループⅡ：n-3系多価不飽和脂肪酸単独介入群と対照群との比較
[*3] SPPB（Short Physical Performance Battery）：バランステスト、歩行テスト、いす立ち上がりテスト
[*4] DHA：ドコサヘキサエン酸（n-3系多価不飽和脂肪酸）
[*5] EPA：エイコサペンタエン酸（n-3系多価不飽和脂肪酸）
[*6] CAIDE：Cardiovascular Risk Factors, Aging, and Incidence of Dementia
[*7] SUV：Standardized Uptake Value

（Andrieu, S. et al., for the MAPT Study Group：Effect of long-term omega 3 polyunsaturated fatty acid supplementation with or without multidomain intervention on cognitive function in elderly adults with memory complaints（MAPT）：a randomised, placebo-controlled trial, Lancet Neurol, 16（5）：377-389, 2017 より改変）

ランス・モナコの論文について、「有意差はないが、n-3系多価不飽和脂肪酸摂取の必要性を指摘した」と高く評価している[1]。

　70歳以上の1,680人（解析対象者1,525人）が研究参加者として登録され、介入群と対照群に無作為に割り当てられた。介入期間は2008年5月30日から2011年2月24日までの間であった。

　n-3系多価不飽和脂肪酸とマルチドメイン（身体活動、認知トレーニング、栄養アドバイスを統合した43グループセッション、および3回の予防相談）を単独または組み合わせた介入を行った。介入群および対照群との比較結果を表1-2-2に示す。

　すべての指標の総合評価（複合Zスコア）は、グループⅠでp＝0.142、グループⅡでp＝0.812であり、ともに有意差は認められなかったが、グループⅠのほうがp値が小さく、対照群との差が大きいことが推測された。これにより、身体活動、認知トレーニング、栄養アドバイスを総合したマルチドメイン介入のほうで効果が大きかったといえる。MMSE、GDS（高齢者うつ評価尺度）、SPPB（バランステスト、歩行テスト、いす立ち上がりテスト）を見ても、同様にマルチドメイン介入のほうが優れていることがわかる。栄養介入を行っていることから、血液中DHA（ドコサヘキサエン酸）やEPA（エイコ

*7 CAIDE認知症リスク
　　スコア
Cardiovascular Risk Factors,
Aging, and Incidence of
Dementia（CAIDE）リスク
スコアは、認知症リスクを
年齢、性別、教育、収縮期
血圧、BMI、総コレステロ
ール、身体活動により、0
〜15点で判定する。

*8　アミロイドPET検査
アミロイドPET検査の意義
は、脳における老人斑（ア
ミロイドβ）の密度を推定
することである。老人斑の
画像化は、アルツハイマー
病等の認知症の研究、診療、
および治療薬開発に役立つ
と期待されている。
（日本核医学会 編『アミロ
イドPETイメージング剤の
適正使用ガイドライン』改
訂第2版，2017より）

サペンタエン酸）といったn-3系多価不飽和脂肪酸量が低い割合は対照群で多い傾向にあった。CAIDE認知症リスクスコア*7で評価した認知症の高リスクは、明らかにグループⅠ（マルチドメイン介入群）で低い傾向を示した。また、アミロイドPET検査*8では、明らかにグループⅠ（マルチドメイン介入群）で低い傾向を示した。

　総合評価スコアは3年間にわたり各介入群と対照群間で差はなかったが、特にCAIDE認知症リスクスコアの結果のように心血管リスクの高い参加者、アミロイドPET検査での有所見者において、対照群と比較して有益な効果を示したことは驚くべき事実である。

　さらに本調査はWeb等で市民に伝えられ、調査を通じて市民の認知症に対する意識も高まり、データには表現されない生活上の変化が、介入群・対照群双方によい効果をもたらしたと考えられる。

　このほかにも、スペインのグループが、地中海食、ナッツ、エクストラバージンオイルを積極的に摂取した介入群と対照群を比較し、介入群では年齢に応じた認知機能の低下が遅れたことを報告している[5]。

*

　以上、70歳以上の高齢者の追跡調査は死亡や追跡不明のケースが多くなり、健康な対象者へ結果がシフトすることを考慮する必要がある。しかし、フィンランドやフランスでの研究から、n-3系多価不飽和脂肪酸による認知機能への影響は、食事摂取のみのピンポイントの改善では不十分であるが、生活習慣全体の改善が認知機能の維持に重要だということが推測されたことは、将来の認知症予防対策を立てる上で重要な知見であろう。

引用文献
1) The Lancet Commissions：Dementia prevention, intervention, and care, Lancet, 390（10113）：2673-2734, 2017.
2) Ngandu, T. et al.：A 2 year multidomain intervention of diet, exercise, cognitive training, and vascular risk monitoring versus control to prevent cognitive decline in at-risk elderly people（FINGER）：a randomised controlled trial, Lancet, 385（9984）：2255-2263, 2015.
3) Öhman, H. et al.：Effects of exercise on cognition：the Finnish Alzheimer disease exercise trial：a randomized, controlled trial, J Am Geriatr Soc, 64（4）：731-738, 2016.
4) Andrieu, S. et al., for the MAPT Study Group：Effect of long-term omega 3 polyunsaturated fatty acid supplementation with or without multidomain intervention on cognitive function in elderly adults with memory complaints（MAPT）：a randomised, placebo-controlled trial, Lancet Neurol, 16（5）：377-389, 2017.
5) Valls-Pedret, C. et al.：Mediterranean diet and age-related cognitive decline：A randomized clinical trial, JAMA Intern Med, 175（7）：1094-1103, 2015.

（金森雅夫）

3 認知症の人の快適さの 最大化に向けてのケア

認知症の進行とケア目標の優先順序づけ

　ライフコースモデルでみた認知症罹患リスクの35％は抑制可能であると Lancet誌論文『認知症予防、介入、ケア』[1]（以下、Lancet誌論文）では主張 しているが、そうすると65％の認知症は現在のところ制御できないことに なる。では、認知症になった場合、どのようなケアによって認知症のステー ジを遅らせ、行動・心理症状（BPSD）を解消できるのだろうか。完治が期待 できない認知症とどのように向き合えばよいのだろうか。

　それに答えるためには、認知症の進行とともにどのような位置づけでケア を行ったらよいのか、重症度に合致したケアとはどのようなものかを検討す る必要がある。

　European Association for Palliative Care は、ケアの目標として、認知症者 の重症度や状態に合わせて、ⓐヘルスプロモーションと予防またはリスク低 減、ⓑ寿命の延長、ⓒ機能の維持、ⓓ快適さの最大化、というように柔軟に 対応すること、さらにⓔ死別支援を考えることが重要だと指摘している。ま た、認知症者の緩和ケアのモデルを示し、ケア目標の優先順位をつけること の提案を行っている（図1-3-1）[2]。

- 病気にかかっていないときや認知症の発症前：ⓐヘルスプロモーションと 予防またはリスク低減を目標としたケアを行う。
- 軽度の段階：ⓑ寿命の延長、ⓒ機能の維持を目標としたケアが重要である。
- 中等度の段階：ⓓ快適さの最大化とⓒ機能の維持は、ⓑ寿命の延長よりも 優先される場合がある。中等度になると、ⓓ快適さの最大化、例えば痛み を和らげたり楽しく暮らせるような環境づくりや、笑ったり生活に満足す ることの取り組みがより重要な意味をもたらす。
- 重度の段階：ⓒ機能の維持は難しくなるので、ⓓ快適さの最大化へケアの 目標を置くことが重要である。ケアの目標は疾患の進行を遅延させること であるが、それと同時にⓓ快適さの最大化を含む生活の質に最も焦点を当

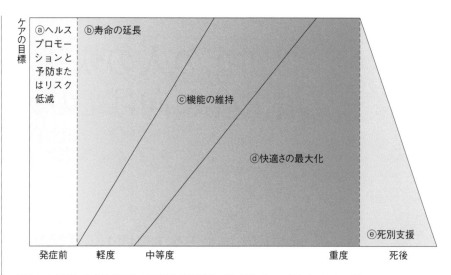

図1-3-1｜認知症の進行とケア目標の優先順位づけ（認知症での緩和ケア）のモデル

（Van der Steen, J.T. et al., on behalf of the European Association for Palliative Care（EAPC）：
White paper defining optimal palliative care in older people with dementia：
a Delphi study and recommendations from the European Association for
Palliative Care, Palliat Med, 28（3）：197-209, 2014 より改変）

てることが期待される。この点が認知症の緩和ケアにおいて重視される。

● 死後：家族は慢性または長期の悲嘆に対する早期の支援を必要とする場合があるので、ⓔ死別支援が必要となる。悲しんでいる友人や親を支援することは重要だが、悲しんでいる人と話すことは難しい場合がある。連絡をとってよいものか不安を抱いたり、何を言ってよいかわからないこともある。しかし、友人や家族へのサポートは、その人がサポートされ、愛されていると感じるのに役立つ。死別支援は、①連絡すること、②話すよりも聞くこと、③感情を表現させるようにすること、④具体的に支援すること、が重要と考えられる。実際には、患者と家族のニーズと好みに合わせて調整する必要があるだろう。

パーソン・センタード・ケアの効果

1. コミュニケーションスキルとパーソン・センタード・ケア[1]

コミュニケーションスキルとパーソン・センタード・ケア[*1]には、ケア提供者が認知症者のための個別のケアなどの作業を完遂することに集中するのではなく、認知症者の言語および非言語コミュニケーションによって、認知症者一人ひとりのために、彼らが何を理解しているか、何を言おうとしているか、何を望んでいるかを考えることが含まれる。

個人的なケアを必要とする認知症者は、ケアを理解していない、または覚

*1 パーソン・センタード・ケア（PCC）
PCC は Person-Centered Care の略。認知症をもつ人を1人の「人」として尊重し、その人の立場に立って考え、ケアを行おうとする認知症ケアの考え方。英国の老年心理学者トム・キットウッドが、1980年代末に提唱した。

表1-3-1│コミュニケーションの原則

◎患者が覚えていない場合は、あなたと他の人々の身元を明らかにする

◎認知症の人は覚えていないので、毎回何が起こっているのか、いつ起こっているのかを説明しなさい

◎落ち着いて、安心させる音で

◎あなたが聞こえていることを確認する

◎否定的な言葉や口調を避ける

◎1回に1つのことを尋ねる

◎ゆっくり話す

◎認知症の人に十分な応答時間を与える

◎認知症の人が自己を表現するための言葉をみつけるのを助ける。あなたが正しく認知症の人の言葉を理解しているかを確認すること

◎軽く触れて安心させ、落ち着かせ、または話題の方向を変える

◎音楽、柔らかい光などリラックスするような感覚刺激を用いる。ただし、認知症の人がそれを喜べばだが

（The Lancet Commissions：Dementia prevention, intervention, and care, Lancet, 390（10113）：2703, 2017 より改変）

えていない可能性があることを認識することが重要である。必要なケアであっても、認知症者には暴行としてとらえられることがあり、焦燥性興奮（agitation）を起こす可能性がある。このような事態を避けるために、コミュニケーションは重要である。コミュニケーションの原則を表1-3-1に示す。

2. パーソン・センタード・ケアによる認知症の改善効果

パーソン・センタード・ケアは認知症の改善に効果があるのだろうか。オーストラリアのChenowethらは、認知症高齢者ケア施設居住者調査（CAD-RES）において、パーソン・センタード・ケアおよび認知症ケアマッピング[*2]を組み合わせて、多職種によるケアの大規模なランダム化比較試験を行った[3]。

❶研究概要

15のケア施設の居住者289人を、介入群（パーソン・センタード・ケアを提供する施設［PCC群］と認知症ケアマッピングを提供する施設［DCM群］）および対照群に無作為に割り付けた。評価指標としてコーエン・マンスフィールド焦燥評価票（CMAI）[*3]を用いた。アウトカムは、介入前と介入4か月の直後、および4か月の追跡時に評価した。

❷結果

●PCC群とDCM群では、対照群と比較してCMAIスコアが低かった（PCC群：平均差13.6、95％CI 3.3-23.9；p＝0.01］、DCM群：平均差10.9、95％CI 0.7-21.1；p＝0.04）（図1-3-2）。

●対照群と比較して、DCM群では記録された転倒は少なかった（平均差

*2　認知症ケアマッピング（DCM）
DCMはDementia Care Mappingの略。認知症をもつ人が過ごす施設で、彼らがどの程度よい状態か・よくない状態か、また、どのような行動をしているのかなど、認知症をもつ人に焦点を当てて観察する評価方法。パーソン・センタード・ケアを施設で実践するために開発された。

*3　コーエン・マンスフィールド焦燥評価票（CMAI）
CMAIはCohen-Mansfield Agitation Inventoryの略。介護者による焦燥性興奮の評価法。一定期間内の具体的な症状や行動の出現頻度に関する29項目から構成される。対象者のBPSDの経時的な変化をみるのに役立つ。

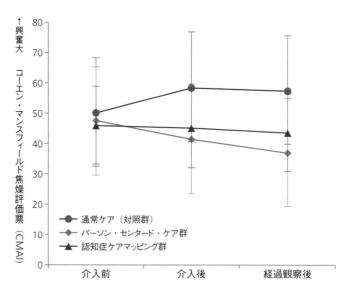

縦軸（上方向）：興奮大　コーエン・マンスフィールド焦燥評価票（CMAI）

- 80
- 70
- 60
- 50
- 40
- 30
- 20
- 10
- 0

凡例：
- ●— 通常ケア（対照群）
- ◆— パーソン・センタード・ケア群
- ▲— 認知症ケアマッピング群

横軸：介入前　介入後　経過観察後

図1-3-2｜焦燥性興奮評価の変化

（Chenoweth, L. et al.：Caring for Aged Dementia Care Resident Study
（CADRES）of person-centred care, dementiacare mapping,
and usual care in dementia：a cluster-randomised trial,
Lancet Neurol, 8（4）：317-325, 2009 より改変）

0.24、95％CI 0.08-0.40；p＝0.02）が、PCC群では転倒が多かった（平均差0.15、95％CI 0.02-0.8；p＝0.03）。その他に有意な影響はなかった。
● PCC群、DCM群ともに、在宅ケアにおける認知症者の焦燥性興奮を軽減させた。

これらの結果について、Chenowethらは次のように考察している。

①焦燥性興奮に対する効果について：PCC群とDCM群の双方で焦燥性興奮が少なくなった。このことから我々は、問題行動を必要に応じてマネジメントする非薬物的介入の中で、最も好ましい治療法は患者個々に応じたテーラーメイドな行動介入であるという結論を得た。PCC群とDCM群の介入での差は、介入の実施における構造的な違いが結果に影響を与えた可能性がある。PCC群では、ケアを行う事項に対してスタッフのパーソナリティが関与しているかもしれない。一方、DCM群では、焦燥性興奮を抑えられたのはマッピングを行うスタッフの詳細な観察とケア改善の指示によるためだと思われる。

PCC群では、すべてのスタッフが実際のケアに関与し、臨機応変にケアの変更を開始するが、DCM群では認知症ケアマッピングの変更に関するフィードバックと提案は、介入の訓練を受けたスタッフによって推進される。つまり、PCC群のスタッフは、パーソン・センタード・ケアのプランを開発・適用するための特定の方法を決定する上で、より自己決定権があり、その影響が結果に現れたと考えられる。

表1-3-2 | パーソン・センタード・ケアと認知症ケアマッピングによる介入のコスト

成分	介入後のCMAIポイントの変化	経過観察後のCMAIポイントの変化	介入時のコストの増分*	CMAIポイントあたりの介入後のコスト*	CMAIポイントあたりの経過観察後のコスト*
通常ケア	+8.4	+7.4	—	—	—
パーソン・センタード・ケア（PCC群）	−5.8	−10.3	$2,250	$8.01	$6.43
認知症ケアマッピング（DCM群）	−1.0	−2.4	$10,034	$48.89	$46.89

* 通常ケアと比較した値
CMAI：コーエン・マンスフィールド焦燥評価票。コストはオーストラリア＄で示している（AUS＄1.00＝US＄0.65）

(Chenoweth, L. et al.：Caring for Aged Dementia Care Resident Study（CADRES）of person-centred care, dementiacare mapping, and usual care in dementia：a cluster-randomised trial, Lancet Neurol, 8（4）：317-325, 2009より抜粋し，改変)

②費用対効果について：PCC群とDCM群とで介入時のコストを比較すると、DCM群の介入時のコストのほうが高かった（AUS＄10,034）（表1-3-2）。PCC群で減少したCMAIポイントあたりのコストは、介入直後は＄6.23〜9.79であったのが、経過観察後では＄5.00〜7.86と減少した。一方、介入で費やされた薬剤費は両群とも同じであることから、PCC群のほうが費用対効果は優れていた。DCM群は、集中的で時間のかかるトレーニングを必要とするのが難点といえる。

③焦燥性興奮は、認知症者にとっては苦痛である。したがって、この研究結果から、高齢者入居施設でのパーソン・センタード・ケアの導入を検討すべきである。なぜならば、パーソン・センタード・ケアによって認知症者の苦痛や高齢居住者の満たされていない心理的ニーズを満たすことが可能と推測できるからである。

Chenowethらは、認知症ケアにおいてはパーソン・センタード・ケアの有効性が証明されていることを報告し、この研究の結果が他の施設や保健システムに一般化されることを信じる、と締めくくっている。

認知刺激療法と非薬物的ケアの効果

焦燥性興奮のある認知症者への非薬物的ケアで効果が示されている介入方法を表1-3-3にまとめた。認知刺激療法、光療法、介護者トレーニング（在宅認知症者に対する行動マネジメント）、認知症ケアマッピング、パーソン・センタード・ケア＋コミュニケーションスキル、特別なプロトコールに基づいた音楽療法、活動（楽しい活動も含む）などの非薬物的ケアについて、焦

表1-3-3 | 心理社会的ケアと焦燥性興奮の介入結果（メタアナリシス結果）

	指標	悪化 （ーー）	悪化 （ー）	変化なし	多少効果 あり（+）	効果あり （++）
認知刺激療法	QOL、 自己効力感			○		
光療法（light therapy）	焦燥性興奮	○	○	○		
介護者トレーニング（在宅認知症者に対する行動マネジメント）	焦燥性興奮			○		
認知症ケアマッピング	焦燥性興奮					○
パーソン・センタード・ケア＋コミュニケーションスキル	焦燥性興奮			○	○	○
特別なプロトコールに基づいた音楽療法	焦燥性興奮				○	
活動（楽しい活動も含む）	焦燥性興奮			○	○	

（The Lancet Commissions：Dementia prevention, intervention, and care,
Lancet, 390（10113）：2673-2734, 2017 を参考に作成）

燥性興奮の低減効果をみたところ、認知症ケアマッピングとパーソン・センタード・ケア＋コミュニケーションスキルにおいて効果が認められている。また、QOL関連の改善では、認知刺激療法、楽しい活動に効果があるとされた。

　国によっては、社会保障制度は異なるものの、パーソン・センタード・ケアを中心とした認知症者との対話を促す対策が効果を上げている。1つの治療法に固守するのでなく、認知症者とのコミュニケーションを十分にとることが重要であると思われる。

1. 認知刺激療法

　認知刺激療法（表1-3-4）は、焦燥性興奮の症状やQOLを向上させると期待されている。認知刺激療法の目的は、認知活動と回想を促し、グループ内での他者との接触を通じて参加者を積極的に刺激することとされている。

　ゲームや歌などを行うのだが、日本でのデイサービスとどこが違うのであろうか。文献や訪問での印象しかないが、筆者は、認知刺激療法はパーソナリティや個人の興味を尊重した個人別のオーダーメイド的な治療法であり、リラックスできる室内でお茶を飲んだりお菓子を食べたりするような楽しい場であると考える。1つのことに固守して「このようにすべきである」「このようにせねばならない」という形式ではない。ただし、指導者の養成とその教育研修制度の確立が急がれる。

表1-3-4 | 認知刺激療法

目的	認知活動と回想、多感覚刺激、グループの社会的接触を通じて参加者を積極的（アクティブ）に精神的に刺激すること
方法	◎各セッションは進行役が主導する ◎標準的な認知刺激療法モデルは、グループ介入による14回のテーマセッションである。各セッションは約45分で、1週間に2回開催される ◎標準プログラムはマニュアル化されている。認知症者がいる介護施設、病院、またはデイセンターであればどこでも実施できる可能性がある ◎プログラムには次のものが含まれる ・非認知的ウォームアップアクティビティ：ソフトボールゲームや歌など ・幅広い個人の参加を含めたリアリティオリエンテーション*とオリエンテーション活動：リアリティオリエンテーションでは、食事をしながら子どもの頃の思い出話や時事の話をする。また、コインを見せて、百円玉、五十円玉、十円玉の違いやクイズ、単語ゲーム（似通った単語を提示し、どのような意味かを説明する）を実施するとよい

* 認知症者は、見当識の障害により不安や焦燥感を覚える。例えばデイケアの際に、自分がなぜ今ここにいるのかが理解できず、混乱や不安になってしまう人もいる。そこで、認知症者と対話し、リアリティオリエンテーションにより情報を提供することで、混乱や不安を和らげる効果がある。

（The Lancet Commissions：Dementia prevention, intervention, and care,
Lancet, 390（10113）：2673-2734, 2017を参考に作成）

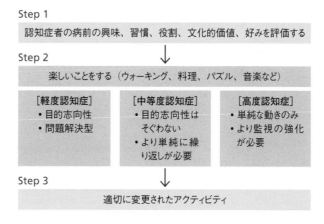

図1-3-3 | 楽しい活動を行うためのガイダンス

（The Lancet Commissions：Dementia prevention, intervention,
and care, Lancet, 390（10113）：2704, 2017より改変）

2. 楽しい活動の計画図

　多くの人は、自分が興味のある活動を楽しむ。病気に陥った人にとっては、まわりの社会的環境と再び関係をもつことにより、自分にとって意味のある活動や楽しい活動を取り戻すことは重要な意味をもつ。それらの活動によって、さらに健康状態が向上すると考えられている。

　楽しい活動は自己効力感を上昇させ、認知症者が自身の役割、人生の目的を再確認するものとして期待される。そこで求められるのが、楽しい活動を行うガイダンスである（図1-3-3）。

認知症の症例管理へのアプローチ

　認知症の症例管理の原則的なアプローチについては、以下のように述べられている[1]。認知症の治療・ケアについては、個人のニーズや文化的ニーズ、好みに応じて、個人固有で独自のケア計画を立てたいものであると、筆者はこの提言に実に共感する。

❶個人のニーズ

- いろいろな角度（コミュニケーション、うまく整えられたサービス、重要性のあるサービスなど）から、評価を始めること。
- 過去の研究成果によるエビデンスに基づいた介入を計画すること。
- 家族の介護者を巻き込むこと。
- 個人ニーズや文化的ニーズ、好み、優先度に合わせて、個人固有で独自のケア計画を立てること。

❷サービス計画

- スケーラビリティ（scalability）*4 と持続可能性を促進すること。
- 組織的に準備ができていて、完全にマニュアル化されたプロトコールで、効果的なプログラムパッケージを作成すること。

❸労働力の拡大

- 認知症のケアとサポートを提供するために、有能な労働力を拡大すること。

*4　**スケーラビリティ**
利用者が仕事の増大に適応できる能力、度合いのこと。拡張性。

引用文献

1) The Lancet Commissions：Dementia prevention, intervention, and care, Lancet, 390 (10113)：2673-2734, 2017.
2) Van der Steen, J.T. et al., on behalf of the European Association for Palliative Care (EAPC)：White paper defining optimal palliative care in older people with dementia：a Delphi study and recommendations from the European Association for Palliative Care, Palliat Med, 28 (3)：197-209, 2014.
3) Chenoweth, L. et al.：Caring for Aged Dementia Care Resident Study (CADRES) of person-centred care, dementiacare mapping, and usual care in dementia：a cluster-randomised trial, Lancet Neurol, 8 (4)：317-325, 2009.

（金森雅夫）

第2章

早期認知症の
基礎知識

1 早期認知症とは

認知症、早期認知症および軽度認知障害（MCI）

　認知症とは、一度発達した認知機能が脳の疾患により持続的に低下し、その人の生活に支障を生じている状態を指す。しばしば誤解されるが、認知症という単一の疾患があるわけではない。多くの認知症は進行性の経過をたどるが、本項では早期認知症を「認知機能低下が軽度な段階の認知症」として扱う。この段階では、認知症の原因となる疾患、認知症の程度の診断が行われ、医療、介護、リハビリテーションなどが連携して介入することで、認知症の進行抑制が可能と考えられている。

＊1　**軽度認知障害**（MCI）
p.12 脚注＊5を参照。

　早期認知症と似た概念に、軽度認知障害（MCI）＊1がある。MCIは、認知機能の低下があるため正常とはいえないが、日常生活に明らかな支障がないため認知症ともいえない状態で、その後に早期認知症を経て明らかな認知症へ移行する人、正常な老化と同様の経過を経る人、および認知機能が改善する人が含まれる。MCIは記憶障害の有無（健忘型または非健忘型）と、その他の認知機能（言語、遂行機能、視空間機能）障害の有無で4分類すると、背景病理や予後の推測に役立つ。健忘型MCIの代表がアルツハイマー病（AD＊2）を背景とするMCI（MCI due to AD）であり、非健忘型MCIの代表が

＊2　**AD**
Alzheimer's Disease の略。

レビー小体型認知症や血管性認知症などの前段階である（図2-1-1）。

認知症の診断

　認知症の診断には、その人の日常生活に支障を生じるほどの認知機能低下があるのかと、認知機能低下の原因は何かが重要である。前者はその人の記憶や遂行機能などの認知機能が教育歴や職歴といった生活歴全体に比して不釣り合いに低下しているかの判断であり、どの患者にも適応できる普遍的な基準が存在するわけではない[1]。認知機能低下の原因は、生活歴、内科的全

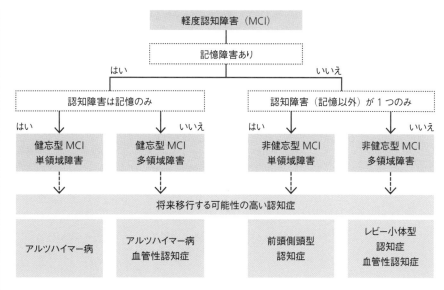

図2-1-1│軽度認知障害（MCI）の種類

（Petersen, R.C.：Mild cognitive impairment, Continuum, 10（1）：9-28，2004を参考に作成）

＊3　MRI
Magnetic Resonance Imaging の略。

身チェック、頭部MRI＊3などの結果から総合的に判断する。

認知症の種類

　認知症は表2-1-1にあげたような原因によって生じ、臨床像からは後述するアルツハイマー型認知症、レビー小体型認知症、血管性認知症といった臨床的な病名に分類されるが、原因と臨床的な病名は必ずしも一致しない。例えば、血管性認知症の臨床像でも脳病理が高度のアルツハイマー病であったり、アルツハイマー型認知症の臨床像でも脳病理が嗜銀顆粒病＊4であったりする[2]。時間経過とともに症状は変化し、脳の病理像も混合病理をとることが多い。混乱を招きやすいと思われるが、専門医は目の前の臨床像と推測される原因や病理像を併せ考えて診断し、治療方針を立てている。

＊4　嗜銀顆粒病
病理学的には嗜銀性顆粒状構造物を特徴とする。アルツハイマー型認知症に似て健忘型MCIで発症するが、アルツハイマー型認知症と比べて発症年齢がやや高く、易怒性、頑固さや被害妄想などが目立ち、進行が緩徐で、画像検査で側頭葉内側面の萎縮の左右差が目立つ。

認知症の症状

　認知症では記憶障害、見当識障害、言語障害、失認や失行、遂行機能障害、全般性注意障害などの認知機能障害がみられ、これらを中核症状と呼ぶ。発症早期における中核症状のパターンによって臨床的な病名が判断される。
　一方、これらの認知機能障害を背景に、原疾患つまり脳病理との直接的な

表2-1-1 │ 認知症を生じる主な原因

◎神経変性疾患	◎中枢神経感染症
・アルツハイマー病	◎プリオン病
・レビー小体病	◎代謝異常症
・前頭側頭葉変性症	・アルコール関連神経障害
・嗜銀顆粒病	・ビタミン欠乏症
・神経原線維変化型老年期認知症	・薬物中毒
・大脳皮質基底核変性症	◎免疫関連疾患
・進行性核上性麻痺	・多発性硬化症
・ハンチントン病	・傍腫瘍性神経症候群
◎脳血管障害	◎水頭症
◎内分泌機能異常	◎硬膜下血腫
・甲状腺機能低下症	◎脳外傷
・副甲状腺機能亢進症	◎脳腫瘍
・副腎機能不全症	

関連なしに、患者の心身や環境の要因によって行動面や心理面で表出されてくる症状をBPSD[*5]と呼ぶ。BPSDには介護の拒否、大声を出す、失禁、どこかへ出ていってしまう、といった本人・家族にとって大変な苦悩となり得る症状が含まれるが、適切な対処によって予防や大きな改善を得られる場合も多い。また、認知機能障害よりもBPSDが目立ち、受診と診断の契機になる患者もいる。BPSDは注目すべき症状であると同時に、治療介入の重要なターゲットでもある。

認知症の評価尺度

1. 認知機能検査

❶認知症の有無を推測するスクリーニング検査

　MMSE[*6]（ミニメンタルステート検査）、改訂 長谷川式簡易知能評価スケール（HDS-R[*7]）、時計描画テスト（CDT[*8]）などがある。最も多用されているのはMMSEとHDS-Rである。明らかな認知症を対象にした場合のカットオフ値は、MMSEで23/24点、HDS-Rで20/21点とされる。

❷認知機能を多面的に評価する尺度

　ウェクスラー成人知能検査 改訂第3版（WAIS-III[*9]）、COGNISTAT 認知機能検査（Neurobehavioral Cognitive Status Examination）、ADASなどがある。

①ADAS（Alzheimer's Disease Assessment Scale）

　アルツハイマー型認知症の認知機能を経時的に追跡するための検査。下位尺度である単語再生、口頭言語能力、言語の聴覚性理解、自発語における喚語困難、口頭命令に従う、手指および物品の呼称、構成行為、観念行為、見

＊5 BPSD
Behavioral and Psychological Symptoms of Dementia の略。認知症の行動・心理症状。

＊6 MMSE
Mini-Mental State Examination の略。認知機能障害のスクリーニングとして、臨床および研究において国際的に広く用いられている。30点満点で、見当識、記銘力、注意・計算、言語機能、口頭命令動作、図形模写など複数の認知機能を簡便に評価できる。

＊7 HDS-R
Hasegawa Dementia Scale, Revised の略。わが国で最も活用されている認知機能スクリーニング検査。30点満点。

＊8 CDT
Clock Drawing Test の略。多くの変法がある。基本的には、直径10cm程度の円を描いた紙を用意し、そこで被験者に時計の文字盤の数字（1〜12）を記入させ、次いで11時10分の針を描き入れさせる。主に視空間認知と構成能力の評価とする。

＊9 WAIS-III
Wechsler Adult Intelligence Scale-Third Edition の略。

*10 RBMT
Rivermead Behavioral
Memory Testの略。

当識、単語再認、テスト教示の再生能力、の11項目からなるADAS-cognitive subscaleが臨床的にはよく用いられる。

②**日本版リバーミード行動記憶検査**（RBMT*10）

日常生活に類似した場面での言語課題、視覚空間課題、近時記憶、即時記憶などの評価に有用な検査。12点満点のスクリーニング点合計（SS）と24点満点の標準プロフィール点合計（SPS）が算出され、前者は記憶障害、後者は日常生活の行動把握や治療効果等の評価に用いられる。カットオフ値は年齢別に設定され、60歳以上ではSSが5/6、SPSが15/16点とされる。

❸**その他**

*11 FAB
Frontal Assessment Battery
の略。

*12 TMT
Trail Making Testの略。

*13 WCST
Wisconsin Card Sorting
Testの略。

前頭葉機能全般（概念化、語の流暢性、運動プログラム、反応の抑制、把握行動抑制）のスクリーニング評価としてFAB*11、注意や概念の転換の評価としてTMT*12やWCST*13などが用いられる。

いずれの尺度も、早期認知症ではほぼ正常な結果となる。MMSEでは28点前後、HDS-Rでは26点前後でも十分に認知症の可能性がある。意識障害や本人の意欲低下など認知症以外の要因のために結果が影響されることもあるので、検査時の様子もよく観察する。結果だけを根拠に認知症の診断をすることは危険である。

また、認知症本人にとって認知機能検査は相当な心理的負担であり、実施の判断や結果説明にあたっては、本人や家族の気持ちに十分配慮する。

2. 日常生活における支障や必要となる支援などの程度に対する評価尺度
❶**観察式の評価尺度**

*14 CDR
Clinical Dementia Ratingの
略。

①**CDR***14

記憶、見当識、判断力と問題解決、社会適応、家庭状況と趣味・関心、パーソナルケアの6つのカテゴリーについての評価をもとに判定する。健康がCDR＝0、認知症の疑いがCDR＝0.5、軽度認知症がCDR＝1.0、中等度認知症がCDR＝2、高度認知症がCDR＝3となる。

②**FAST***15

*15 FAST
Functional Assessment
Staging Testの略。

アルツハイマー型認知症の重症度を、ADLに関して、正常（FAST＝1）から高度（FAST＝7）まで7段階で分類する。年齢相応がFAST＝2、境界状態がFAST＝3、軽度アルツハイマー型認知症がFAST＝4となる。

❷**BPSDに関連する評価尺度**

①**Behavioral Pathology in Alzheimer's Disease**

妄想的観念、幻覚、行動障害、攻撃性、概日リズム、感情障害、不安と恐怖など、25項目についての重症度を評価する。

②**Neuropsychiatric Inventory**

妄想、幻覚、興奮、抑うつ状態、不安、多幸、無感情、脱抑制、易刺激性、

異常行動の10項目、あるいはこれらに夜間行動と食行動を加えた12項目の頻度と重症度を評価する。

❸介護者の介護負担の評価尺度

①Zarit介護負担尺度

　要介護者の介護にあたる家族などが感じる介護負担を評価する尺度。身体的負担、心理的負担、経済的困難などに関する22項目について、介護者の主観により5段階で評価する。介護そのものによって生じる負担（personal strain）と、介護者が介護の開始のために従前の生活ができなくなるために生じる負担（role strain）の両方が評価される。原著は米国で開発されたが、日本語版や、より簡便に実施できる短縮版も開発され、汎用されている。

認知機能低下の原因検索

　甲状腺機能、血清カルシウム濃度、アンモニア、ビタミンB12や葉酸など内科的疾患の検索を行うとともに、水頭症や頭蓋内血腫、脳萎縮、脳血管障害や腫瘍性病変の有無などに関する多くの情報を得られる頭部MRIを行う。CT[*16]は簡便だが、得られる情報量は少ない。脳波も基本的な検査であり、覚醒度、てんかん、副腎機能不全や肝性脳症などに関する情報を得られる。水頭症や中枢神経感染症が疑われる場合には脳脊髄液検査を行う。

　その他、脳活動低下部位に関する情報を得られる脳血流SPECT[*17]も比較的簡便だが、早期認知症では明らかな異常を呈さないことも多く、高額でもあり、安直な実施を避ける。

主な認知症の臨床病型別の特徴と早期像

1. アルツハイマー型認知症

❶特徴

　初期症状では、会話内容や約束を忘れる、探しものが増える、といった短期または近時の記憶やエピソード記憶を主とする記憶障害が特徴的で、健忘型MCIを呈する。記憶障害に対して言い訳や取り繕いが多いのも特徴の1つである。引き続き、遂行機能障害や道迷いに関連する視空間認知障害などが明らかとなる。アパシー、うつなどが病像を修飾していることもある。

　アルツハイマー病（AD）はアミロイドβ（Aβ）を主体とする老人斑とリン酸化タウ蛋白を主体とする神経原線維変化を病理学的な特徴とする疾患である。アルツハイマー型認知症の多くはADを原因とするが、前述のとおり

*16　CT
Computed Tomographyの略。

*17　SPECT
Single Photon Emission Computed Tomographyの略。

*18　VSRAD
Voxel-based Specific Regional Analysis System for Alzheimer's Disease の略。海馬傍回を含む側頭葉内側部の萎縮を、統計学的処理に基づき数値化して評価できる MRI 画像処理・統計解析ソフト。早期アルツハイマー型認知症の診断において参考にされるほか、脳の他領域の萎縮との比較などを総合的に判断することにより、様々な認知症の診断に役立てられている。

*19　PET
Positron Emission Tomography の略。

AD以外の原因によってアルツハイマー型認知症を呈していることもある。

❷早期像

HDS-R や MMSE では遅延再生課題から失点が始まる。MRI は側頭葉内側部や頭頂部皮質の萎縮から変化が始まる。側頭葉内側領域の萎縮の解析方法である VSRAD[*18] は参考になる。若年者では早期を過ぎても側頭葉萎縮が不明瞭なことも多く、明らかな異常所見がなくても本症を否定できない[3]。むしろ MRI は本症以外の疾患の検索に重要といえる。

また MRI での後頭部皮質優位な微小出血像は、脳アミロイド血管症と病理学的な AD の両方の存在を示唆する。脳血流 SPECT における楔前部から後部帯状回と頭頂部の取り込み低下は特徴的だが、早期には明瞭ではないことも多い。脳脊髄液中の Aβ42 蛋白の減少や総タウ蛋白とリン酸化タウ蛋白の増加は、明確なカットオフ値は未設定だが、バイオマーカーの1つとして参考にされる[4]。

健康保険の適応外だが、PET[*19] では Aβ やリン酸化タウ蛋白の蓄積を評価できる[5]。Aβ の蓄積は AD 発症の約20年前から認められるため、発症前診断の可能性を広げている。PET で異常を認めても確立された認知症発症予防法はないのが実情だが、新規治療法開発などへの貢献が期待されている。

❸治療・ケア

①薬物療法

治療薬として、コリンエステラーゼ阻害薬（ドネペジル、ガランタミン、リバスチグミン）と NMDA 型グルタミン酸受容体遮断薬（メマンチン）が保険適応をもつ。いずれも記憶や学習を中心とする認知機能の改善効果、あるいは疾患の進行抑制効果を示す研究報告がある。

実臨床においてこうした効果を実感できるケースは少ないが、頭がすっきりしたといった自覚的効果や、家族の会話に参加するようになった、やらなくなっていた家事をするようになった、というように、意欲が向上し、快活になるような手応えを得られることは多く、リハビリテーションなどとの相乗効果も期待できる。こうした効果は MCI から早期認知症に移行後、できるだけ早期の導入によって得やすく、進行期に至ると不明瞭となる。食欲低下などの副作用が優位となった場合は、終了も考慮する。

②非薬物的ケア

BPSD に対しては、家族への指導やパーソン・センタード・ケアを代表とする非薬物的ケアの充実が重要である。

③進行予防

高血圧症や耐糖能障害など脳血管障害の危険因子は AD 病理を促進する[6]ため、積極的に管理する。

2. レビー小体型認知症と認知症を伴うパーキンソン病

❶特徴

レビー小体型認知症と認知症を伴うパーキンソン病は共にαシヌクレインを構成成分とするレビー小体が脳、心臓、腸管などに出現することを病理学的な特徴とするレビー小体病に属する。レビー小体型認知症（DLB[*20]）は病初期から認知機能障害が主症状である。パーキンソン病（PD[*21]）は病初期には運動症状が主症状であるが、経過中に30～40％以上で明らかな認知機能低下をきたし、「認知症を伴うパーキンソン病（PDD[*22]）」の状態となる。実臨床上、DLBとPDDを区別しなければならない場面は少ない。

❷早期像

症状では認知機能低下以外に、嗅覚低下、レム睡眠行動異常症、眠気や不眠、あるいは発汗異常や起立性低血圧などの自律神経症状を伴うことが際立った特徴である。発症早期の認知機能低下では、人物や無数の虫などのありありとした幻視や妄想につながりやすい視覚認知障害、遂行機能障害あるいは注意力障害が主体で、MCI due to ADに対してPD-MCIと呼ばれる。意識状態が短時間内で変容することがあり、認知症症状が修飾されやすい。また、アパシー、うつ、不安といった心理症状は、アルツハイマー型認知症より早期に頻繁に認められる。さらに、腰痛、下肢のこわばり感、頭の中や身体が揺れている感覚など、客観的には認め難く、かつ頑固な訴えが前景に立つこともあり、神経症などと診断されやすい。

頭部MRIでは、早期においても前頭葉の脳溝拡大や側脳室前角の開大を認めることが多い。脳血流SPECTでは、アルツハイマー型認知症でみられる部位に加えて、後頭葉に血流低下所見があると診断が示唆される。[123]I-MIBG[*23]心筋シンチグラフィーとDAT検査[*24]での異常所見は、本症を強く示唆するindicative biomarkersである[7]。ただし早期には異常が不明瞭なことが多く、[123]I-MIBG心筋シンチグラフィーでは糖尿病や虚血性心疾患などにより、DAT検査では基底核の血管障害など器質的病変により、結果が影響され得ることに注意を要する。

❸治療・ケア

①薬物療法

薬物療法では、幻覚・妄想に対してコリンエステラーゼ阻害薬や抑肝散（よくかんさん）が有効だが、クエチアピンなど非定型抗精神病薬を要する場合もある。認知機能改善や進行抑制効果を目的に抗アルツハイマー型認知症薬を用いることもあるが、実臨床で効果を実感することは少ない。

無動や歩行障害などがあれば、BPSD予防の観点からも抗パーキンソン薬で改善をはかる。便秘の解消も重要である。うつに対しては、選択的セロトニン再取込み阻害薬やセロトニン・ノルアドレナリン再取込み阻害薬が用い

［*20］ DLB
Dementia with Lewy Bodyの略。

［*21］ PD
Parkinson's Diseaseの略。

［*22］ PDD
Parkinson's Disease with Dementiaの略。

［*23］ ^{123}I-MIBG
^{123}I-MIBG（Metaiodobenzylguanidine；メタヨードベンジルグアニジン）はノルエピネフリンとよく似た交感神経終末から放出される神経伝達物質である。心臓交感神経の変性をとらえ得るMIBG集積低下とレビー小体の存在は非常に密接に関連しており、MIBG集積の低下はレビー小体病の優れたバイオマーカーと考えられる。

［*24］ DAT検査
Dopamine Transporter検査。脳内の黒質から線条体に向かうドパミン神経の終末に存在するドパミントランスポーター（DAT）を画像化し、ドパミン神経の変性・脱落の程度を評価する。パーキンソン病やレビー小体型認知症では神経終末に存在するDAT密度が低下していることが知られており、DAT分布密度をみることでドパミン神経変性の指標となる。

られるが、うつ病に対するほどの効果は得にくい。

　本症の特徴として、向精神作用をもつ薬物に対する過敏性があるため、薬剤は種類を厳選し、少量から注意深く使用する。

②非薬物的ケア

　非薬物的ケアとして特異的なものはないが、病識があり記憶や言語の障害が軽いため、教育や指導に注力する。幻視や妄想は周囲に相談できずに1人で悩んでいる患者もいるが、病気の症状であることや、幻視の対象物を直接触って実物か幻視かを確認するといった対処法を理解するだけでも安心を得られる。

＊25　VaD
Vascular Dementia の略。

3. 血管性認知症 (VaD＊25)

❶特徴

　認知機能低下の主因が脳血管障害による認知症を総称して血管性認知症と呼ぶ。純粋な血管性認知症もあるが、アルツハイマー型認知症やレビー小体型認知症などとの混合型も多い。血管性認知症は小血管病性認知症、多発梗塞性認知症、および戦略的部位の単一病変による認知症の3つに大別される。

①小血管病性認知症

　小血管病性認知症は血管性認知症の大半を占め、皮質優位な小出血巣が特徴的な皮質型と、基底核領域や深部白質領域の多発ラクナ梗塞やビンスワンガー病による皮質下型に分かれる。

　早期には、「頭の回転が遅くなった」と表現される思考速度の低下、会話が迂遠となる、意欲低下や快活さの減少、といった変化が特徴的である。記憶障害は、アルツハイマー型認知症と比べると、ヒントを出されると思い出す、しっかりしているところとそうでないところにむらがある（まだらである）、といった点で異なる。進行とともに、遂行機能全般の鈍化がみられ、感情の不安定性、歩行速度の低下や易転倒性、嚥下障害や誤嚥性肺炎とともに、記憶障害や易怒性などが顕在化する。

②多発梗塞性認知症

　多発梗塞性認知症は塞栓症やアテローム血栓症の反復により発症する。病変が小血管病性に比べて大きく、再発のたびに片麻痺、失語、同名半盲といった当該部位の神経症状が加わり、病状は階段状に悪化する。血管性認知症の他病型と比べて、早期から認知機能や日常生活動作における障害が強い。

③戦略的部位の単一病変による認知症

　戦略的部位の単一病変による認知症は、記憶の回路に関連する視床や海馬などに生じた比較的小さな病巣によって発症する。早期認知症という状態を経ず、突然に顕著な認知機能低下を生じることが多い。

❷診断

　VaDの診断では、遂行機能障害や運動症状の把握に加え、MRIによる塞栓性、アテローム血栓性、あるいはラクナ型の梗塞巣、微小なものを含む出血巣、主幹動脈の狭窄などの検出が重要である。

❸治療・ケア

①薬物療法

　認知機能に対する特異的な薬物療法はない。アルツハイマー型認知症との混合型では抗アルツハイマー型認知症薬も選択肢となるが、易怒性、食欲低下や過鎮静に注意が必要で、効果を実感することは少ない。

　BPSDでは易怒性に対してチアプリドが使用可能だが、パーキンソニズムが誘発されるとADL低下に直結し、薬剤中止後も十分に回復しないことが多いため、漫然とした投与を避ける。

②非薬物的ケア

　新規の脳血管障害の発生時は、せん妄などのBPSDを併発しやすく、認知機能低下よりもBPSDのほうが顕著な場合がある。せん妄が2週間程度続くと永続的な認知機能低下や精神症状に至りやすいとされ、急性期の対応が重要である。

③進行予防

　進行予防の観点からは、脳血管障害の再発予防として、運動不足、高血圧、糖尿病、脂質異常症、肥満、喫煙、飲酒など、生活習慣の改善や正確な服薬が大切である。心房細動を有する例では抗凝固療法、アテローム血栓症のリスクのある例では抗血小板療法も必要となる。しかし認知症患者にとって生活習慣や服薬の自己管理は非常に困難であり、手厚い支援を要する。

引用文献

1) 宮嶋裕明 編：むかしの頭で診ていませんか？ 神経診療をスッキリまとめました，p.123-128，南江堂，2019.
2) Shim, Y.S. et al.：Clinicopathologic study of Alzheimer's disease：Alzheimer mimics, J Alzheimers Dis, 35（4）：799-811, 2013.
3) Ishii, K. et al.：Voxel-based morphometric comparison between early- and late-onset mild Alzheimer's disease and assessment of diagnostic performance of z score images, AJNR, 26（2）：333-340, 2005.
4) Molinuevo, J.L. et al.：The clinical use of cerebrospinal fluid biomarker testing for Alzheimer's disease diagnosis：a consensus paper from the Alzheimer's Biomarkers Standardization Initiative, Alzheimers Dement, 10（6）：808-817, 2014.
5) Hanseeuw, B.J. et al.：Association of amyloid and tau with cognition in preclinical Alzheimer disease：A longitudinal study, JAMA Neurol, 76（8）：915-924, 2019.
6) Attems, J., Jellinger, K.A.：The overlap between vascular disease and Alzheimer's disease：lessons from pathology, BMC Med, 12：206, 2014.
7) McKeith, I.G. et al.：Diagnosis and management of dementia with Lewy bodies：Fourth consensus report of the DLB Consortium, Neurology, 89（1）：88-100, 2017.

（小西高志、宮嶋裕明）

2 運動と脳機能

　運動は、健康への確かな効用が認められている一方で、取り扱い方次第では健康障害を引き起こす可能性のある"諸刃の剣"である。一概に、「運動をしておけば健康になれる」という考え方は危険であり、理論に基づいた適切な運動プログラムを施行することで、運動はヘルスケアサプリメントとしての効力を発揮する。

　脳という臓器は、すばやく正しい状況判断をするために必要な実行・抑制機能や、情報を覚えるために必要な記憶機能などの認知機能と呼ばれる意識下の機能だけでなく、呼吸や体温調節などの無意識下の機能の中枢も担う、いわば生命維持のための"司令塔"の役割を担っている。そのため、脳は、複雑かつ緊密な生理機構によって保護されている。しかしながら、この緊密な脳機構が加齢や生活習慣病、外的ストレス（脳震盪等）などによって減弱化すると、軽度認知障害、そして認知症の発症リスクが増加し、やがて健康寿命が尽きてしまう。

　不明瞭な点は多いものの、こうした脳機構は運動をすると変化する。重要なことに、運動の仕方（強度・時間・様式など）によって、脳はポジティブな影響を受けたり、ネガティブな影響を受けたりする。つまり、より快適なアクティブライフを送るためには、生命の"司令塔（脳）"に対して"諸刃の剣（運動）"の特徴を理解して、正しく使用できるかが鍵を握る。

　本項では、これまでに明らかになっている最新の知見を含めて、脳機能に対する運動のポジティブな作用・ネガティブな作用に関して紹介し、早期認知症発症の予防につながるブレインヘルスケアのための安全かつ効果的な運動を提案していきたい。

運動と認知機能

　21世紀に入ったあたりから、習慣的な運動が、認知機能などの脳機能を向上させることが広く知られるようになってきた。実際に、健康運動科学分

野における世界最大級の学術団体である米国スポーツ医学会の公式声明において、Evidence category A（確実な知見）からD（議論を要する知見）の中で、習慣的な運動が認知機能を高める効力をもつという知見は、A/Bに区分されている[1]。

一概に運動といっても、様々な運動の仕方がある。では、どのような運動を行うことで、認知機能をより効果的に高めることができるのだろうか？

1. 認知機能を高める運動の種類

健康増進のための運動を大別すると、心身のリラックスや準備体操・クーリングダウンを目的とした柔軟運動（ヨガなど）、筋量などを増やすことを目的としたレジスタンス運動[*1]（腕立て伏せなど）、そして心肺機能などを高めることを目的とした有酸素性運動[*2]（自転車運動など）に分けられる。これらの運動は、どの運動でも習慣的に施行することで、認知機能を高める効力、特に状況判断能力にかかわる実行機能への効力を発揮することが明らかにされている[2]。

なかでも、レジスタンス運動および有酸素性運動は、柔軟運動よりも認知機能を高める効力をもつ[2]。さらに、レジスタンス運動と有酸素性運動を組み合わせて実施するコンカレント運動は、運動誘発性の認知機能向上効果をさらに引き立たせる[3]。

2. 認知機能を向上させる運動の程度

習慣的な運動の効果として、Colcombeらは、1回あたり30分以上の運動を行うことで、目に見えるような実行機能を向上させる効果が得られるようになる。一方、1時間程度の長時間運動は、習慣的な運動がもたらす認知機能を向上させる効用を減弱化させてしまう可能性もある[3]と報告している。つまり、ブレインヘルスケアを目的として運動に取り組む場合、運動が認知機能を高めるという先入観のもとで運動をやり過ぎてしまうと、かえってその効果を弱めてしまうのである。しかしながら、どれくらいの強度の運動を、どの程度（実施時間、頻度、期間）実施することで、早期認知症発症の予防に貢献する運動プログラムとして効果的に機能するかに関しては、現在までの研究成果から答えは出されていない。

習慣的な運動が認知機能を変化させることと同様に、単回の運動も認知機能を変化させる[4]。多くの研究・議論を要するものの、認知機能などの脳機能に対する運動の急性的な影響が習慣的に繰り返されることによって、慢性的に脳機構が構築されていく可能性は高い。

❶有酸素性運動

一過性の有酸素性運動の急性的な効果として、低強度の運動（目安：推定

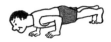

＊1　レジスタンス運動
筋肉に一定の負荷をかけて行う運動。いわゆる筋力トレーニング。腕立て伏せ、腹筋、ダンベル体操など。

＊2　有酸素性運動
長時間取り組むことが可能な比較的軽い負荷の運動。生体内の糖質・脂質を、酸素とともにエネルギーとして利用することから有酸素性運動と呼ばれる。ランニング、サイクリング、水泳など。

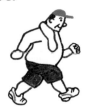

＊3　HRR
Heart Rate Reserve の略。最大心拍数と安静時の心拍数の差。

最大心拍数［208－0.7×年齢］を100％、安静時心拍数を0％としたとき、運動時の心拍数が約30％程度［30％HRR＊3］まで増加する程度の運動。会話が安静時のようにでき、汗をかかない、もしくは軽く汗ばむ程度の運動）を10分間だけでも実施すると、脳が運動の影響を受け始め、状況判断能力にかかわる実行機能が改善し始める[5]。さらに運動実施時間を延ばし、低強度運動を40分間程度実施すると、実行機能はより向上し、その効果が運動終了後にしばらく持続するようになる[6]。つまり、低強度運動であっても早期認知症発症の予防に効力を発揮する可能性があり、運動実施時間を増加させることでその効力も高まる可能性がある。

　このような低強度の運動と比較して、中強度の運動（目安：60％HRR程度の、途切れ途切れになるが会話ができる、ややきついと感じるが運動を続けられる程度の運動）は、運動後の実行機能をさらに高める効力をもつ[6]。しかしながら、中強度運動をやり過ぎてしまうと（約1時間30分以上）、実行機能を高める運動の効力が徐々に弱まっていく[7]。つまり、実施する運動の強度を高めることで、実行機能を改善する効果を上げることができるものの、中強度運動をやり過ぎてしまうと、かえってその効果は弱まってしまう。この現象は、前述した習慣的な運動が認知機能にもたらす効果[3]とリンクしている可能性が高い。

　高強度運動（目安：80～90％HRR程度の、会話はできないが単語なら発せる、数分間のみなら運動を続けられると感じるきつい運動）を行った場合の脳への影響は、少し複雑である。一般的には、高強度運動を90％HRRで行うと5～6分程度で疲労困憊に至ってしまうため[8]、健康増進のために必要な十分量の運動を行うことができない。仮に、十分量の運動を行うためにギリギリのラインとなる80％HRRの高強度運動を40分間行った場合、実行機能は向上するどころか、低下してしまう[9]。

　一方、数分間の高強度運動を、休息を挟みながら数回反復（代表的なプログラムは、4分間の高強度運動を、3分間の動的休息［低～中強度運動］を挟みながら4回反復）する高強度間欠的運動（HIIE）＊4であれば、より高強度（90％HRRなど）の運動を取り入れた上で、健康増進のために必要な十分量の運動量を施行することができる[10,11]。このHIIEを40分弱実施した場合、運動終了後の実行機能は向上し、特筆すべきことに中強度運動よりも優れた効力を発揮する[12]。つまり、高強度運動を連続して40分間程度実施すると実行機能が低下してしまう一方で、約40分間のHIIEは、実行機能を効果的に高めることができる（図2-2-1）。

　まとめると、一過性の有酸素性運動によって変化する認知機能は、運動の仕方によって影響の受け方が異なり、より効果的に実行機能を高めるためには、強度の高い運動を取り入れて行う必要があるものの、過度の運動はその

＊4　高強度間欠的運動
　　（HIIE）
HIIE は High-Intensity Interval Excercise の略。習慣的にHIIE を実施するトレーニングを高強度インターバルトレーニング（HIIT：ヒット）という。不完全回復を挟みながら高強度・短時間の運動を繰り返すトレーニング方法。運動能力を向上させ、グルコース代謝・脂質代謝を改善することから、生活習慣病の効果的な改善法としても注目を集めている。

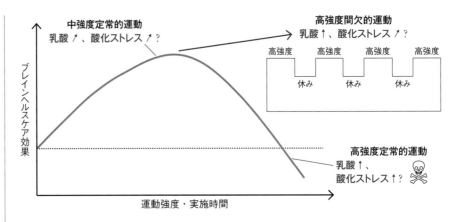

図2-2-1 | ブレインヘルスケア効果と運動強度・実施時間の関係

効力を減弱化・無効化（悪化）させる。

さらに注意しておきたい点として、これらの運動を実施する頻度があげられる。例えば、HIIEが実行機能を効果的に高めるからといって、1時間程度の休息を挟んでから同じ日に同様のHIIEを実施すると、再度実施したHIIE終了後には、本来得られるであろう実行機能に対するHIIEの効力が得られなくなる[13]。言い換えると、運動を行う前に十分な休息と栄養補給をとることで、ブレインヘルスケアサプリメントとしての運動の効力が得られるものと考えられる。一方、運動をする頻度が少ないと認知機能に対する効力は弱く、一般的には週に4～5回の頻度で運動を行うことが効果的である[14]。

❷レジスタンス運動

有酸素性運動と比較して、レジスタンス運動が認知機能に及ぼす影響に関する知見は圧倒的に少ない。レジスタンス運動を行った場合も、実施する運動の強度を高めることで、運動後に高まる認知機能への効力を増強することが可能である[15]。

レジスタンス運動の場合、運動様式自体、休息を挟みながら実施するということもあり、運動のやり過ぎによる認知機能へのネガティブな影響はこれまでに報告されていない。

運動と脳保護機構

1. 血液脳関門（BBB）と認知機能

はじめに述べたように、脳組織は、複雑かつ緊密な生理機構によって保護されている。代表的な機能として、脳には血液と脳組織の間で交換できる物質を選択的に制限する血液脳関門（BBB[*5]）という機能が備わっている。つ

＊5 **BBB**
Blood-Brain Barrier の略。

まり、BBBという関所を通過できる物質だけが、血液から脳組織へ選択的に取り込まれたり、脳組織から血液中に放出されたりしている。BBBは、薬などを摂取してもその有効成分が血液から脳に取り込まれないケースがあるほど強固なディフェンスシステムであり、諸刃の剣と称されることもある[16]。

しかしながら、加齢や生活習慣病発症（2型糖尿病や高血圧など）などにより、BBBの機能障害が惹起され、その透過性が高まってしまうと、脳に良いとされる物質だけでなく、末梢で産生された血中アミロイドβやタウ蛋白質なども容易に通過させるようになる[17,18]。その結果、アルツハイマー病の発症と深く関連する脳内アミロイドβやタウ蛋白質が蓄積し、脳神経細胞死を招来する可能性があるため、加齢や生活習慣病発症に伴う認知症発症リスクの増加にBBBの機能不全に伴う透過性の増加が関与していることが指摘されている[17]。

健康増進のために必要な十分量の有酸素性運動を行った場合、その運動強度に依存的にBBBが開く[19]。つまり、高強度運動は、低～中強度運動よりもBBBの透過率を上げ、脳がダメージを受けやすい状態を急性的に招く。さらに、高強度運動を疲労困憊まで行った場合、BBB透過率の上昇と関連して、脳卒中や血管性認知症などの病態と関連する動的脳循環調節機能（dCA[*6]）も低下してしまう[20]。

＊6　dCA
dynamic Cerebral Autoregulationの略。

2. 動的脳循環調節機能（dCA）と認知機能

dCAとは、脳組織保護のために、血圧の変化を緩衝し、脳血流量を一定に保つための調節機能のことで、中強度までの運動であればdCAによるディフェンスシステムが機能している[21]。一方、高強度運動に約10分間以上続けて取り組むと、dCAは低下し始める[22]。つまり、低～中強度の運動と比較して、高強度運動に一定時間取り組むと、BBBやdCAなどの脳保護機構は減退していく。ところが、HIIEの場合、数分の高強度運動を繰り返し行うことで、高強度運動の合計時間が10分間を上回っていても、dCAは維持され、高強度運動中も脳が保護され続ける[23]。

したがって、認知機能に対する効力と同様に、運動の仕方によって脳保護機構に対する影響も異なるといえる。すなわち、強度の高い運動を行う場合、HIIEのように間断的な運動プログラムを用いることで、脳保護機構を保ったまま運動に取り組むことが可能となるが、高強度運動を連続して約10分間以上続けてしまうと、脳のガードが弱くなる。この積み重ねが、認知症発症リスクを高める一要因となる可能性は否定できない。

運動時の脳生理学

　ではなぜ、運動の仕方（強度・時間・様式など）によって、認知機能や脳保護機構への影響が変化するのだろうか？ これには、"乳酸" と "酸化ストレス" が重要な役割を担っている可能性が高い。

1. 乳酸と認知機能

　運動誘発性の乳酸は、数十年前までは疲労などを惹起させる誘因であると考えられてきたが[24]、近年では一転し、エネルギー基質としての役割や運動効果をもたらす因子としてのポジティブな作用が明らかにされてきている[25]。安静時、脳はグルコースを主要なエネルギー基質として利用するが、運動を行うと、脳のエネルギー代謝が高まるにもかかわらず、グルコースの取り込み量が減少する[26,27]。このような脳のエネルギー代謝とグルコース利用の乖離現象を、乳酸が利用されることで埋めている[28]。また、乳酸を利用するためにピルビン酸へと変換する過程でNADH（還元型ニコチンアミドジヌクレオチド）/NAD$^+$（酸化型ニコチンアミドジヌクレオチド）比率が増加し、これが脳血流量を増加させたり[29]、神経可塑性と強く関連する脳由来神経栄養因子（BDNF）[*7]を分泌させたりする[30]。

　一般的に、運動を行うと、運動強度の増加に伴って乳酸が産生され（解糖系）、血中乳酸濃度は増加する。これに関連して、脳での乳酸利用が高まり、単回の運動によって向上する認知機能をサポートしている可能性が高い[13,31]。

2. 酸化ストレスと認知機能

　一方、エネルギー代謝が高まると同時に、ミトコンドリアでの電子伝達系を介してフリーラジカル[*8]・活性酸素種[*9]が生成され、酸化ストレス[*10]が増大する[19,20]。一般的に、好適な酸化ストレスの増大は、運動のポジティブな効果を引き起こす因子として作用するものの、過剰に増大した酸化ストレスは、生体に対して著しい毒性を示し[32]、脳においても例外ではないと考えられる。例えば、血管拡張物質であり神経伝達物質でもあることから健康増進のために重要な役割を担っている一酸化窒素の生物学的利用能を、フリーラジカルは減退させてしまう[33]。

　実際に、運動を行うと、全身の血流量が増大することで血管内皮細胞との間に摩擦が生じ（ずり応力）、運動強度依存的に一酸化窒素が産生されるが[19]、これと同時に増大するフリーラジカルが顕著になると、運動をしているにもかかわらず血中の一酸化窒素濃度が増加しなくなる[20]。この現象

[*7 脳由来神経栄養因子（BDNF）]
BDNF は Brain Derived Neurotrophic Factor の略。脳に豊富に含まれる神経成長因子の1つで、神経細胞の生存・成長・シナプスの機能亢進などの神経細胞の成長を調節する蛋白質。精神神経疾患（うつ病、統合失調症、発達障害、アルツハイマー病など）との関連が示唆されているほか、BDNFの濃度が高いほど認知機能が高いという研究も報告されている。

[*8 フリーラジカル]
通常、分子の中の電子は2つが対をなして安定して存在しているが、対をなさず1つだけ離れて存在する電子（不対電子）をもつ原子や分子のこと（ラジカルともいう）。

[*9 活性酸素種]
呼吸によって体内に取り込まれた酸素の一部は、通常の状態よりも活性化された活性酸素となる。活性酸素は、体内の代謝過程において様々な成分と反応し、細胞伝達物質や免疫機能として働く一方、過剰になると細胞傷害をもたらす。

[*10 酸化ストレス]
生体内には、活性酸素の傷害から生体を防御する抗酸化防御機構が備わっている。酸化ストレスとは、活性酸素の産生が抗酸化防御機構を上回った状態をいう。酸化ストレスが高い状態が続くと、酸化により変化した分子が生体内に蓄積し、様々な病気の原因となると考えられている。

は、高強度運動を一定時間行ったときに減弱化するBBBやdCAなどの脳保護機構と関連する[20]。一酸化窒素は、脳由来神経栄養因子の産生[34]や認知機能を維持するためにも必要とされるため[35]、過度の運動が誘発する脳への負の作用は、過剰に産生された酸化ストレスが原因である可能性が高い。

＊

　本項では運動の効果にのみ焦点を当てて最新の知見を含めて紹介してきたが、やはり運動だけでなく、運動と他の方策を組み合わせることで、より効果的にブレインヘルスケアサプリメントとしての効力を発揮するといえる。例えば、抗酸化作用のあるフラバノール類（ダークチョコレートや緑茶に含まれる）を運動を行う前に摂取することで、認知機能をより効果的に高めることができる[36]。また、抗酸化作用によって、運動習慣によって蓄積する酸化ストレスを少しでも緩和することができれば、加齢などによって低下するであろう認知機能や脳保護機構を維持することができる可能性は高い[37]。

　"諸刃の剣"の運動の特徴を正しく理解し、早期認知症発症の予防につながるブレインヘルスケアのための安全かつ効果的な運動を実践していただき、より快適なアクティブライフを送るための道標となれば幸いである。

引用文献

1) American College of Sports Medicine et al.：American College of Sports Medicine position stand. Exercise and physical activity for older adults, Med Sci Sports Exerc, 41 (7)：1510-1530, 2009.
2) Kelly, M.E. et al.：The impact of exercise on the cognitive functioning of healthy older adults：A systematic review and meta-analysis, Aging Res Rev, 16：12-31, 2014.
3) Colcombe, S., Kramer, A.F.：Fitness effect on the cognitive function of older adults：A meta-analytic study, Psychol Sci, 14 (2)：125-130, 2003.
4) Griffin, É.W. et al.：Aerobic exercise improves hippocampal function and increases BDNF in the serum of young adult males, Physiol Behav, 104 (5)：934-941, 2011.
5) Byun, K. et al.：Positive effect of acute mild exercise on executive function via arousal-related prefrontal activations：an fNIRS study, Neuroimage, 98：336-345, 2014.
6) Tsukamoto, H. et al.：Impact of exercise intensity and duration on postexercise executive function, Med Sci Sports Exerc, 49 (4)：774-784, 2017.
7) Grego, F. et al.：Influence of exercise duration and hydration status on cognitive function during prolonged cycling exercise, Int J Sports Med, 26 (1)：27-33, 2005.
8) Zorgati, H. et al.：Effect of pedaling cadence on muscle oxygenation during high-intensity cycling until exhaustion：a comparison between untrained subjects and triathletes, Eur J Appl Physiol, 115 (12)：2681-2689, 2015.
9) Wang, C.C. et al.：Executive function during acute exercise：the role of exercise intensity, J Sport Exerc Psychol, 35 (4)：358-367, 2013.
10) Helgerud, J. et al.：Aerobic high-intensity intervals improve VO2max more than moderate training, Med Sci Sports Exerc, 39 (4)：665-671, 2007.
11) MacInnis, M.J., Gibala, M.J.：Physiological adaptations to interval training and the role of exercise intensity, J Physiol, 595 (9)：2915-2930, 2017.
12) Tsukamoto, H. et al.：Greater impact of acute high-intensity interval exercise on post-exercise executive function compared to moderate-intensity continuous exercise, Physiol Behav, 155：224-230, 2016.
13) Tsukamoto, H. et al.：Repeated high-intensity interval exercise shortens the positive effect on executive function during post-exercise recovery in healthy young males, Physiol Behav, 160：26-34, 2016.
14) Caciula, M.C. et al.：The effects of exercise frequency on executive function in individuals with Parkinson's disease, Ment Health Phys Act, 10：18-24, 2016.

15) Tsukamoto, H. et al. : Acute bout of localized resistance exercise can rapidly improve inhibitory control, PLoS One, 12 (9) : e0184075, 2017.

16) Dudvarski Stankovic, N. et al. : Microglia-blood vessel interactions : a double-edged sword in brain pathologies, Acta Neuropathol, 131 (3) : 347-363, 2016.

17) Popescu, B.O. et al. : Blood-brain barrier alterations in ageing and dementia, J Neurol Sci, 283 (1-2) : 99-106, 2009.

18) Banks, W.A. et al. : Tau protein cross the blood-brain barrier, J Alzheimers Dis, 55 (1) : 411-419, 2017.

19) Roh, H.T. et al. : Effect of exercise intensity on neurotrophic factors and blood-brain barrier permeability induced by oxidative-nitrosative stress in male college students, Int J Sport Nutr Exerc Metab, 27 (3) : 239-246, 2017.

20) Bailey, D.M. et al. : Exercise-induced oxidative-nitrosative stress is associated with impaired dynamic cerebral autoregulation and blood-brain barrier leakage, Exp Physiol, 96 (11) : 1196-1207, 2011.

21) Brys, M. et al. : Dynamic cerebral autoregulation remains stable during physical challenge in healthy persons, Am J Physiol Heart Circ Physiol, 285 (3) : 1048-1054, 2003.

22) Ogoh, S. et al. : Dynamic cerebral autoregulation during exhaustive exercise in humans, Am J Physiol Heart Circ Physiol, 288 (3) : 1461-1467, 2005.

23) Tsukamoto, H. et al. : Dynamic cerebral autoregulation is maintained during high-intensity interval exercise, Med Sci Sports Exerc, 51 (2) : 372-378, 2019.

24) Hill, A.V., Kupalov, P. : Anaerobic and aerobic activity in isolated muscle, Proc R Soc London Ser B, 105 (737) : 313-322, 1929.

25) Brooks, G.A. : Cell-cell and intracellular lactate shuttles, J Physiol, 587 (Pt 23) : 5591-5600, 2009.

26) Kemppainen, J. et al. : High intensity exercise decreases global brain glucose uptake in humans, J Physiol, 568 (Pt 1) : 323-332, 2005.

27) Fisher, J.P. et al. : Cerebral perfusion, oxygenation and metabolism during exercise in young and elderly individuals, J Physiol, 591 (7) : 1859-1870, 2013.

28) van Hall, G. et al. : Blood lactate is an important energy source for the human brain, J Cereb Blood Flow Metab, 29 (6) : 1121-1129, 2009.

29) Rasmussen, P. et al. : MCA Vmean and the arterial lactate-to-pyruvate ratio correlate during rhythmic handgrip, J Appl Physiol, 101 (5) : 1406-1411, 2006.

30) Mosienko, V. et al. : Is L-lactate a novel signaling molecule in the brain? J Cereb Blood Flow Metab, 35 (7) : 1069-1075, 2015.

31) Hashimoto, T. et al. : Maintained exercise-enhanced brain executive function related to cerebral lactate metabolism in men, FASEB J, 32 (3) : 1417-1427, 2018.

32) Sachdev, S., Davies, K.J. : Production, detection, and adaptive responses to free radicals in exercise, Free Radic Biol Med, 44 (2) : 215-223, 2008.

33) Félétou, M., Vanhoutte, P.M. : Endothelial dysfunction : a multifaceted disorder (The Wiggers Award Lecture), Am J Physiol Heart Circ Physiol, 291 (3) : 985-1002, 2006.

34) Banoujaafar, H. et al. : Brain BDNF levels are dependent on cerebrovascular endothelium-derived nitric oxide, Eur J Neurosci, 44 (5) : 2226-2235, 2016.

35) Thompson, C. et al. : Dietary nitrate improves sprint performance and cognitive function during prolonged intermittent exercise, Eur J Appl Physiol, 115 (9) : 1825-1834, 2015.

36) Tsukamoto, H. et al. : Flavanol-rich cocoa consumption enhances exercise-induced executive function improvements in humans, Nutrition, 46 : 90-96, 2018.

37) Małkiewicz, M.A. et al. : Blood-brain barrier permeability and physical exercise, J Neuroinflammation, 16 (1) : 15, 2019.

（塚本敏人、橋本健志）

第3章

生活習慣病予防

今からできること

[ベクトル1] 生活習慣病予防のための健康教育

生活習慣病予防のための健康教育

　わが国は近年、超高齢社会への進行とともに認知症の患者が増加し、2012年の462万人から2025年には700万人以上になると推定されている。その結果、社会保障費の急激な増加だけでなく、健康長寿社会の実現に向けての大きな阻害要因となることが予想される。

　認知症の原因は、一般的に、神経変性疾患と脳血管障害（血管性認知症）に大別できる（表3-1-1-1）。認知症の約80％はアルツハイマー型認知症（Alzheimer's Disease；AD）と血管性認知症（Vascular Dementia；VaD）とされている。よって、本書の編集目的である"認知症にならないために"という観点からは、この2つの認知症の病態の発症と進行の予防が重要である。

　近年、認知症の発症に生活習慣が深く関与していることが明らかになってきた。特に現代生活習慣の変容により肥満人口が増加し、高血圧症、糖尿病、

表3-1-1-1 │ 認知症の原因

神経変性疾患	アルツハイマー型認知症（AD）	●神経変性疾患で最も頻度が高く、全体の約45％以上を占める ●難溶性アミロイドA（β）が重合して脳内に沈着し、老人斑を形成するとともに、リン酸化タウ蛋白が凝集し、神経細胞障害をきたすと考えられている。これらの異常は進行性神経変性病変で、臨床経過とリン酸化タウ蛋白の分布に関係があることが指摘されている ●症状は、健忘症、道に迷う、振り返り現象、失語、漢字の失書などが特徴的である
	レビー小体型認知症	●大脳皮質に広汎なレビー小体が出現する ●認知症の約20％を占める ●認知機能は変動しながら進行することが特徴である ●パーキンソニズム、繰り返す具体的な幻視、自律神経症状を示すことがある
	前頭側頭型認知症	●主に初老期に発症する ●前頭葉と側頭葉を中心とした神経変性により、著明な行動異常、精神症状、言語障害などを特徴とする非アルツハイマー型認知症である
脳血管障害	血管性認知症（VaD）	●認知症の約30％を占める ●認知症の診断基準を満たすが、認知機能低下が脳血管障害に関係しているか、画像所見などで血管障害の存在を示す所見がみられることなどが診断根拠となる ●症状の特徴として、意欲の低下や活動の低下がみられやすい

脂質異常症、高尿酸血症などの生活習慣病を重複合併することが心血管イベントの主要な原因として臨床的課題となっている。これらの生活習慣病は認知症発症の重要な危険因子でもあることが明らかになり、その危険因子への対策が検討されている[1]。また、それぞれの生活習慣病とアルツハイマー型認知症・血管性認知症の発症の関連について検討することは、認知症の発症予防の点からも重要である。本項では、認知症発症の点から、個々の生活習慣病合併の意義とその重複による認知症発症の進行との深い関連、およびこれら生活習慣病の管理による認知症発症の予防について概説する。

肥満と認知症

現代のライフスタイルは、欧米型食習慣や運動不足により、体内エネルギーバランスが正となり、摂取エネルギーの体内貯留が問題となっている。これら余剰エネルギーの脂肪組織、肝臓などへの蓄積は、糖尿病、高血圧症、脂質異常症と関係し、それらの異常を重複して合併するメタボリックシンドローム発症の原因となり、将来の動脈硬化性疾患の危険因子となっている。

さらに近年、若年世代からの肥満・生活習慣病が、高齢期における認知症の重要な原因になっていることが明らかになってきた。わが国における健康障害をきたすリスク要因別の関連死亡者数を図3-1-1-1に示す。多くの生活習慣と生活習慣病が国民の健康障害の大きな要因になっていることが明らかである。

1. 肥満における代謝異常──内臓脂肪型肥満と皮下脂肪型肥満
❶肥満の定義

肥満はBMI[*1]（Body Mass Index）$25\,kg/m^2$以上と定義されているが、欧米では$30\,kg/m^2$以上となっている。わが国の肥満人口は年々増加している。男性では各年代にわたって増加し、30〜60歳代では約30％に達している。一方、女性の肥満割合は60歳代未満で20年間減少傾向にあるが、60歳以上では経年的に増加している。

❷内臓脂肪型肥満の発症機序

肥満は内臓脂肪貯留型（内臓脂肪型肥満）と皮下脂肪貯留型（皮下脂肪型肥満）の2つのタイプに分類される。前者は男性に多く、後者は女性に多い。生活習慣病に関係しているのは内臓脂肪型肥満で、全身の代謝異常や血圧上昇に関係し、脳・心血管系疾患の発症・進展をきたす主要な原因となっている。発症機構は図3-1-1-2に示すようにすでに確立されている。

余剰エネルギーは脂肪細胞に貯留し、蓄積される。肥大した内臓脂肪細胞

*1　BMI（ボディマス指数）
Body Mass Indexの略。肥満度を表す体格指数で、体重と身長の関係から算出される。体重(kg)÷身長(m)の2乗で計算する。日本肥満学会ではBMI $22\,kg/m^2$を標準体重、$25\,kg/m^2$以上を肥満、$18.5\,kg/m^2$未満を低体重としているが、判定基準は国により異なる。

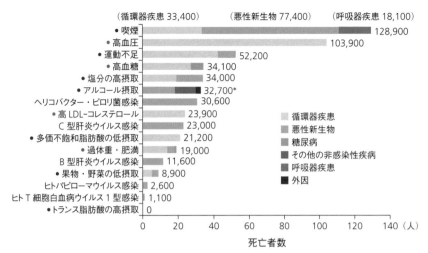

	（循環器疾患 33,400）	（悪性新生物 77,400）	（呼吸器疾患 18,100）

- 喫煙　128,900
- 高血圧　103,900
- 運動不足　52,200
- 高血糖　34,100
- 塩分の高摂取　34,000
- アルコール摂取　32,700*
- ヘリコバクター・ピロリ菌感染　30,600
- 高LDL-コレステロール　23,900
- C型肝炎ウイルス感染　23,000
- 多価不飽和脂肪酸の低摂取　21,200
- 過体重・肥満　19,000
- B型肝炎ウイルス感染　11,600
- 果物・野菜の低摂取　8,900
- ヒトパピローマウイルス感染　2,600
- ヒトT細胞白血病ウイルス1型感染　1,100
- トランス脂肪酸の高摂取　0

凡例：
- 循環器疾患
- 悪性新生物
- 糖尿病
- その他の非感染性疾病
- 呼吸器疾患
- 外因

死亡者数

- 生活習慣のうち、● は生活習慣の異常を、● は生活習慣病を示す。
- アルコール摂取の禁止は、循環器疾患死亡2,000人、糖尿病疾患死亡100人の予防効果があると推計されているが、この図には含まれていない。

図3-1-1-1│わが国における健康障害をきたす要因─リスク要因別の関連死亡者数（2007年度データ）

（Ikeda, N. et al.：Adult mortality attributable to preventable risk factors for non-communicable diseases and injuries in Japan：a comparative risk assessment, PLoS Med, 9（1）：e1001160, 2012）

は代謝活性が強く、脂肪の合成と分解を繰り返す。空腹時・運動時には貯蔵されている中性脂肪が分解され、FFA（遊離脂肪酸）とグリセロールが血中に放出される。グリセロールは肝臓で糖新生に利用され、遊離されたFFAは組織のエネルギー源になる。同時に、FFAはマクロファージなどの炎症に関係する細胞の遊走に関係し、各種炎症性サイトカインの分泌を刺激する原因となる。その結果、FFAや炎症性サイトカインの作用によりインスリン抵抗性（血糖を低下させるインスリン作用が減弱する状態）が誘導され、耐糖能異常・高血糖・高インスリン血症をきたす原因となる。インスリン抵抗性状態では末梢の血管拡張能が低下し、腎近位尿細管におけるナトリウムの再吸収が亢進するほか、RAS（レニン–アンジオテンシン–アルドステロン）系[*2]の活性化も報告され、高血圧をきたす。余剰のエネルギー源の一部は、肝臓でVLDL（超低比重リポ蛋白）に合成され、血中に放出されて脂肪組織や筋肉組織に供給され、エネルギー源となる。このような状態で血清中性脂肪高値がみられるが、逆に血清HDL（高比重リポ蛋白）分画中のコレステロールは増加したVLDL粒子に転送され、低HDL-コレステロール血症（低HDL-C血症）となる。

　一方、動脈硬化をきたす最も重要な脂質である悪玉コレステロール（LDL-C；低比重リポ蛋白–コレステロール）はこの代謝動態とは別の機構で調節を受けることから、エネルギー過剰病態の特徴ではなく、高LDL-C血症はメタボリックシンドロームの判定基準には含まれていない。

*2　RAS（レニン–アンジオテンシン–アルドステロン）系
Renin-Angiotensin-aldosterone Systemの略。血圧や細胞外容量の調節にかかわるホルモン系の総称。血圧低下や腎臓の循環血液量の低下に伴ってこれらが活性化されると、血圧が上昇する。

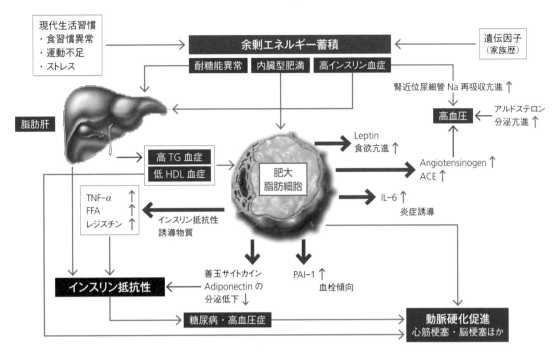

現代生活習慣に伴う余剰エネルギー蓄積は、内臓脂肪貯留、脂肪肝をきたし、肥大脂肪細胞から各種炎症性サイトカインが分泌され、全身のインスリン抵抗性、高血糖、高インスリン血症から脂質異常症（高中性脂肪血症、低HDL-コレステロール血症）、高血圧症を複数個合併し（メタボリックシンドローム）、心筋梗塞や脳梗塞の重要な危険因子となる。

TNF-α：腫瘍壊死因子、FFA：遊離脂肪酸、PAI-1：プラスミノーゲン活性化抑制因子、IL-6：インターロイキン-6、ACE：アンジオテンシン変換酵素、TG：トリグリセリド

図3-1-1-2｜現代生活習慣にて誘導されるメタボリックシンドローム発症要因の相互関連図

　また、皮下脂肪組織は内臓脂肪組織に比べて代謝活性が不活発で、供給されるエネルギーを蓄積する機能を有してはいるが、蓄えたエネルギーを分解する機能は内臓脂肪組織に比べて弱く、肥大してもインスリン抵抗性の誘導は軽微である。その結果、皮下脂肪型肥満では糖尿病、脂質代謝異常、高血圧を合併しにくいとされている。

❸メタボリックシンドローム

　内臓脂肪貯留型肥満者に複数個の冠危険因子を合併した状態をメタボリックシンドローム（表3-1-1-2）と定義している。特に、青壮年の男性肥満者にとっては大きな健康障害因子となっており、生活習慣の管理を指導すべき最大の対象者群といえる。よって、将来の心血管系疾患の発症を予防するために、40歳以上の対象者には、メタボ健診と数値異常者に対する特定保健指導が積極的に行われている。

表3-1-1-2｜わが国におけるメタボリックシンドロームの診断基準

必須条件：内臓脂肪（腹腔内脂肪）蓄積
ウエスト周囲径：男性≧85cm、女性≧90cm （内臓脂肪面積：男女とも≧100cm^{2}に相当）
上記に加えて、以下3項目のうち2項目以上
高トリグリセリド血症：≧150mg/dL 　　かつ/または 低HDL-コレステロール血症：＜40mg/dL（男女とも）
収縮期血圧：≧130mmHg 　　かつ/または 拡張期血圧：≧85mmHg
空腹時高血糖：≧110mg/dL

「内臓脂肪蓄積＋他の項目2つ以上」でメタボリックシンドロームと診断されている。
注1：ウエスト周囲径とは、臍高で立位、呼気時に測定した腹囲。
注2：メタボリックシンドロームと診断された場合、糖負荷試験が勧められるが、診断に必須ではない。
注3：国際糖尿病連合（IDF）は、空腹時血糖値の基準を100mg/dL以上としている。

（メタボリックシンドローム診断基準検討委員会：メタボリックシンドロームの定義と診断基準，日本内科学会雑誌，94（4）：794-809，2005より改変）

2. 肥満・メタボリックシンドロームと認知症リスク

❶複数の冠危険因子が合併した状態のメタボリックシンドロームが認知症の進展因子として働く

①軽度認知障害の発症頻度に関するシンガポールの研究

Ngらは、調査開始時に認知症がみられなかった1,519人の男女を対象者として、6年間追跡中の軽度認知障害（MCI）[*3]の発症頻度を調査した[2]。

●調査期間中にメタボリックシンドロームと判定された人（340人、22.4%）のMCI発症率は14%で、そうでない人の8%に比べて高値であった。

●MCI発症を増強するリスク因子：メタボリックシンドロームのハザード比（HR）[*4]は1.46、中心性肥満は1.41、糖尿病は2.84、脂質異常症は1.48、また3個以上の冠危険因子を有するメタボリックシンドロームの場合は1.58（1.13-2.33）と、それぞれ高値であった。

●MCIから認知症への進展（コンバージョン）を促進する因子として、メタボリックシンドロームのハザード比は4.25、糖尿病は2.47、3個以上の冠危険因子を有するメタボリックシンドロームの場合は4.92と、それぞれ認知症への進展を増強した。

これらのことから、個々の生活習慣病はMCI発症の危険因子であるとともに、MCIから認知症への進展因子にも関係していた。このように、メタボ

*3 軽度認知障害（MCI）
正常な老化と認知症の間にある状態で、日常生活機能は保たれているが、健忘症がみられる。MCIが認知症へ移行することを「コンバージョン」といい、年間約5～15%程度みられる。逆に、MCIと診断されたけれども正常に回復するものを「リバージョン」といい、年間約16～41%との報告がある。

*4 ハザード比（HR）
HRはHazard Ratioの略。一方の群を基準にして他方のイベント発生（死亡など）の確率が何倍高いかを示すもの。例えば、ハザード比0.68は、追跡期間中における平均的な対照群に発生するイベントのハザードを1としたとき、介入群では0.68となることを意味する。

表3-1-1-3｜メタボリックシンドローム合併者が非合併者に比べてMCI（軽度認知症）および認知症へ進展するリスク

MCI発症のハザード比	メタボリックシンドローム（＋）	1.46
	中心性肥満（＋）	1.41
	糖尿病（＋）	2.84
	脂質異常症（＋）	1.48
	3個以上の冠危険因子（＋）	1.58
MCIから認知症へ進展するハザード比	メタボリックシンドローム（＋）	4.25
	糖尿病（＋）	2.47
	3個以上の冠危険因子（＋）	4.92

（Ng, T.P. et al.：Metabolic syndrome and the risk of mild cognitive impairment and progression to dementia：Follow-up of the Singapore longitudinal ageing study cohort, JAMA Neurol, 73（4）：456-463, 2016）

リックシンドロームは認知症の発症・進展のリスクになることが示された（表3-1-1-3）。

②認知症発症に関係する危険因子の数と認知症発症リスクに関するわが国の研究

わが国の高齢者（65歳以上）8,563人について、認知症発症に関係する7つの冠危険因子（糖尿病、高血圧、肥満、運動不足、高度の精神的苦痛、喫煙、低教育レベル）の数と認知症発症リスクについて調査した結果、危険因子の合併個数が増加することにより認知症の発症リスクが上昇することが報告された[3]。

❷メタボリックシンドロームはアルツハイマー型認知症（AD）の発症リスクとなる

中年期の肥満、高血圧症、脂質異常症と老年期の認知症（主にAD）の発症リスクとの関係性を調べた地域住民調査[4]の結果が報告された。ADでない高齢症例959人（男性337人、女性622人：69〜78歳）を対象とした研究の結果、メタボリックシンドロームがある場合は、ない場合に比べてAD発症が高頻度であり、この関係は特に女性で有意に認められた。単変量ロジスティック回帰分析によると、メタボリックシンドロームを有する場合、ADを発症するオッズ比（OR）[*5]は2.71で、多変量ロジスティック回帰分析において認知症発症に関連する各種因子を補正しても、メタボリックシンドロームによるADを発症するオッズ比は2.46倍高値となった（表3-1-1-4上）。

このように、高齢者のメタボリックシンドローム合併者では、ADを高頻度に合併するリスクが示された。

❸メタボリックシンドロームは血管性認知症（VaD）の発症リスクとなる

フランスの3市において、65歳以上の高齢地域住民7,087人を登録し、4年間の認知症発症（AD、VaD）とメタボリックシンドローム（診断はNCEP-ATP-Ⅲ基準にて判定）合併との関連および個々の構成要素（高血圧症、腹囲径、

＊5　オッズ比（OR）
ORはOdds Ratioの略。ある事象へのかかりやすさを2つの群で比較して示す統計学的尺度。オッズ比1は、ある事象（例えば疾患）へのかかりやすさが両群で同じであり、1より大きければ、ある群における疾患へのかかりやすさが高く、1より小さければ、ある群において疾患にかかりにくいことを意味する。

表3-1-1-4 | メタボリックシンドローム合併者が非合併者に比べてアルツハイマー型認知症、血管性認知症を発症するリスク

アルツハイマー型認知症発症のオッズ比[a]	単変量ロジスティック回帰分析	2.71
	多変量ロジスティック回帰分析	2.46
血管性認知症発症のハザード比[b]	メタボリックシンドローム（＋）	2.42
	トリグリセリド高値（＋）	2.27
	糖尿病（＋）	2.53

([a]Vanhanen, M. et al.：Association of metabolic syndrome with Altzheimer disease：A population-based study, Neurology, 67（5）：843-847, 2006/ [b]Raffaitin, C. et al.：Metabolic syndrome and risk for incident Alzheimer's disease or vascular dementia, Diabetes Care, 32（1）：169-174, 2009)

高トリグリセリド血症、低HDL-C血症、空腹時高血糖）との関係を調査するコホート研究[5]が行われた。Cox比例ハザードモデルで解析した結果、メタボリックシンドロームの合併が15.8％にみられたが、メタボリックシンドロームの個々の構成要素は社会人口学的特性やアポリポ蛋白E（ApoE）遺伝子型と独立してVaDの発症に関連し、ADの発症とは関係しなかった（表3-1-1-4下）。即ち、高齢者のVaD発症の予防には、重複する血管障害発症因子の悪化を防ぐことの重要性が示された。

❷❸から、調査対象者によってメタボリックシンドロームの合併はADにもVaDにも関係する可能性が示され、両病型が重なる病態が存在することも予想された。

❹中年期の肥満は高齢期での認知症発症の危険因子となる

肥満の経過と認知症発症リスクの関係を28年間の追跡にて検討したWhitehall Ⅱ研究[6]によると、50歳代の肥満（BMI 30 kg/m² 以上）は高齢期認知症をきたす危険因子となるが（HR＝1.93、p＜0.0001）、60歳代・70歳代での肥満にはその関係はみられなかった。

BMIの経年観察では、認知症発症症例の平均BMIは、未発症者に比べて認知症発症の約16年以上前から高値であり、発症8年前から体重は逆に急激に減少しているという特徴があった（図3-1-1-3）。即ち、中年期の肥満は高齢期の認知症発症の要因になり、認知症発症後に体重が減少すると報告された。

3. 肥満予防と認知症重症化予防

上記のように、肥満の予防はADおよびVaDの発症予防に大きく貢献する可能性が指摘された。内臓肥満を改善することにより、メタボリックシンドロームを特徴づける血管障害性因子（高血糖、高血圧、高中性脂肪血症、低

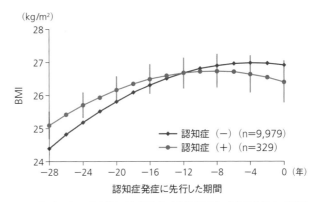

1985年時に35〜55歳の10,308人（女性33％）を2015年まで追跡して、BMIと認知症の関連を調査した結果、この間に329症例に認知症が発症した。

図3-1-1-3｜中年期（50歳代）の肥満と高齢期での認知症発症の関係

〈Singh-Manoux, A. et al.：Obesity trajectories and risk of dementia：28 years of follow-up in the Whitehall II study, Alzheimers Dement, 14（2）：178-186, 2018〉

HDL-C血症、高尿酸血症など）が改善することになる。減量のためには生活習慣を改善することが重要である。

　生活習慣改善への取り組みは認知症予防に重要で、特に中年期における肥満症予防は、血管障害性因子を改善することによるVaDの発症予防に貢献するだけでなく、ADの発症を予防できることが期待される。認知症予防を目指した生活習慣改善の具体的取り組みについては、次項（p.61）を参照いただきたい。

糖尿病と認知症

1. 糖尿病と認知症の関係

❶糖尿病患者にアルツハイマー型認知症、血管性認知症は高頻度に発症する

　高齢者553人の住民健診による認知症と糖尿病の関係を調査したフィンランド研究[7]の結果が報告されている。糖尿病患者は非糖尿病者に比べて、ADおよびVaDともに約2倍の高頻度で発生した。また久山町研究[8]によると、糖尿病患者ではADの発症が近年急激に増加しており、各種冠危険因子の合併頻度も増加すると報告されている。また、耐糖能の悪化とともに、AD発症の相対危険度（RR）[*6]が上昇した（図3-1-1-4）。

　一方、Luらによるシステマティックレビューとメタ解析の結果[9]によると、糖尿病による認知症発症の相対危険度は非糖尿病者に比べて1.47倍高値で、ADを発症する相対危険度は1.39倍、VaDを発症する相対危険度は2.38倍

＊6　**相対危険度**（RR）
p.10脚注＊2を参照。

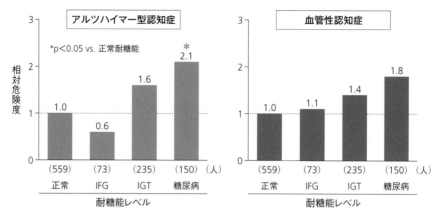

IFG：空腹時血糖異常、IGT：耐糖能異常
耐糖能の悪化とともに、アルツハイマー型認知症発症の相対危険度が上昇している。

図3-1-1-4｜久山町研究：耐糖能ステージからみた病型別認知症の相対危険度

（Ohara, T. et al. : Glucose tolerance status and risk of dementia in the community :
The Hisayama study, Neurology, 77 : 1126-1134, 2011）

表3-1-1-5｜糖尿病性認知症の診断ガイド

●コントロール不良の2型糖尿病、長期罹病期間の糖尿病、インスリン治療
　者が多い
●糖尿病性認知症の特徴：記憶障害よりも注意・集中力の障害が目立ち、緩
　慢な進行が多い
●CT・MRI所見：血管性病変や白質病変は軽微で、大脳萎縮はあるが、海
　馬の萎縮は軽度（血管性認知症、アルツハイマー型認知症と異なる）
●アミロイドPET検査は陰性（アルツハイマー型認知症と異なる）
●アポリポ蛋白E遺伝子のキャリアは少ない（30%）（アルツハイマー型認
　知症と異なる）
●除外診断：甲状腺機能低下症、ビタミンB1・B2欠乏症、アルコール中毒

（Hanyu, H. : Diabetes-related dementia, Adv Exp Med Biol, 1128 : 147-160, 2019）

であり、糖尿病患者ではVaDの発症リスクの危険度がADよりも大きいこと
が示された。

❷糖尿病患者が認知症を発症するリスクとなる因子

●日本老年学的評価研究[10]によると、3,696人の65歳以上の高齢者を平均
　5.8年間追跡調査したところ、338人に認知症が発症した。高齢者、低体
　重（BMI＜18.5 kg/m^2）、糖尿病が認知症発症のリスクになる可能性が示さ
　れた。
●糖尿病患者の認知症の一部に特徴的な病態——長期の糖尿病罹病期間、長
　期の血糖管理不良、高頻度にインスリン治療をしているなどがあると報告
　され、「糖尿病性認知症」と定義された（表3-1-1-5）[11]。
●インスリン治療者やスルフォニール尿素剤により血糖管理をしている糖尿

病患者の中には、重症低血糖や血糖変動が大きい症例がみられ、認知症が進行することが報告されている[12]。

● 糖尿病患者では動脈硬化の危険因子を多数合併している症例がみられる。高血圧症を合併していると、大脳皮質下の穿通枝領域などの血管病変によるVaDが問題となることがある。

2. 認知症の重症化予防のための糖尿病管理のポイント

❶低血糖を起こさない厳格な血糖管理

糖尿病患者において、早期からの厳格な血糖管理は、後年高齢者にみられる認知症の発症を予防するために重要であることは明らかである。例えば、1型糖尿病患者の長期血糖管理不良による慢性高血糖と末梢小動脈の血管硬化、細小血管障害は、多発性脳小動脈病変と関連し、糖尿病関連認知症の原因となることが推定され、長期的で厳格な血糖管理は認知症予防の点から重要である。

一方、インスリン治療に伴う低血糖は認知症発症因子の1つになるとされており、血糖管理上、将来の認知機能低下を考慮した低血糖をきたさない管理が望まれる。特に高齢者や心血管障害の既往がある症例では、認知症発症予防の面からも、低血糖をきたさない血糖管理基準が再考されている[13]。

❷2型糖尿病の治療薬選択

近年、低血糖をきたさない薬剤として、メトホルミン、DPP-4阻害薬、αグルコシダーゼ阻害薬、インスリン抵抗性改善薬（チアゾリジン誘導体）、SGLT2阻害薬を用いた厳格な血糖管理が試みられている。ただし、厳格な血糖管理が認知症予防に有効であるという明確な研究結果は、これまでに報告されていない。

しかしながら、低血糖をきたさない経口血糖降下薬は認知症発症リスクを低減するというオランダの研究が報告されている。176,250人の2型糖尿病患者が登録され、6〜18年間における認知症発症と糖尿病治療薬の関係を検討したケースコントロール研究が行われた。認知症発症群（n＝11,619人）および追跡期間と評価時期を一致させた認知症のない対照群（n＝46,476人）について、糖尿病治療薬の種類ごとに、経口血糖降下薬を使うことによる認知症発症のリスクについて、各種補正後のオッズ比（OR）を計算した。その結果、メトホルミン（OR＝0.94）、DPP-4阻害薬（OR＝0.80）、GLP-1アナログ（OR＝0.58）、SGLT2阻害薬（OR＝0.58）であり、各薬物治療によってそれぞれの認知症発症リスクが低下した[14]。

2型糖尿病の管理では、肥満の改善、高血糖以外の高血圧症、脂質異常症の厳格な管理が求められている。これまでの研究からすでに、糖尿病とともに高血圧、血清脂質管理が心血管イベントを低下させることができること、

血管障害を予防することによりVaDの発症予防に有用性があることが示されている[15]。

高血圧症と認知症——血圧管理と認知症予防

1. 高血圧と認知症の関係

高血圧は生活習慣病の中で最も頻度の高い疾患である。平成26（2014）年度の厚生労働省の調査によると、高血圧人口は全国で1,010万800人と示されている。

高血圧が原因で引き起こされる病気の1つに「認知症」がある。特に40〜50歳代における血圧上昇、未治療高血圧者では、20〜30年後の認知機能低下に関係することが報告されている。一方、高齢者の血圧管理と認知症進行の関連は密接でないと考えられている。

高血圧と関係が深いとされているのがVaDで、1988〜2005年に行われた「久山町研究」[16] *7 によると、中年期および老年期の高血圧はVaDの有意な危険因子であることが報告されている。正常血圧者がVaDを発症する確率を1.0とすると、高血圧前症は中年期で2.4倍、老年期は3.0倍、ステージ1の中年期は6.0倍、老年期は4.5倍、ステージ2では中年期は10.1倍、老年期は5.6倍であり、血圧が高いほどVaDを発症しやすいという結果が出ている（図3-1-1-5）。久山町研究では、血圧上昇に伴うADの発症頻度には有意な上昇がみられなかったことから、高血圧はVaD発症の強いリスクになるという結果が得られた。

しかし最近の海外の疫学研究によると、高血圧がADの発症にも関与することが報告されている。高齢高血圧患者を15年間追跡した北欧の研究[17] では、70歳時の血圧が高値であった集団において、VaDのみならずAD発症も多かったことが報告された。またフィンランドの住民研究[18] によると、50歳時に高血圧あるいは脂質異常症のある集団は、そうでない集団に比べて20年後のADの発症リスクが2倍以上であったと報告され、糖尿病、高血圧症、喫煙は相互に関係し、VaDとADの発症に関して相互に増悪因子として働いている可能性が指摘された。よって、中年者だけでなく高齢者も含めて、各種生活習慣病の管理が重要であることが確認された。

2. 降圧治療と認知症予防効果

血圧の厳格な管理により認知機能の低下が抑制されるかどうかに関しては明確な結論が得られていないことから、今後さらに臨床研究を進める必要がある。日本高血圧学会高血圧治療ガイドライン2019によると、適切な降圧

*7 **久山町研究**
福岡県糟屋郡久山町の住民を対象に、50年以上の長大規模で行われている生活習慣病の疫学調査。1961年に脳卒中から始まり、認知症の疫学調査は1985年を皮切りに開始された。ここで言及しているNinomiyaらの調査[16]では、血圧の数値に応じて次のように分類している。
- 正常血圧：収縮期血圧120mmHg以下かつ拡張期血圧80mmHg以下
- 高血圧前症：収縮期血圧120〜139mmHgまたは拡張期血圧80〜89mmHg
- ステージ1：収縮期血圧140〜159mmHgまたは拡張期血圧90〜99mmHg
- ステージ2：収縮期血圧160mmHg以上または拡張期血圧100mmHg以上

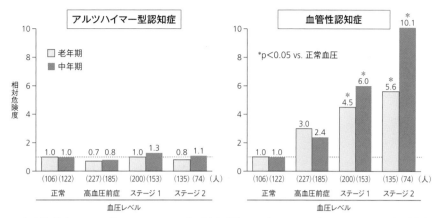

● 久山町男女 50〜64歳：1973〜2005年（中年期）534人、65〜79歳：1988〜2005年（老年期）668人
● 図は調整因子（性、年齢、学歴、降圧薬服用、糖尿病、肥満度、血清総コレステロール、慢性腎臓病、脳卒中既往歴、喫煙、飲酒）の多変量調整後のデータで表記
● 正常血圧：収縮期血圧120mmHg以下かつ拡張期血圧80mmHg以下
　高血圧前症：収縮期血圧120〜139mmHg または拡張期血圧80〜89mmHg
　ステージ1：収縮期血圧140〜159mmHg または拡張期血圧90〜99mmHg
　ステージ2：収縮期血圧160mmHg以上または拡張期血圧100mmHg以上

血圧が高いほど血管性認知症の発症頻度は上昇したが、アルツハイマー型認知症には有意な上昇がみられなかった。

図3-1-1-5｜久山町研究：中年期・老年期時の血圧ステージ別にみた認知症の相対危険度

〔Ninomiya, T. et al.：Midlife and late-life blood pressure and dementia in Japanese elderly：the Hisayama study, Hypertension, 58（1）：22-28, 2011〕

治療薬を使用することにより、脳卒中の発症が大幅に低減されるとされている。降圧治療により脳卒中やラクナ梗塞の発症予防が可能であることから、高齢期に至る以前に血圧管理によって血管機能の低下を予防することにより、高齢期における認知機能低下の抑制に大きく貢献すると考えられる。

　10個の前向きコホート研究で登録された30,895人を対象としたメタ解析では、降圧治療を受けた人は、受けていない人に比べて認知症の発症頻度が有意に低値であった（RR＝0.86、p＝0.033）[19]。また、4つの大規模臨床研究のメタ解析の結果、降圧療法によって認知症発症が13％減少することが報告された[20]。

3. アルツハイマー型認知症の発症抑制を期待できる降圧薬剤

　アンジオテンシン変換酵素阻害薬（ACEI）やアンジオテンシンⅡ受容体拮抗薬（ARB）の有用性についての研究が行われ、メタ解析を行った結果が報告されている。RAS阻害薬を使用することによってADの発症を20％、認知機能の低下を35％抑制した。ARBとACEIの間で、AD発症の抑制効果には差がなかったが、認知機能低下の抑制効果はARB使用者のほうがACEI使用者よりも高かった[21]。

上記の降圧薬は、血圧低下効果によりVaDの発症を抑制することが期待できるが、AD発症へのRAS阻害薬の有用性に関しては、今後さらに検討を要する興味あるテーマである。

脂質異常症と認知症——脂質管理と認知症予防

*8 **スタチン**
HMG-CoA還元酵素阻害薬。
HMG-CoA還元酵素の働き
を阻害することにより、血
液中のコレステロール値を
低下させる薬物の総称。

高コレステロール血症はADのリスクであることが報告されているが、スタチン*8投与による認知症発症の予防効果に関してのランダム化比較試験（RCT）では、有意であるとの結論には至っていない[22]。しかし、一般住民におけるスタチンによる認知症発症の抑制効果に関する観察研究をシステマティックレビューにて解析したところ、認知症発症リスクが30％抑制された[23]。他のスタチン投与と認知症発症に関するシステマティックレビューやメタ解析の結果でも、スタチンによりすべてのタイプの認知症の発症が抑制され、特にMCIとADの発症が有意に抑制されたが、VaDについては有意差がみられなかった。

高中性脂肪血症と低HDL-C血症はメタボリックシンドロームの構成要素で、認知症の発症に関与していると考えられるが、それらの因子の介入試験はなされていない。

禁煙と認知症予防

*9
性、年齢、学歴、降圧薬服
用、糖尿病、肥満度、血清
総コレステロール、慢性腎
臓病、脳卒中既往歴、喫煙、
飲酒

喫煙は認知症の危険因子である。1988年に受診した65〜84歳の住民754人（男性305人、女性449人）について、2005年11月までの17年間にわたり認知症発症の追跡調査をした久山町調査[24]では、認知症を発症したのは252人（1人で複数個有する症例が11人いたため、延人数としてAD 143人、VaD 76人、その他44人となった）であった。複数の調整因子*9で補正しても、喫煙の持続は認知症発症の有意な因子であった。中途で禁煙を達成した群では、喫煙を持続した群に比べて認知症発症は有意に低値で、非喫煙群と有意差がなかった。このことから、禁煙により発症リスクが低減することが明らかとなった。多変量解析を行ったところ、喫煙によるすべてのタイプの認知症発症のハザード比は2.28であり、ADでは1.98、VaDでは2.88と、いずれもリスクは約2倍上昇した（図3-1-1-6）。

また海外の研究[25]でも、毎日20本喫煙する者はすべてのタイプの認知症の発症リスクを34％上昇させたが、以前喫煙していたけれども現在禁煙中の者の認知症リスクは有意に低値であったことが報告されている。

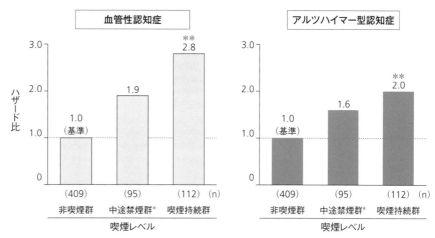

●中途禁煙群：中年期に喫煙をしていたが、老年期に禁煙した群
　非喫煙群、喫煙群：中年期から老年期までその習慣を維持した群
●図は調整因子（年齢、性、学歴、高血圧、降圧薬服用、心電図異常、糖代謝異常、肥満度、血清総コレステロール、脳卒中既往歴、飲酒）の多変量調整後のデータで表記

喫煙持続群で有意な認知症発症リスクの増加が認められた（p＝0.008）。

図3-1-1-6｜久山町調査：喫煙レベルの推移と認知症発症のハザード比

（Ohara, T. et al. : Midlife and late-life smoking and risk of dementia in the community : The Hisayama study, J Am Geriatr Soc, 63（11）: 2332-2339, 2015）

　上記のことから、正しい禁煙法にて持続的な禁煙を獲得することは、いずれのタイプの認知症の予防にも有用であることが明らかになった。

引用文献

1) 日本神経学会 監修：認知症疾患診療ガイドライン2017，p.118-140，医学書院，2017.
2) Ng, T.P. et al. : Metabolic syndrome and the risk of mild cognitive impairment and progression to dementia : Follow-up of the Singapore longitudinal ageing study cohort, JAMA Neurol, 73（4）: 456-463, 2016.
3) Kotaki, Y. et al. : Joint impact of seven risk factors on incident dementia in elderly Japanese : the Ohsaki cohort 2006 study, J Neurol, 266（5）: 1222-1229, 2019.
4) Vanhanen, M. et al. : Association of metabolic syndrome with Altzheimer disease : A population-based study, Neurology, 67（5）: 843-847, 2006.
5) Raffaitin, C. et al. : Metabolic syndrome and risk for incident Alzheimer's disease or vascular dementia, Diabetes Care, 32（1）: 169-174, 2009.
6) Singh-Manoux, A. et al. : Obesity trajectories and risk of dementia : 28 years of follow-up in the Whitehall II study, Alzheimers Dement, 14（2）: 178-186, 2018.
7) Ahtiluoto, S. et al. : Diabetes, Alzheimer disease, and vascular dementia : a population-based neuropathologic study, Neurology, 75（13）: 1195-1202, 2010.
8) Ohara, T. et al. : Epidemiology of diabetes and risk of dementia, Brain Nurve, 68（7）: 719-727, 2016.
9) Lu, F.P. et al. : Diabetes and the risk of multi-system aging phenotype : A systematic review and meta-analysis, PLoS One, 4（1）: e4144, 2009.
10) Yokomichi, H. et al. : Dementia risk by combinations of metabolic diseases and body mass index : Japan gerontological evaluation study cohort study, J Diabetes Investig, doi : 10.1111/jdi.13103, 2019.
11) Hanyu, H. : Diabetes-related dementia, Adv Exp Med Biol, 1128 : 147-160, 2019.
12) Meneilly, G.S., Tessier, D.M. : Diabetes, dementia and hypoglycemia, Can J Diabetes, 40（1）: 73-76, 2016.
13) 日本糖尿病学会 編著：糖尿病治療ガイド2018-2019，p.101-103，文光堂，2018.

14) Wium-Andersen, I.K. et al.：Antidiabetic medication and risk of dementia in patients with type 2 diabetes. A nested case-control study, Eur J Endocrinol, 2019 Aug 1, pii：EJE-19-0259.R1.

15) McCrimmon, R.J. et al.：Diabetes and cognitive dysfunction, Lancet, 379 (9833)：2291-2299, 2012.

16) Ninomiya, T. et al.：Midlife and late-life blood pressure and dementia in Japanese elderly：the Hisayama study, Hypertension, 58 (1)：22-28, 2011.

17) Skoog, I. et al.：15-year longitudinal study of blood pressure and dementia, Lancet, 347 (9009)：1141-1145, 1996.

18) Kivipelto, M. et al.：Midlife vascular risk factors and Alzheimer's disease in later life longitudinal, population-based study, BMJ, 322 (7300)：1447-1451, 2001.

19) Xu, G. et al.：Association between antihypertensive drug use and the incidence of cognitive decline and dementia：A meta-analysis of prospective cohort studies, Biomed Res Int, 2017：4368474, 2017.

20) Peters, R. et al.：Incident dementia and blood pressure lowering in the hypertension in the very elderly trial cognitive function assessment （HYVET-COG）：a double-blind, placebo-controlled trial, Lancet Neurol, 7 (8)：683-689, 2008.

21) Zhuang, S. et al.：The association of renin-angiotensin system blockade use with the risks of cognitive impairment of aging and Alzheimer's disease：A meta-analysis, J Clin Neurosci, 33：32-38, 2016.

22) Stephardson, N.E. et al.：Cholesterol level and statin use in Alzheimer disease：I. Review of epidemiological and preclinical studies, Arch Neurol, 68 (10)：1239-1244, 2011.

23) Marcedo, A.F. et al.：Unintended effects of statins from observational studies in the general population：systematic review and meta-analysis, BMC Med, 12：51, 2014.

24) Ohara, T. et al.：Midlife and late-life smoking and risk of dementia in the community：The Hisayama study, J Am Geriatr Soc, 63 (11)：2332-2339, 2015.

25) Zhong, G. et al.：Smoking is associated with an increased risk of dementia：a meta-analysis of prospective cohort studies with investigation of potential effect modifiers, PLoS One, 10 (3)：e0118333, 2015.

（柏木厚典）

2

[ベクトル1] 生活習慣病予防のための健康教育

生活習慣病予防のための
健康教育の実践法

　生活習慣病としての糖尿病、高血圧症、脂質異常症の予防は、肥満を合併している場合はその改善が治療の出発点である。そこで、肥満を伴う生活習慣病合併者の認知症発症予防のためには、食事、運動、睡眠、認知機能トレーニングや社会性トレーニングなどへの実際的な取り組みが重要である。

食習慣の改善

1. 肥満に対する基本的な栄養治療戦略

　肥満をきたしやすい食事は、高血糖、高中性脂肪血症、インスリン抵抗性、高インスリン血症の病態の形成に影響する。そして、内臓肥満、脂肪肝、全身の炎症性サイトカイン血症と血管壁細胞への酸化ストレスを介して心血管イベント発症に関係するとともに、老年期に起こる脳神経障害、脳内血管障害を介してアルツハイマー型認知症、血管性認知症の発症リスクになることが予想される。

　肥満の場合、一般的には現在の体重の5〜10％の減量と、肥満・血糖管理を目指して食事療法を行うことが提唱されている。基本的な栄養治療戦略は以下の3点である。

①適切なエネルギー摂取制限、特に"腹八分目"が、生活習慣病の発症やアルツハイマー型認知症の予防に有用である。

②適切な栄養素のエネルギー比と、糖質・脂質の"質"や"量"に配慮した献立をつくる。

③各自の嗜好性を考慮した、持続可能な栄養指導プランを提供する。

2. どのような食習慣が認知症の発症予防に有効か

　糖尿病患者の管理では、一般的に糖質摂取量は総エネルギーの50〜60エネルギー（E）％が推奨されているが、肥満糖尿病患者の場合は糖質45〜55E％程度が望ましい。さらに、未精白穀物、野菜、海藻などの高繊維食20〜

30 g/日の推奨とともに、砂糖・果糖などの多い菓子類や清涼飲料水の制限、霜降り肉・バター・ラードなど飽和脂肪酸の多い食物の摂りすぎに注意する必要がある。

久山町研究では、認知症予防のために摂取量を増やすべき食品として、豆腐などの大豆製品、緑黄色野菜、淡色野菜、海藻類、乳製品が推奨されている[1]。一方、米の摂取が多いと認知症のリスクが増大すると報告されている[1]。この理由は不明であるが、白米の摂取量が多い食習慣は食後高血糖をきたしやすく、糖尿病の発症の原因になる可能性が指摘されている。

欧米の研究では、地中海食が心血管イベントの発症を抑制するだけでなく、認知症の発症抑制効果があると報告されている。その理由として、食品中に含まれる魚のオメガ3（n-3）系多価不飽和脂肪酸、果物、野菜、穀物、コーヒー、カカオ、ワイン中のポリフェノール、ヨーグルトなどの腸内細菌が関与している可能性が指摘されている[2]。

ただし、認知症によいということで、1種類の食品を過剰に摂取するのは有害で、栄養バランスのよい食事献立をつくることが重要である。また、高LDL-コレステロール血症者では食事性コレステロールの制限（200 mg/日以下）、高血圧症者では塩分制限（食塩摂取量6 g/日以下）や適切なアルコール量・休肝日をつくることが重要である。腎機能が悪くない場合は、野菜・果

表3-1-2-1 ｜ ［現代養生訓］脳心血管病・認知症予防のための食養生指導

①日々の生活では腹八分目が心血管病、認知症の予防によい

②糖尿病では、糖質を摂るならば食後血糖を上げない食事（玄米食など未精白穀物、大豆製品、海藻、野菜、果物など食物繊維20〜30 g/日以上を目指す）を選び、清涼飲料水、砂糖、菓子類、多量の精白米、うどんやラーメンを減らす

③脂質異常症：卵・肉食から魚食や豆類・大豆製品などへ変更し、脂質の"質"としてn-3系多価不飽和脂肪酸を含有する食品（青魚、エゴマ、ナタネ油、海藻など）を摂取する工夫をする
高LDL-コレステロール血症：コレステロール摂取量の目安は200 mg/日未満、トランス脂肪酸を含む菓子類・加工食品を減らす

④高血圧症では、塩分を少なく（6 g/日未満）、アルコールを少なく（ビール500 mL/日、日本酒・ワインならば180 mL/日）、塩分を少なくするために酢、うまみ、薬味でおいしく食べる
食品のナトリウム量の表示がされている場合、含有食塩量は表示ナトリウムmgを2.54倍して食塩相当量（mg）を計算する

⑤腎機能が保たれている場合には、適正量の蛋白質（特に植物性蛋白質、魚、油の少ない肉類）の摂取は高齢者のフレイル予防に重要である

⑥食べる順番は、野菜類、蛋白質を主食の糖質の前に摂る食習慣を確立する

⑦食事はゆっくり食べ（15分以上かけて）、夜食や間食は控える。また朝食の欠食を避ける

（脳心血管病協議会：脳心血管病予防に関する包括的リスク管理チャート2019年版について，日本内科学会雑誌，108（5）：1024-1069，2019より改変）

物などカリウム摂取は血圧低下効果がある。肥満や食後高血糖の予防のためには、日常の悪い食習慣の問題に注意する必要がある。

食べる順番としては、主食の糖質を摂る前に、オリーブオイルを使った野菜サラダや魚などの蛋白質を摂取すると、インクレチン分泌を介して食後血糖改善効果があると報告されている[3,4]。

食習慣と血糖、肥満管理に関する日本人労働者の調査では、HbA1c 7.0％以上を決定する有意な食習慣は、①就寝2時間前に夕食を摂る習慣、②間食をする習慣、特に夕食前に間食をする習慣、③朝食を常に欠食する習慣などが指摘されている。さらに、肥満を決定する有意な因子として、前記3項目と④早食い習慣をあげている[5]。

上記のような食習慣の改善は2型糖尿病患者の血糖改善および減量効果に大きく貢献することが示唆され、将来の認知症予防にも貢献する可能性がある。現代養生訓として、食事に関する注意点を表3-1-2-1にまとめた。

運動習慣の形成

1. 認知症の発症予防に効果のある運動の種類

運動の種類としては有酸素性運動が一般的で、ウォーキングまたはそれに相当する運動を定期的に30分以上行うことを推奨する。運動習慣のない対象者には、軽い運動を徐々に短時間から開始する。

筋肉量・筋力の維持・増進に効果があるレジスタンス運動[*1]（ウエイトトレーニング、スクワット等）は、サルコペニアやフレイル[*2]の予防に有効であり、筋肉の増加は基礎代謝量を上昇する効果が期待できる。

2. 認知症の発症予防に効果のある運動強度

運動強度としては、中等度以上の運動指導を進めることが推奨されている。中等度以上の運動とは、3メッツ（METs）[*3]以上の運動を意味する。普通歩行は3メッツに相当し、安静時代謝の3倍に相当する運動になる。

消費カロリー（kcal）は〈1.05×メッツ×時間(h)×体重(kg)〉で計算される。例えば、散歩3メッツの運動を30分間、体重60kgの人が行った場合は1.05×3×0.5(h)×60(kg)＝94.5(kcal)となるが、この数字は活動を行っている時間に消費したカロリーで安静状態のカロリー消費と活動によって増えた消費を合わせた数字なので、活動によって増加したカロリーは1メッツ（安静状態のカロリー消費54.6kcal）を引いた39.9kcalである。

運動習慣としては歩行あるいはそれ以上の強度の運動が推奨されているが、様々な運動の中で、階段を下る（3メッツ）、自転車に乗って通勤・卓球をす

＊1 レジスタンス運動
p.38 脚注＊1を参照。

＊2 サルコペニア、フレイル
p.123を参照。

＊3 メッツ（METs）
運動や身体活動の強度の単位。安静時を1としたときと比較して何倍のエネルギーを消費するかで活動の強度を示す。
●3〜3.5メッツ：歩く、軽い筋トレ、掃除機をかける、洗車するなど
●4〜4.3メッツ：やや速歩、ゴルフ（ラウンド）、通勤で自転車に乗る、階段をゆっくり上るなど
●6メッツ：ゆっくりとしたジョギングなど
●7.3メッツ：エアロビクスなど
●8〜8.3メッツ：ランニング、クロールで泳ぐ、重い荷物を運搬するなど

る（4メッツ）、平地でのかなりの速歩・野球をする（5メッツ）、階段を上る（6メッツ）、ゆっくり泳ぐ（6メッツ）が目安となる。

3. 運動習慣の形成は認知症の発症予防に有効か

運動習慣と認知症の発症に関する多くの観察研究により、中高年の身体活動や運動習慣の獲得は認知機能低下の抑制と関連することが報告されている[6,7]。わが国の研究でも、軽度認知障害を有する高齢者を対象としたランダム化比較試験にて身体活動と認知機能の関係を検討したところ、身体活動や運動習慣を獲得した者は論理的記憶やMMSE（ミニメンタルステート検査）の得点が改善し、海馬萎縮の進行が抑制されたと報告されている[8]。さらに、運動によって脳由来神経栄養因子（BDNF）[*4]が分泌され、神経保護作用を示すとの報告がある[9]。

上記のことから、高齢者に対して身体活動の介入を行うことにより、認知症の発症・進行が抑制される可能性が期待できる。

＊4　脳由来神経栄養因子
　（BDNF）
p.42 脚注＊7を参照。

複合危険因子への介入効果
──FINGER研究からみえてくるもの

認知機能低下は多数の危険因子が複合的に関与して進展する。これまで個々の危険因子への介入によりその効果が検証されてきたが、最近、大規模多因子介入試験（FINGER、MAPT、PreDIVA）の結果が報告されている[10]。

FINGER研究[11][*5]は、世界で初めての複合危険因子の総合的な改善に向けた2年間のランダム化比較試験である。

＊5　FINGER研究
Finnish Geriatric Intervention Study to Prevent Cognitive Impairment and Disabilityの略。p.13も参照。

- **対象者**：66〜77歳の1,260人
- **介入群**（631人）：食事指導、身体活動指導、認知機能トレーニング、社会活動への参画、代謝異常・血管障害因子のモニタリングとマネジメントを施行

　対照群（629人）：通常の健康指導のみ

- **主評価項目**：総合的な神経心理検査において、対照群と比べて介入群に有意な改善（$p = 0.030$）がみられた。特に、実行機能改善効果（$p = 0.039$）と処理速度（$p = 0.029$）に効果がみられた。

FINGER研究で実施された各種介入法の詳細を表3-1-2-2に示す。これらの内容は極めて徹底的なものであり、この取り組みにより認知症の発症を防ぐ効果が検証された。

＊

現代生活習慣は内臓脂肪型肥満と関係し、高血圧症、糖尿病、脂質異常症、

表3-1-2-2 | FINGER研究で実施された各種介入法

栄養指導	●個別カウンセリング ●初年度3回の栄養士の指導＋グループ指導（初年度7回＋2年度1～3回）で食行動変容に関する情報提供を支援。実際的練習や個別の脂肪・食物繊維摂取状況を評価するツールを使用 ●栄養摂取エネルギー比 ・蛋白質10～20エネルギー（E）%、脂質25～35E%、糖質45～55E%（砂糖摂取量10E%以下）、食物繊維25～35g/日、塩分摂取5g/日以下、アルコール摂取5E%を奨励 ・脂質エネルギーの"質"として、飽和脂肪酸＋トランス脂肪酸の摂取量10E%以下、一価不飽和脂肪酸10～20E%、多価不飽和脂肪酸5～10E%、そのうちオメガ3（n-3）系多価不飽和脂肪酸を2.5～3g/日摂取することを奨励 ●上記の栄養指導の目標値を達成するための食事 ・高頻度の果物や野菜摂取　　　・未精白穀物　　　・低脂肪乳 ・脂肪の少ない肉類　　　　　　・砂糖摂取は50g/日以下 ・バターでなく、植物性油（植物油マーガリンを使用。ただしトランス脂肪酸過剰に注意）やナタネ油（一価不飽和脂肪酸であるオレイン酸含量が多い） ・1週間に2回は魚を摂取（n-3系多価不飽和脂肪酸含量が多い）。魚を食べない人には魚油サプリメント（EPA＋DHA）の補充を推奨 ・ビタミンD（10～20μg/日）の補充も推奨
身体活動指導	●基本的にInternational Guidelines and Modifying from the Dose Responses to Exercise Training（DR's EXTRA）に基づいて行われた ●運動トレーニングは運動指導士の指導を受けて行われた。運動介入の内容は以下のとおりである ・個別に計画された筋肉強化トレーニングとして、8主要筋肉群に対して6か月間ジムで指導が行われた ・有酸素性運動プログラムは個人が継続しやすい内容が計画され、ノルディック歩行、水中ジム、ジョギングなどの指導が行われた ・姿勢バランス維持の訓練などが行われた
認知機能トレーニング、社会活動参画への指導	●コンピュータを応用したプログラムにより、個別指導とグループ指導が行われた ●トレーニングの目的は、一過性記憶、実行機能、頭の回転スピード、作業記憶（これらは年齢とともに低下する機能）の向上を目指したもの ●心理療法士による10回のグループセッションが行われた。6か月間に2回、コンピュータを用いた認知機能トレーニングプログラムが1週間3回、期間中総計72トレーニングセッションが行われた ●グループ討議を介して、社会活動のトレーニングが行われた

(Rosenberg, A. et al.：Multidomain lifestyle intervention benefits a large elderly population at risk for cognitive decline and dementia regardless of baseline characteristics：The FINGER trial, Alzheimers Dement, 14（3）：263-270, 2018)

高尿酸血症の発症ともかかわり、アルツハイマー型認知症や血管性認知症の大きなリスクとなっている。これらの危険因子が複合した病態（メタボリックシンドローム）では、そのリスクがさらに増大することが明らかとなっている。

　40～50歳代の肥満・メタボリックシンドロームは、高齢期の認知症の発症に重大な影響を及ぼすことから、この時期からの肥満・メタボリックシンドロームの対策が重要である。正しい食習慣を目指し、日常生活の中での運動習慣の確立を積極的に進める必要がある。それとともに、肥満の有無とは関係なく、生活習慣病に対しては比較的軽症の時期から適切な薬物治療を開

始することにより重症化を予防することが、心血管合併症の発症の予防を可能にするだけでなく、将来の認知症発症のリスクを軽減することが可能となるといえるだろう。

　さらに、認知機能トレーニングや社会活動参画への積極的支援を進めることが、認知機能低下を予防する上で重要であることが明らかになりつつある。

引用文献

1) Ozawa, M. et al.：Dietary patterns and risk of dementia in an elderly Japanese population：the Hisayama study, Am J Clin Nutr, 97 (5)：1076-1082, 2013.
2) Román, G.C. et al.：Mediterranean diet：The role of long-chain ω-3 fatty acids in fish；polyphenols in fruits, vegetables, cereals, coffee, tea, cacao and wine；probiotics and vitamins in prevention of stroke, age-related cognitive decline, and Alzheimer disease, Rev Neurol (Paris)：2019 Sep 11, pii：S0035-3787 (19) 30773-8.
3) Imai, S. et al.：A simple meal plan of 'eating vegetables before carbohydrate' was more effective for achieving glycemic control than an exchange-based meal plan in Japanese patients with type 2 diabetes, Asia Pac J Clin Nutr, 20 (2)：161-168, 2011.
4) Kuwata, H. et al.：Meal sequence and glucose excursion, gastric emptying and incretin secretion in type 2 diabetes：a randomized, controlled crossover, exploratory trial, Diabetologia, 59 (3)：453-461, 2016.
5) Gouda, M. et al.：Associations between eating habits and glycemic control and obesity in Japanese workers with type 2 diabetes mellitus, Diabetes Metab Syndr Obes, 11：647-658, 2018.
6) Morgan, G.S. et al.：Physical activity in middle-age and dementia in late-life：findings from a prospective cohort of men in Caerphilly, South Wales and a meta-analysis, J Alzheimers Dis, 31 (3)：569-580, 2012.
7) Safi, F. et al.：Physical activity and risk of cognitive decline：a meta-analysis of prospective studies, J Intern Med, 269 (1)：107-117, 2011.
8) Suzuki, T. et al.：A randomized controlled trial of multicomponent exercise in older adults with mild cognitive impairment, PLoS One, 8 (4)：e61483, 2013.
9) Lackie, R.I. et al.：BDNF mediates improvements in executive function following a 1-year exercise intervention, Front Hum Neurosci, 8：985, 2014.
10) Kivipelto, M. et al.：Lifestyle interventions to prevent cognitive impairment, dementia and Alzheimer disease, Nat Rev Neurol, 14 (11)：653-666, 2018.
11) Rosenberg, A. et al.：Multidomain lifestyle intervention benefits a large elderly population at risk for cognitive decline and dementia regardless of baseline characteristics：The FINGER trial, Alzheimers Dement, 14 (3)：263-270, 2018.

（柏木厚典）

[ベクトル2] 薬についての健康教育

認知症の病型と
抗認知症薬の作用メカニズム

　認知症は、正常に発達した脳の認知機能（「記憶」「学習」「判断」など）が、加齢に伴い、後天的な脳の器質障害によって持続性に低下し、日常社会生活に大きな支障をきたすようになった状態である。

　認知症を引き起こす原因には様々なものが考えられる。加齢による脳の病的な老化に関連するものが高齢者に起こる認知症のほとんどであり、脳実質の変性によって起こる変性性認知症と、脳血管の障害によって起こる血管性認知症の2種類がある。変性性認知症の代表的なものとしてアルツハイマー型認知症、レビー小体型認知症や前頭側頭型認知症がある。血管性認知症は脳梗塞や脳内出血によって起こる。

　このように、認知症は様々な病型に分類され、発症メカニズムや症状が異なるため、それぞれの病型に適した治療薬を選択する必要がある。本項では、アルツハイマー型認知症、レビー小体型認知症、前頭側頭型認知症、血管性認知症について、それぞれの中核症状（記憶障害、見当識障害）および行動・心理症状（BPSD）に対する治療薬の作用メカニズムについて紹介する。

アルツハイマー型認知症/
アルツハイマー病（孤発性および家族性アルツハイマー病）

　日本におけるアルツハイマー型認知症者のほとんどは加齢に伴うものであり、65歳以降の発症が多い。遺伝子解析から、本病には神経細胞に存在し、その成長と修復にかかわることが知られるアミロイド前駆体蛋白質（APP）の変異が原因の1つであると考えられている。APPに変異があるとアミロイドβ蛋白質が切り出され、神経細胞外に凝集して細胞毒性を引き起こすようになる。アミロイドβ蛋白質は、数分子が会合した神経毒性の強いオリゴマーを経て、複雑に折り重なって凝集し、最終的に老人斑を形成する。アルツハイマー型認知症の脳には、大脳皮質や海馬を中心に、タウ蛋白質の過剰なリン酸化を伴う神経原線維変化と多数の老人斑がみられ、神経細胞脱落（脳

萎縮）を引き起こす。これらがアルツハイマー型認知症の三大病理所見という。

アルツハイマー型認知症は最も発症頻度の高い型の認知症である。根治療法はいまだ開発されていないが、神経伝達物質の量的変化が認められることから、それらの伝達を調節する薬物が開発されている。

1. アルツハイマー型認知症の中核症状に対する薬

アルツハイマー型認知症の中核症状に対する薬物は、コリンエステラーゼ阻害薬とNMDA型グルタミン酸受容体遮断薬に大別される[1]。

❶コリンエステラーゼ阻害薬

アルツハイマー型認知症においては、神経細胞が脱落することにより、シナプス間隙のアセチルコリンの量が低下する。コリンエステラーゼはアセチルコリンをコリンと酢酸へ分解する酵素である。コリンエステラーゼ阻害薬はアセチルコリンの分解を阻止することで、シナプス間隙におけるアセチルコリン量を増加させ、コリン作動性神経機能を賦活させる。

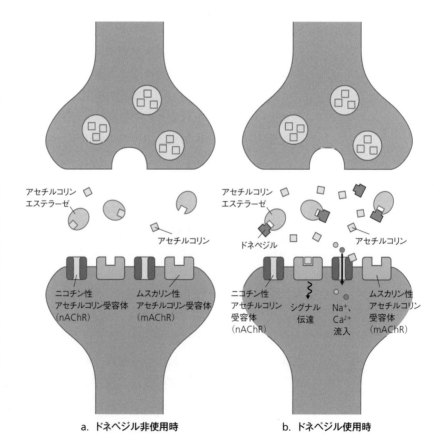

a. ドネペジル非使用時　　　　b. ドネペジル使用時

図3-2-1│ドネペジルの作用機序

神経細胞の脱落を抑制する作用はないので、コリンエステラーゼ阻害薬は認知機能障害の緩和を目的として使用する薬物ということに留意する必要がある。

①作用機序

現在上市されているコリンエステラーゼ阻害薬は3種ある。それぞれの作用機序について以下に示す。

●ドネペジル（donepezil）

脳移行性のある中枢神経特異的なアセチルコリンエステラーゼ（AChE）阻害薬として最初に日本で開発された。シナプス間隙のアセチルコリン量を増加させることにより、コリン作動性神経機能を賦活させる（図3-2-1）。

軽度から高度のアルツハイマー型認知症において、認知機能の改善を示す。近年では、レビー小体型認知症においても認知機能の改善を目的として使用される[2]。

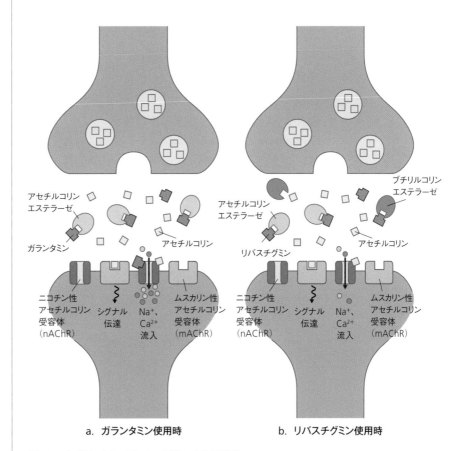

a. ガランタミン使用時　　b. リバスチグミン使用時

図3-2-2 ｜ ガランタミンとリバスチグミンの作用機序

*1　アロステリック活性化リガンド
受容体のリガンド結合部位とは異なる部位に結合することで受容体の構造を変化させ、リガンドの作用を増強させる分子。

● **ガランタミン**（galantamine、galanthamine）

AChE阻害作用および中枢ニコチン性アセチルコリン受容体の賦活（アロステリック活性化リガンド[*1]）作用がある（図3-2-2a）。軽度から中等度のアルツハイマー型認知症において、認知機能の改善を示す。

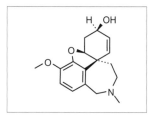

● **リバスチグミン**（rivastigmine）

神経細胞のAChEおよびグリア細胞のブチリルコリンエステラーゼ（BuChE）ともに阻害する作用がある（図3-2-2b）。軽度から中等度のアルツハイマー型認知症において認知機能の改善を示す。

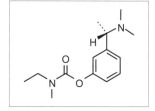

②副作用

コリンエステラーゼ阻害薬はアセチルコリンの分解を抑制するため、アセチルコリン量の増加に基づく副作用をもたらすことがある。主として消化器症状（食欲不振、嘔気、嘔吐、下痢）を呈する。

リバスチグミンは急激な血中濃度の増加による副作用を抑えるため、パッチ剤（貼付剤）として使用される。コリンエステラーゼ阻害薬同士の併用は行わない。

❷NMDA型グルタミン酸受容体遮断薬

①作用機序

アルツハイマー型認知症者の脳内では、神経伝達物質であるグルタミン酸の過剰な産生が起こる。グ

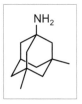

ルタミン酸はシナプス後膜に発現するN-methyl-D-aspartate（NMDA）型グルタミン酸受容体（NMDA受容体）に結合することで神経細胞内にカルシウムイオン（Ca^{2+}）の流入を促すが、アルツハイマー型認知症においてはグルタミン酸が過剰となることでCa^{2+}の流入が異常に亢進し、神経伝達異常をきたす。

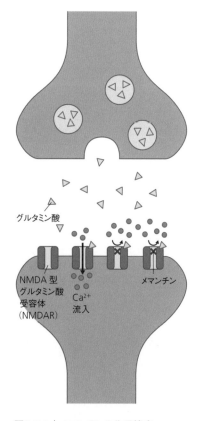

図3-2-3｜メマンチンの作用機序

NMDA受容体の非競合的拮抗薬として、メマンチン（memantine）が唯一上市されている（図3-2-3）。中等度から高度のアルツハイマー型認知症において使用される。コリンエステラーゼ阻害薬との併用が可能である。

②副作用

メマンチンは副作用として食欲不振、嘔気、嘔吐等をもたらすことがある。

2. アルツハイマー型認知症のBPSDに対する薬

アルツハイマー型認知症では不安・焦燥、うつ症状、幻覚・妄想、睡眠覚醒リズム障害等の様々なBPSDが現れるため、症状に応じた薬物を選択することが重要である。抗精神病薬、抗うつ薬、抗不安薬および抗てんかん薬等が使用される。

BPSDに対する薬物の投与に際しては、副作用の発現を防ぐために、原則として少量からの投薬が望まれる[2]。

レビー小体型認知症

レビー小体型認知症（Dementia with Lewy Bodies）は、アルツハイマー型認知症に次いで2番目に多い認知症である。老年期に発症し、進行性の認知機能障害とともに幻覚などの特有の精神症状とパーキンソニズム（手足の震えや筋肉の固縮）を呈する神経変性疾患である。

レビー小体といわれる封入体が大脳皮質など中枢神経系に広汎に現れる。レビー小体とは、神経細胞内に出現する円形の細胞質封入体のことであり、リン酸化αシヌクレイン凝集物を主成分とし、凝集には遺伝的素因と環境要因が関与する。アルツハイマー型認知症と同様に、脳内コリン作動性神経系の機能障害を伴う。また、レビー小体型認知症の発症早期において、レム睡眠行動異常症（RBD[*2]）が現れることも報告されている。

*2 **RBD**
REM sleep Behavior Disorderの略。

1. レビー小体型認知症の中核症状に対する薬

AChE阻害薬であるドネペジルが認知機能の改善を目的として使用される。ガランタミンやリバスチグミンは未承認である。レビー小体型認知症における認知機能障害に対しては、メマンチンは奏効しないことが報告されている[3]。

2. レビー小体型認知症のBPSDに対する薬

パーキンソニズムに対しては、パーキンソン病治療薬としても用いられているレボドパ（levodopa）やドパミン受容体作動薬が使用される。RBDを緩

和させる目的としてベンゾジアゼピン系抗不安薬が使用される[3,4]。

前頭側頭型認知症

＊3　FTD
Frontotemporal Dementia
の略。

＊4　FTLD
Frontotemporal Lobar De-
generation の略。

前頭側頭型認知症（FTD[*3]）は前頭側頭葉変性症（FTLD[*4]）とも呼ばれる疾患であり、タウやTAR DNA-binding protein 43kDa（TDP-43）、fused in sarcoma（FUS）等の蛋白質が神経細胞およびグリア細胞内に異常蓄積した結果、前頭葉や側頭葉において神経細胞が脱落する。前頭葉・側頭葉の萎縮（血流低下）がみられ、前頭葉機能障害では、注意障害（気が散りやすい）、遂行機能障害（自分で計画を立てて実行できない）、社会的行動障害（常同行動や脱抑制など対人関連技能の低下）など、人格変化、行動異常がみられる。また、パーキンソニズム等の運動障害を呈する。

1. 前頭側頭型認知症の中核症状に対する薬

FTDの中核症状に対して、コリンエステラーゼ阻害薬やメマンチンの有効性を検証する臨床試験が実施されたが、いずれも有効性を示さなかった。現在のところ、FTDの中核症状に対して治療効果を示す薬物は認められていない[5]。

2. 前頭側頭型認知症のBPSDに対する薬

＊5　SSRI
Selective Serotonin Re-
uptake Inhibitors の略。

選択的セロトニン再取り込み阻害薬（SSRI[*5]）などの抗うつ薬が行動異常の緩和を目的として使用される[5]。

血管性認知症

血管性認知症は、脳血管障害（脳梗塞、脳内出血、くも膜下出血）により、脳血流が障害されることによって発症する。血管性認知症では、梗塞が起きるたびに認知機能が段階的に悪化することが多い。多発梗塞型、小血管病変型、局在病変型、その他（くも膜下出血など）に分けられ、特に小血管病変型が半数を占める。小血管病変による梗塞として多発性ラクナ梗塞があげられるが、これは穿通枝領域の梗塞であり、基礎疾患として高血圧がある。

1. 血管性認知症の中核症状に対する薬

血管性認知症の中核症状に対しては、コリンエステラーゼ阻害薬（ドネペジル、ガランタミン、リバスチグミン）およびNMDA型グルタミン酸受容体遮

断薬であるメマンチンの使用が推奨される（わが国においては、いずれも保険適用外）[6]。

2. 血管性認知症のBPSDに対する薬

　ニセルゴリン（nicergolin）は麦角アルカロイド誘導体であり、アドレナリンα$_1$受容体に対して強力な拮抗作用を示し、血管を拡張させることで脳血流量を増加させる。わが国においては、「脳梗塞後遺症に伴う慢性脳循環障害による意欲低下の改善」に対して適応を有する[6]。

　また、漢方薬である抑肝散も血管性認知症のBPSDに対して有効性を示すことが見出されている。

引用文献
1）「認知症疾患診療ガイドライン」作成委員会 編：認知症疾患診療ガイドライン2017，p.224-229，医学書院，2017.
2）金子周司 編：薬理学，ベーシック薬学教科書シリーズ16，p.180-184，化学同人，2009.
3）前掲書1），p.251-256.
4）前掲書1），p.259-260.
5）前掲書1），p.274-275.
6）日本脳卒中学会 脳卒中ガイドライン委員会 編：脳卒中治療ガイドライン2015，p.265-267，協和企画，2015.

（肱岡雅宣、天ヶ瀬紀久子、北村佳久）

1

［ベクトル3］ 残存認知機能の増強

認知刺激の方法

残存認知機能を追求する

「健常者はスポーツを楽しめばいいが、障害者はスポーツをしなければ生きていけない」——これは、車いすマラソン選手ハインツ・フライ（ロンドンパラリンピック優勝選手）の言葉である。大川[1] によれば、「車いす常用者の水平面での移動におけるエネルギーコストは健常者よりも低い。身体に麻痺のある障害者は、日常生活でもエネルギーコストの低い生活をしている。障害者が積極的にスポーツへ参加することは、健康の維持・増進に重要な意味をもつ。併せて、スポーツの精神面、社会面における効果も広く認められている」とのことである。

健常者では、通勤で歩いたり、階段を上がったりすることなどで心拍数は変化するが、ベッド上で安静を強いられている人や身体活動に制限のある人は、心拍数の変化が少ないといわれている。この事実に対して、ハインツ・フライは「スポーツをしなくては生きていけない」と主張しているのである。

では、認知症者はどうすればよいのだろうか。ICD-10（国際疾病分類第10版）では、認知症とは「通常、慢性あるいは進行性の脳疾患によって生じ、記憶、思考、見当識、理解、計算、学習、言語、判断など多数の高次脳機能障害からなる症候群」と定義している[2]。つまり認知症者は、計算や言語などの高次機能が低下しているのだから、残存認知機能として残っている高次機能を維持し、低下を遅延することが必要になってくるのである。したがって、予防の観点からすると、高次機能全般の認知刺激が必要なのであって、運動、コミュニケーション、栄養はそれぞれのパーツであるから、どれか1つを保守すれば認知症の予防につながるというわけではない。

認知刺激療法による軽度認知障害（MCI）からの重症化予防効果については、明確な有効性は認められていない。しかし、システマティックレビューからエビデンス評価を行っているコクランライブラリーでは、パーソン・センタード・ケアによる多職種・多要因の介入によってのみ、多少であるが認

知刺激効果が認められつつあるとしている。

　本項では、MCIの重症化予防のために、どのように生活をすればよいかを探っていきたい。それは、残存認知機能の保持にほかならない。

認知症と実行機能、記憶の関係

　認知症の中核症状は、記憶障害、失行、失語、失行、失認、実行機能の障害からなる。現在のところ、認知刺激の介入研究では、実行機能の少しの改善が報告されている。実行機能とは、企画、立案、組織化のもとになる「目的をもった一連の行動を自立してなし遂げるために必要な機能」とされている。料理をしているときに調理過程をふと忘れて、「今は何の料理をしているのか？」と立ち止まったり、部屋を移動したのに「何をするためにこの部屋に来たのだっけ？」と考えてしまう、などである。

　認知症者においては、記憶障害の中でも特にエピソード記憶が障害されることが特徴とされる。エピソード記憶障害とは、話の筋がわからなくなってしまうようなこと、例えば、「その町で、皆さん、知っているでしょう、これです。この花が美しいです」というように、具体的に順序立てて話せなくなることである。この話者は、自分の故郷の菜の花の美しい光景を言葉で伝えたかったのかもしれないが、筋立てがうまくできないため、話が伝わらないのである。視覚や聴覚などの感覚から入った記憶は、いったん短期記憶となり、それを繰り返す（反復）ことによって長期記憶（エピソード記憶）として定着すると考えられる（図3-3-1-1）。それが曖昧になって言葉としてうまく表現できないと、他者とコミュニケーションがとれなくなり、悩みに陥るはめになるのである。

どのような記憶が残るのか

　われわれの日々の経験により得られる記憶情報は、脳内のどこで、どのように表現されているのだろうか。「3週間前の食事はなんでしたか？」と聞かれても、覚えていないことはよくある。しかし、おいしいカニ料理やオイスター料理、めずらしい北京ダックをレストランで食べたら、何年経過して

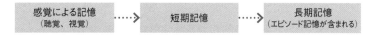

図3-3-1-1 ｜ 記憶の定着過程

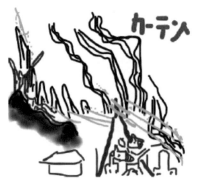

北欧で、夜空のオーロラを見たときに描いた絵。
このような特別な体験による強烈な印象は記憶
に残る

図3-3-1-2│強烈な印象を残す特別な体験

も覚えているのはなぜだろうか。国際スポーツ試合を見にいって、ゴールの瞬間を長く記憶しているのはなぜなのか。

これを動物で実験した人がいる。竹内[3]は、マウスに日常的な記憶課題を与えた実験を行い、ドパミン依存性媒介ニューロンを探索した。マウスが飼育されている箱の床（人間の家でいうと絨毯）の色をいくつか変えて、箱の中の餌のある場所を記憶させるようにして行動を観察したところ、赤など目立った色の床で餌の場所を記憶させると、餌の場所を間違う確率は減少した。つまり、特徴的な事象は記憶に残り、その記憶に関連しているニューロンがよく働くということを証明したのである。目立った記憶—赤い床—と、その結果としてのおいしい餌の場所が一連のエピソードとなったと考えられ、その記憶の保持がマウスで強化されると考察している。

これは、我々が高級レストランでの特別な食事を記憶している理由の1つと考えられる。つまり、通常と違った印象深い物事は、記憶として長く保持されることを物語っているといえよう。図3-3-1-2は北欧にオーロラを見にいったときに描いた絵である。オーロラは写真にはまったく映らなかったのだが、目で見たオーロラの光景は今でも明快に記憶に残っている。このような特別な体験は、記憶の保持に意味があるのではないだろうか。

軽度認知障害（MCI）のマネジメントと重症化予防

1. MCIの人の記憶のマネジメント方法

MCIの人の記憶のマネジメント方法について、海外の書物[4]をもとに紹介する。

❶創造的な問題解決の機会をもつ

認知症の記憶障害はエピソード記憶の障害に特徴がある。したがって、記

憶を管理するには、エピソードをつくることが必要なのかもしれない。

　個人にとって貴重な（意味のある）活動や楽しい活動を探してみよう（表3-3-1-1）。自分で旅行を計画したり、演劇や歌、詩吟、楽器演奏などのサークルに参加するのもよい。また、おしゃべりをしたり、カフェ（認知症カフェ）に行くことも考えられよう。要するに、自分の行動範囲を広げ、自分が行っているライフスタイルをさらに高めて、創造的な問題解決の機会をもつ（自分史に残るもの）ことが重要なのである。

❷記憶戦略──記憶することを習慣化する

　毎日の思い出しを改善する方法は、記憶することを習慣化することである。毎日の日常生活での思い出しを改善する方法を表3-3-1-2に、記憶力を保持する練習方法を表3-3-1-3に示す。繰り返すことを日常化することは重要である。

❸楽しむ

　楽しむことの重要性を思い出そう。笑う、会話する、よく聞くなど五感を働かせる。生活習慣を保つことが重要と思われる。

2. 運動と栄養

　MCIの重症化予防に効果が期待できる運動と栄養について紹介する。

表3-3-1-1 │ **創造的な問題解決の機会をもったり、自分史に残るものを創ったりする例**

①内なるアーティストを育てる
②新しい趣味を探す
③文化的活動を探索する
　例）博物館に行く、旅行する、未知の言葉を勉強する、など
④古い活動を新しい方法で行う
　例）地図を見て、いつも歩いている道を違ったルートで歩く、新しい料理本を買い、新しいレシピで料理する
⑤新しい何かを学び、それを楽しむ
　例）ゲームやパズルに挑戦する、スポーツを習う、講習会などに参加する
⑥究極の学習課題に挑戦する
　例）地域センター・図書館・大学での「コース」に参加する、新しい言語を学習する
⑦新しい組織でのボランティア活動や以前に経験したことのないボランティア活動をする

表3-3-1-2 │ **毎日の日常生活での思い出しを改善する方法**

● 鍵をみつけられない　→決まった場所に置く
● 老眼鏡を置き忘れる　→2つ同じものを買って、よく使うところに1つを置いておく
● メールでファイルの添付を忘れる　→先にファイルを添付してから、本文を書く
● アポイントメントの約束について手帳を確認するのを忘れる　→台所や自分がよく使う場所に手帳を置いておく
● 買い物の支払い時にお金が足りない　→財布やお札を確認してから支払いをする

表3-3-1-3 │ 記憶力を保持する練習方法

①ある事柄を繰り返し思い出す方法
● ある事柄、例えば1つの言葉やことわざ、格言、新しい人名を覚える。その後に記憶した事柄を繰り返し呼び戻す
● ある事柄を覚える
A)→数秒後、思い出すように指示する →等間隔で思い出すように指示する
＊等間隔のパターンでは、同じ長さの遅延後に情報を呼び出す
B)→思い出すように指示する →時間を延長する
＊このパターンでは、さらに古い情報を思い出す練習につながる
②行動とともに、ある事柄を思い出す方法
● 家の中で、寝室や台所などに足を運んで、思い出しができるように事柄を関連づけ、物事を記憶する際に、言葉と結び付けたイメージを利用する
・ベッド→寝る部屋。部屋に行って、ベッドと言い、それは寝るところと理解する
・冷蔵庫→トマトなどの野菜の入ったスペース、アイスクリームの入ったスペースを見て、言葉で理解する
③ゲームなどで記憶する方法
● コインを使うゲーム
・種類の違うコインを置き、指示されたコインをみつける
● ペグワードシステム（peg-word system）：物事を記憶するのに、言葉と結び付けたイメージを利用する（連想ゲーム）
例）One is the sun, Nine is wine, Ten is hen

❶運動

FINGER研究[5],[*1]の結果、運動は実行機能の改善に若干効果があった。しかし、筋力トレーニング、二重課題、有酸素性運動など運動の種類別では有意差は認められていない。したがって現在の知見では、特定の運動様式を推奨する根拠はない。自分の好みにあった運動で、転倒予防のためのバランス機能改善の運動や日常のウォーキングも、脳の実行機能の改善に役立つことが期待される。

❷栄養

認知と栄養の関連については、表3-3-1-4に示す成分が認知症に対して効果があると期待されている

*1
FINGER研究については、p.13を参照。

認知症重症化予防の今後

認知刺激による認知症の重症化予防の効果について、我々は現在のところ十分な科学的根拠をもっているわけではない。しかし、脳科学や運動科学の成果、また人工知能研究の発展に基づいて、今後、重症化予防への努力がなされるであろう。ペットロボットや音楽療法による効果なども期待されている（図3-3-1-3）。また、テレビゲームの活用により予防効果が上がったとする報告[6]もあり、今後さらに研究が進んでいくものと思われる。

表3-3-1-4 | 認知症予防と栄養

成分		作用・認知症に対する効果
ポリフェノール	赤ワイン、緑茶、オリーブオイル（エキストラバージンオリーブオイル［EVOO］は、微量成分クロロフィル、ポリフェノール、ビタミンEを多く含む）	● 抗酸化作用*、アミロイドβの減少
フラバノール	ココア	
クルクミン	カレーのスパイス（ターメリック）	
アントシアニン（フラボノイド）	ブルーベリー、紫ニンジン	
エピカテキン	シナモン、ブルーベリー、チョコレート、赤ワイン	
ビタミンB1、B6、B9（葉酸）、B12		● 軽度記憶障害に効果
ビタミンB3（ナイアシン）		● 高脂血症に効果
セロトニン		● 必須アミノ酸のトリプトファンから産生される神経伝達物質。睡眠、体温調節を行う ● ドパミンやノルアドレナリンとのバランスを保ち、精神を安定させる
GABA	トマト、ジャガイモ、ナス、カボチャ、ミカン、ブドウ、ユズ	● 抑制系の神経伝達物質としてストレスを和らげ、興奮した神経を落ち着かせる
βカロテン	ニンジン、カボチャ	● 強い抗酸化作用
リコピン	トマト、スイカ	● 強い抗酸化作用
EPA、DHA	青魚	
アスタキサンチン	鮭や表皮の赤い魚、エビ・カニなどの魚介類・甲殻類	● 強い抗酸化作用
サポニン	高麗人参、田七人参	● 抗酸化作用 ● パナキサトリオール（筋タンパク合成） ● 血清脂質を下げる（中性脂肪を溶かす） ● 肝機能を向上させる ● 抗ウイルス作用（かぜなどを予防）
テアニン	お茶（特に玉茶、かぶせ茶；60度ぐらいの低温）	● リラックス効果 ● 神経細胞を増やす ● 日光でカテキンに変化する
発酵食品、腸内細菌		● 免疫力向上
乳酸菌（酢酸菌発酵）	ビフィズス菌（ヨーグルト）、納豆菌	
ブロリコ	ブロッコリー	● 免疫力向上（白血球のNK細胞を活性化）

*ビタミンC、ビタミンE、βカロチン、カテキン、イソフラボン、リコピン、セサミンにも抗酸化作用あり。

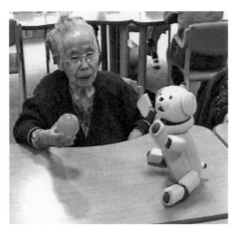

図3-3-1-3 | ペットロボットと触れ合う高齢者

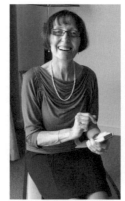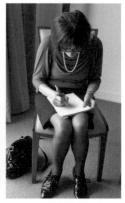

スマホの操作やメモ書きを日課にしている

図3-3-1-4 | クリスティーン・ブライデンさんの日課

　世界認知症患者の会のクリスティーン・ブライデンさんは、規則正しい生活習慣をすること（ペットのイヌとネコが毎日起こしに来るので、寝坊は絶対にしないこと）、毎日手すりのある牧場の周囲を歩くこと、日記を毎日つけること、スマートフォンでメールを読むだけでなく、記憶をたどること、メモやノートをとること、これらが日々の生活で重要であると話してくれた（図3-3-1-4）。

引用文献

1) 大川裕行ほか：車いすスポーツにおける運動生理学，理学療法ジャーナル，33（3）：206-208，1999.
2) 日本神経学会 監修：認知症疾患診療ガイドライン2017，p.2，医学書院，2017.
3) Takeuchi, T. et al.：Locus coeruleus and dopaminergic consolidation of everyday memory, Nature, 537 (7620)：357-362, 2016.
4) Anderson, N.D. et al.：Living with Mild Cognitive Impairment：A Guide to Maximizing Brain Health and Reducing Risk of Dementia, Oxford University Press, 2012.
5) Ngandu, T. et al.：A 2 year multidomain intervention of diet, exercise, cognitive training, and vascular risk monitoring versus control to prevent cognitive decline in at-risk elderly people (FINGER)：a randomised controlled trial, Lancet, 385 (9984)：2255-2263, 2015.
6) Berman, J.：Video game boosts brain power of older adults, Voice of America, September 05, 2013. https://www.voanews.com/science-health/video-game-boosts-brain-power-older-adults

（金森雅夫）

［ベクトル3］残存認知機能の増強

認知症の人への
パーソン・センタード・ケアを
支援するデジタルセラピー

デジタルセラピーとは

　デジタルセラピーは臨床的に検証されたAIなどのソフトウェアアプリケーションを用いたセラピーであり、医薬品や医療機器とは異なる新しいカテゴリーの医療製品である。2017年に米国食品医薬品局（FDA）が認可した薬物乱用のためのデジタル認知行動療法（Cognitive Behaviour Therapy；CBT）がデジタルセラピーの最初であり、将来は、禁煙、睡眠障害などに対するCBTの高度な開発が予想される（表3-3-2-1）。

　認知症においては、デジタルセラピーの領域は、行動・心理症状（BPSD）の治療とケアの支援に重要な意味をもつと考えられる。専門的なセラピストではない介護者や家族が認知症者に介助を行う際に、デジタルセラピーは便利で安全なツールとなることが期待される。

　デジタルセラピーの一例として、回想プログラムがあげられる。AIチャットボット（人工知能）を使用して対象者に見合った写真を提供するデジタル回想アプリケーションDTHER-ALZは、家族がこれを用いて個人的な回想療法プログラムを作成することができるので、認知症者やその家族に幸福感

表3-3-2-1 | **開発中のデジタルセラピーの一例**

製品名	治療タイプ	疾患	現在の状態	国	会社
ReSET	認知行動療法	麻薬依存性	承認（FDA, 2017）	米国	Pear Therapeutics
AKL-T01	認知活性化ゲーム	ADHD	申請中（FDA）	米国	Akilli Interactive
CT-152	認知行動療法	うつ病	臨床試験中	米国	Click Therapeutics
DTHER-ALZ	回想療法	アルツハイマー型認知症	臨床試験中	米国	Dthera Sciences
Ascure	認知行動療法	禁煙	申請中（PMDA）	日本	CureApp
不眠症治療アプリ	認知行動療法	睡眠改善	臨床試験中	日本	Susmed

ADHD：注意欠如・多動性障害，FDA：米国食品医薬品局，PMDA：医薬品医療機器総合機構

をもたらすことが期待されている。この技術はまだ開発の初期段階にあるが、2018年にFDAから革新的医療機器としての開発指定を受け、大規模臨床試験を計画している[1]。

*1
現在、認知症のケアを支援するために、音楽、回想、芸術など、様々な種類の非薬物療法のアプリケーションが発売されているが、科学的根拠が十分ではないのが現状である。

*2
最新デジタル技術を使った非薬物療法による認知症の症状改善を目指して、2018年に武田薬品工業株式会社からスピンアウトした研究開発型ベンチャー企業。
https://www.aikomi.co.jp/

*3 パーソン・センタード・ケア
p.20 脚注*1を参照。

デジタルセラピーの開発

株式会社Aikomi[2]は2018年、認知症のデジタルセラピー開発のために設立された。介護者・家族が認知症者のBPSDの症状を緩和し、パーソン・センタード・ケア[3]を実施するために、認知症者個々に合った複数の種類の非薬理学的療法を提供することを目的としている。技術基盤の設計は、1990年代後半にロンドン大学が開発した認知刺激療法（Cognitive Stimulation Therapy；CST）の原理に基づいている。

デジタルCST（デジタルセラピー）は、回想法（Reminiscence Therapy；RT）、リアリティオリエンテーション（Reality Orientation；RO）およびパーソン・センタード・ケアにより感覚を刺激する、7週間14セッションで構成されるグループ療法であり、認知症者のコミュニケーションを促進することが期待されている。英国では、CSTは認知とQOLの両方に効果があることが実証されている。CSTには訓練されたセラピストが必要であるが、長期間ケアを行ったり、個人に特化したオーダーメイドCSTを実行することは容易ではない。デジタルを用いたCSTは、その欠点を補うことが可能となる。

デジタルセラピーでは、音楽、自然音、画像、映像やにおいなどの多様なコンテンツから、認知症者の生活史、興味、好みに合うようにカスタマイズされた様々な刺激を作成できる。これは、言葉によるコミュニケーションではわからなかった認知症者の真の思考や感情、認知症者にとって個人的な意味をもつことを表現するのに役立つ。例えば、両親の画像を見たり、好きな歌が演奏されたときなどにみせる表情は、介護者からの言葉かけに勝るとも劣らず、認知症者の自己表現を促進するのにより効果的である。

認知症者個人に特化したオーダーメイドの感覚刺激は、認知症者に過去の記憶や感情を喚起させ、認知症者と介護者の双方向コミュニケーションを促進し、介護者は認知症者の不安やニーズを理解することが可能となる。この情報は、個人に特化したケアプランを準備する助けになるだけでなく、認知症者と感情的なつながりができ、彼らの不安を軽減するのに役立つ。以上のように、デジタルセラピーはBPSDの軽減とケアに役立つ便利なツールになることが期待される。

筆者らが開発したデジタルセラピーの基盤装置は、タブレットからの映像や音声を使って視覚や聴覚を刺激したり、においが染み込んだ紙片を使って

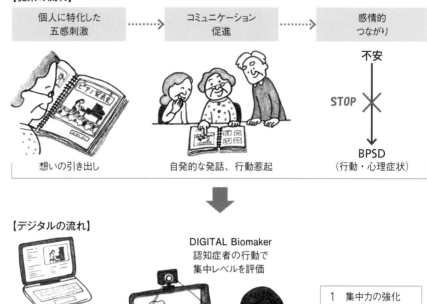

【従来の流れ】

個人に特化した 五感刺激	⋯⋯▶	コミュニケーション 促進	⋯⋯▶	感情的 つながり

想いの引き出し　　　　　　　自発的な発話、行動惹起

不安

STOP ✕

BPSD
（行動・心理症状）

【デジタルの流れ】

Life Story
認知症者の経歴に
応じた刺激を表示

DIGITAL Biomaker
認知症者の行動で
集中レベルを評価

1　集中力の強化
↓
2　コミュニケーション
　　促進
↓
3　精神の安定化

Meaningful Activity
認知症者にとって価値あるコンテンツを提案

図3-3-2-1｜デジタルセラピーの仕組み

臭覚を刺激したりできる。視覚や聴覚と同様に、食べ物、家庭生活、アウトドア、温泉など日常生活に関連するにおいを用いると、自己表現を喚起することができると考えられる。

　この装置は、開始時の不安や終了時の過剰刺激を最小限に抑えるためにウォームアップテーマから始めて、クールダウンテーマで終える一連の順序づけられた刺激プログラムを搭載している。介護者や家族ができる限り簡単に使用できるようにこのシステムは設計されており、使用中には刺激に対する認知症者の反応と行動を記録する多センサーとビデオモニタリングも含まれる。今後は、このビデオモニタリングのデータをAIに学習させることにより、肯定応答と否定応答を抽出するアルゴリズムを開発する。これにより、認知症者個々人にとってどのコンテンツがコミュニケーションとプログラムへの参画を促進するのに最適であるかを知ることが可能になると期待される。介護者と家族はこの非薬物的アプローチを使用することで、ケア対象者とのコミュニケーションを改善することができる（図3-3-2-1）。

デジタルセラピー実現可能性に向けての調査

1. 調査の概要

デジタルセラピーの実現可能性に向けて、日本の5つの介護施設で実証試験を行った。研究は、認知症の参加者全員の保護者から同意を得て行った。無気力や不安などBPSDの陰性症状に苦しんでいる認知症者12人が研究に参加した。介入前に家族とのインタビューを行い、認知症者にとって重要だと考えられるライフストーリー、興味、好みに関する背景情報を収集した。さらに、家族から適切な家族写真を提供してもらい、認知症者個人別のプロフィールを作成した。そこから、子ども時代、学校、家族、生活、仕事、主要なイベント、趣味、工芸、ペットなどのプロフィール項目に対応する20〜30の刺激テーマ（音楽と娯楽、旅行と休日、料理とスポーツなど）を用意した。各刺激テーマは、視覚画像（写真、スライドショー、ビデオ）とサウンドトラック（音楽、自然な音）、および関連するにおいの組み合わせで構成した。

デジタルセラピーは、介護施設で認知症者と介護者または家族との1：1セッションとして行われた。認知症者は介護者または家族の隣のテーブルに座り、スクリーンを適切な観察距離に置いた。

ウォームアップは約5分間で、認知症者をテスト状況に慣れさせるため、学校や故郷などの一般的な回想テーマから始めた。続いて、個人プロフィールの個人別テーマの刺激が選択された。認知症者がよい反応を示した場合は同じ種類のいくつかの刺激を提示し、ほとんど反応を示さなかった場合はその刺激を中止して、新しいテーマを提示した。各セッションの目標時間は30分であったが、認知症者が疲れていたり興味がなさそうな場合は短縮した。セッションは、自然や風景などのテーマによる約5分間の「クールダウン」で終了した。セッションが終了した時点で認知症者の気分がよかった場合は、認知症者と介護者の両方ににおいを染み込ませた紙片が提供され、クールダウン期間の一部として、においによる介入も行った。

セッションの質的評価は、セッション終了後、介護者と家族に非構造化インタビューを実施し、可能な場合は認知症者にセッションの印象を簡単に尋ねた。さらに、録画されたビデオ映像を用いて、5分を超える自発的な会話、歌、動き、何かへの意識の集中があったかを確認した。また、セッション中の行動が認知症者の普段の行動と異なるかどうかを介護者に尋ねた。定性的評価の結果、ほとんどの人がデジタル認知刺激プログラムに対して自発的な反応を示し、その行動は介護施設での普段の行動とは異なっていた（図3-3-2-2）。このセッション中に観察された行動変化を説明するために、2つの症例について以下に紹介する。

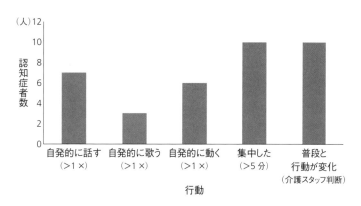

図3-3-2-2｜デジタルセラピー介入中の認知症者の行動

2. ケーススタディ
❶Aさんの事例

　老人ホームで暮らしているAさん（90歳の女性）は軽度の認知症とうつの症状がある。頻繁に食べることを拒否し、しばしば否定的な言葉を発していた。研究者はAさんに適した刺激プログラムを作成するため、Aさんの娘とのインタビューを実施した。娘と介護スタッフも参加した約30分の介入セッションが2回行われた。

　最初のセッションでは、学校をテーマとしたウォームアップ刺激に続き、Aさんに夫の写真を提示したが、娘の励ましにもかかわらず、Aさんは夫の写真を認識しなかった。しかしその後のセッションで他の写真が示されたときには、夫のことを覚えていた。ビデオで宗教的な儀式で行う手の動きが示されると、ビデオの上映時間全7分間にわたって、Aさんはビデオと同じ手の動きを行った。有名な歌手の映像を見たとき、Aさんは歌手の名前を思い出すことはできなかったが、自然に歌い出した。孫の写真を見せられると、Aさんはなぜ孫の写真を見せるのかと尋ねたが、気分はポジティブのようだった。他のテーマについては、スクリーンを見て、時々話をした。セッション終了後、研究者はAさんと娘に、チョコレート、石鹸、みそ汁、草、松など様々なにおいのついた紙片をいくつか渡すと、Aさんは非常に強いにおいでも何でも嗅ぐことができると言った。

　1週間後に2回目のセッションが行われた。その間にAさんの状態は著しく悪化していたが、休暇旅行の写真を見たとき、Aさんはそれが自分にとって幸せな時期だったことを思い出し、夫について前向きに語った。最後には研究者に「ご苦労様でした」と感謝の言葉を述べ、数分間楽しい会話をした。その後、Aさんの食事量は一時的に改善し、楽しい会話で介護スタッフと自発的にかかわるようになり、悲観的な言葉を発する回数は減少した。

❷Bさんの事例

　Bさん（88歳の女性）は中等度の認知症者で、短期の在宅ケアを受けていた。介護スタッフはBさんにリハビリテーションを勧めることに苦労していた。娘は、最近は母とのコミュニケーションが取りづらいと話していた。

　最初のセッションは、学校とBさんの故郷に関連したテーマのウォームアップ刺激から始まった。ウォームアップ後、大正琴の演奏会のビデオ映像が流れると、Bさんは自発的に「これは自分の大正琴の流派ではない」と言い、"大正琴の流派" とネーミングした。次に、大正琴を演奏する人の手の動きの映像が流れると、Bさんは演奏するように手を動かし始めた。これは映像の間ずっと続き、Bさんは介護スタッフに大正琴の演奏方法を説明した。

　2回目のセッションは1か月後に行われ、Bさんは再び大正琴に強い反応を示した。このセッションでは、大正琴とお手玉を組み合わせた手の動きを見せるお手玉ジャグリングの映像が流された。セッション後、介護スタッフは、Bさんが大正琴を演奏することに興味を示したと話した。Bさんはこれまで大正琴を弾くことを一貫して拒否していたが、セッションを経て、大正琴演奏がBさんのリハビリテーションプログラムに取り入れられた。1回目のセッション終了後、娘は久しぶりに母と楽しい会話ができてとてもうれしいと言い、「母が私のところに戻ってきたみたい」と話した。

3. 結果

　実行可能性に向けての実証試験の結果から、デジタルセラピーは認知症者と人々とのコミュニケーションを促進する可能性があることが示された。セッション中に怒りや攻撃性がみられたり、セッションを中止したいという否定的な反応はみられなかった。しかし今後の研究において、これらの刺激から生じる可能性のある副作用について調査する必要がある。本研究では、認知症者の反応は非常に個人に特化されており、コンテンツをパーソナライズすることが良好な関係性を得るための鍵であることが示された。

　本研究は短期間で予備的なものであるため、BPSDへの適用の可能性について結論を出すことはできないが、ケーススタディで示されたポジティブな気分の変化は、不安や無関心を軽減する可能性があることを示唆している。

　認知症者へのデジタルセラピーは、現在開発の初期段階にあるが、筆者らの研究は、認知症の非薬物的ケアとしての有効性だけでなく、パーソン・センタード・ケアの日常的な実施をサポートするなど幅広い可能性があることを示唆していると考えられる。

（ニック・ハード、西村嘉子）

3

［ベクトル3］残存認知機能の増強

理想的な運動の仕方

基本的な考え方

　疾病の予防・改善や健康増進を目的とした運動を実践するにあたり、「実践する中高齢者本人や、それをサポートする指導者・支援者にとってどういう運動が理想か?」と問われた場合に、「安全で、効果的で、楽しい運動」という回答はおそらく多くの賛同を得られるであろう。

　安全性を担保しつつ効果をねらった運動を実践するには、実践者個々の身体状況（当日の体調だけでなく、年齢や基礎疾患、体力、遺伝的要因等）に配慮し、それに応じて適度な運動（効果が見込める最低限度の「有効限界」と、危険性を考慮すべき最高限度の「安全限界」の間）の条件（質と量）を設定する必要がある[1]。また、楽しさの要素は、実践において最も重要な運動の開始と継続に大きく関係するが、これも一人ひとりの嗜好、運動の目的、価値観等によることから、個別性に配慮した運動内容の提案が求められるだろう。

　よって、理想的な運動の仕方は個人個人で異なり、最終的には実践現場でテーラーメイド型の運動を行うことが望ましい、ということになるが[2,3]、本項では、運動の仕方を定める目安となり得る指針や勧告、そして先進的な取り組みを紹介することで、理想的な運動の実践に向けたポイントを整理したい。

WHOの指針と勧告

　2019年5月、WHO（世界保健機関）が「認知機能低下と認知症のリスク低減のためのWHO指針（Risk reduction of cognitive decline and dementia：WHO guidelines）」[4]を公表した。これは、今後さらに認知症有病者数が世界中で増加するという予測に基づいて、WHOが各国に対して、「認知症のリスクを少しでも減らすためにできることを今すぐ実行すべき」と呼びかけ

たもので、大きな意味合いをもっている。

　指針の核となる部分では、12の分野（身体活動、たばこ、栄養、アルコール、認知面への介入、社会活動、体重管理や各種疾病管理）それぞれについて、認知機能低下と認知症のリスク低減に関する科学的根拠の程度（quality of evidence）と推奨の強さ（strength of the recommendation）を提示している[*1]が、運動（身体活動介入）はそれらの1番目に記載されている。要点を表3-3-3-1に示す[4]。

*1
p.98 表3-3-4-2を参照。

　この記載の根拠としては、長期間の大規模な疫学研究（観察研究）[5]や神経生物学的知見[6]、および認知症発症に関連する疾患等に対して運動が及ぼす効果などが触れられており、科学的根拠が十分であるとまでは言い切れないものの、健常成人の運動実践は強く推奨すべき、と明示されたことは重要である。

　推奨される運動（身体活動介入）の具体的な内容に関しては、WHOが2010年に刊行した「健康のための身体活動に関する国際勧告（WHO's Global recommendations on physical activity for health）」[7]に記載のある65歳以上の高齢者に対する推奨事項が紹介されている。この勧告における高齢者にとっての身体活動とは、日課や家庭・地域社会と結び付いたレクリエーシ

表3-3-3-1 | 認知機能低下と認知症のリスク低減のための運動（身体活動介入）に関する科学的根拠の程度と推奨の強さ（WHO）

No.	推奨事項と考慮事項に関する記載	科学的根拠の程度	推奨の強さ
1	身体活動は、認知機能が健常な成人の認知機能低下のリスク低減のために推奨すべきである	中等度 (moderate)	強 (strong)
2	身体活動は、MCI（軽度認知障害）の成人の認知機能低下のリスク低減のために推奨される場合がある	低い (low)	条件付き (conditional)

（World Health Organization：Risk reduction of cognitive decline and dementia：WHO guidelines, p.13-15, WHO, 2019）

表3-3-3-2 | 65歳以上の成人を対象とした「健康のための身体活動に関する国際勧告」（WHO）

No.	身体活動に関する推奨事項
1	週あたり150分の中強度有酸素性身体活動を行うこと、または、週あたり75分の高強度有酸素性身体活動を行うこと、または、同等の中～高強度の活動を組み合わせて行うこと
2	有酸素性身体活動は1回につき、少なくとも10分間以上続けること
3	中強度有酸素性身体活動を週300分に増やすこと、または、週150分の身体活動を高強度の有酸素性身体活動にすること、または、同等の中～高強度身体活動を組み合わせて行うことで、さらなる健康効果が期待できる
4	この年齢群に属する高齢者で、運動制限を伴う場合は、バランス能力を向上させ転倒を防ぐための身体活動を週3日以上行うこと
5	筋力トレーニングは週2回以上、大筋群を使うトレーニングをすること
6	健康状態によって、高齢者がこれらの推奨量の身体活動を実施できない場合は、身体能力や健康状態の許す範囲でできる限り活動的でいること

（World Health Organization：Global recommendations on physical activity for health, p.29-33, WHO, 2010）

ョンや余暇時間の身体活動、移動（徒歩、自転車）、職業活動（仕事に従事している場合）、家事、遊び、ゲーム、スポーツなどであり、認知機能低下だけでなく、全身持久力、筋力、骨の健康、機能的健康の改善や、非感染性疾患やうつ症状のリスク低減のために表3-3-3-2の推奨事項が示されている[7]。

運動の質や量の目安

　WHOの勧告よりも具体的に運動の質（活動の種類や運動の例、強度）や量（実施頻度や時間）を示すものとして、2018年11月に米国保健福祉省が公表した「アメリカ人のための身体活動指針：第2版」[8]がある。2008年に出された第1版を更新したもので、第1版の内容はWHOの勧告にも反映されているため大きく食い違う点はないが、新たな知見等も加わり、細かく記載されている内容もある。要点を表3-3-3-3に紹介する[8]。

　ところで、ここまで紹介した指針や勧告をはじめとして、その他諸外国にも類するものがあるが、日本人にとってより有益なのは、国内で検討・公表されたものである。日本では2013年3月に厚生労働省から、「健康づくりのための身体活動基準2013」[9]および「健康づくりのための身体活動指針2013（アクティブガイド）」が公表された。この内容も国際的な動向を踏まえ、

表3-3-3-3 | 高齢者の運動の質や量に関して「アメリカ人のための身体活動指針：第2版」に記載された内容の要点

No.	高齢者の運動の質や量に関する記載内容の要点
1	1日の生活の中で、より多く動き、座ることを少なくする（move more and sit less）必要がある。何もやらないより動いているほうがよいし、中強度（3.0メッツ以上6.0メッツ未満）から高強度（6.0メッツ以上）の身体活動を増やすほど、なんらかの健康効果が得られる。中強度から高強度の身体活動は1回につき10分未満であっても、その累積は健康に寄与する
2	毎週の身体活動の中で、有酸素性運動や筋力トレーニングだけでなく、バランストレーニングを含む多様な構成の身体活動（multicomponent physical activity）を行う必要がある
3	有酸素性運動は、総量で中強度150分以上、または、高強度75分以上、またはそれらの組み合わせとし、頻度は、少なくとも週3日は実施することが望ましい。高齢者向けの有酸素性運動の例としては、ウォーキング・ハイキング、ダンス、スイミング、水中運動、ジョギング・ランニング、エアロビクス、ヨガのポーズ、自転車（自転車エルゴメータや屋外でのサイクリング）、芝刈りなどの庭仕事、テニスやバスケットボールなどのスポーツ、ゴルフ中のウォーキング、などがあげられる
4	筋力トレーニングは少なくとも週2日は実施し、大筋群を中心に、それぞれ8〜12回の反復動作を2〜3セット行うことが効果的である。筋力トレーニングの例としては、バンド（チューブ）やウエイトマシーン・ダンベル等を使用した運動、自重負荷運動、ガーデニングでの掘削・持ち上げ・持ち運び作業、食料品の運搬、ヨガのポーズ、太極拳の動き、などがあげられる
5	柔軟運動は、日常生活や身体活動に必要とされる関節可動域を高めるのに有効であり、身体活動プログラムの構成要素の1つになる。ただし、柔軟運動の実施はガイドラインを満たす時間にはカウントされない
6	本人の体力レベルと実施する運動負荷レベルとの関係や、本人の慢性的な状態と運動実施上で注意すべき安全性との関係を考慮した上で、1週間に150分の中強度の有酸素性運動を行うことができない状態であっても、能力や状態が許す範囲で身体活動を行う必要がある

（U.S. Department of Health and Human Services：Physical Activity Guidelines for Americans, 2nd edition, p.66-77, Department of Health and Human Services, 2018）

表3-3-3-4｜「健康づくりのための身体活動基準2013」における65歳以上の身体活動の基準

No.	65歳以上の身体活動の基準
1	65歳以上の身体活動（生活活動・運動）の基準としては、強度を問わず、身体活動を10メッツ・時/週行う。具体的には、横になったままや座ったままにならなければどんな動きでもよいので、身体活動を毎日40分行う
2	全年齢層における身体活動（生活活動・運動）の考え方として、現在の身体活動量を少しでも増やす。例えば、今より毎日10分ずつ長く歩くようにする
3	全年齢層における運動の考え方として、運動習慣をもつようにする。具体的には、30分以上の運動を週2日以上行う

（厚生労働省：健康づくりのための身体活動基準2013，p.5-13，厚生労働省，2013）

かつ日本人を対象とした研究に基づく科学的根拠も考慮しており、日本人の高齢者のための理想的な運動の目安として重要である（表3-3-3-4）[9]。

この中で記載のある10メッツ[*2]・時/週の身体活動量は、4メッツの強度を週に150分、8メッツの強度を週に75分と同等であり、国際的な数値とも概ね一致する。また、全年齢層を対象とした、「現在の身体活動量を、少しでも増やす。例えば今より毎日10分」は「プラス・テン」という表現で、より多くの人たちが実行可能な行動変容を促すキャンペーンのためのメッセージとして活用されている点でも特徴がある。

*2　メッツ
p.63 脚注*3を参照。

認知機能への働きかけを意図した運動介入

指針等で公表される内容は、多くの研究成果の蓄積による科学的根拠に基づいて示されるものであることから、新たな可能性が期待できるものの、研究が進行中の運動介入に関してはまだ含まれていないことがある。しかし、進行中の取り組みの中にも、今後の研究成果のさらなる蓄積によって、認知症予防に向けた運動としての確立・普及が期待できるものもあることから、最後に、国内で注目すべき先進的な取り組みの一例を紹介する。

国立長寿医療研究センターが認知症予防を目的として開発した、運動と認知課題（計算、しりとりなど）を組み合わせたコグニサイズ（cognisize）は、英語のcognition（認知）とexercise（運動）を組み合わせた造語で、①運動は全身を使った中強度程度の負荷（軽く息がはずむ程度）がかかるものであり、脈拍数が上昇する（身体負荷のかかる運動）、②運動と同時に実施する認知課題によって、運動の方法や認知課題自体をたまに間違えてしまう程度の負荷がかかっている（難易度の高い認知課題）、という2点を考慮した運動課題である。最大の特徴は、全身を動かして適度な運動負荷をかける有酸素性運動と、頭で考えて思わず間違えてしまうような適度なストレスがかかる認知課題とを同時に実施することであり、これら多重課題の相乗効果によって認知機能向上をねらっている[10]。

具体的な運動内容は、ステッピング動作や段差昇降、ウォーキング、自転車こぎといった有酸素性運動を行い、そこに計算を伴う課題やしりとり、ジャンケンの勝ち負けといった認知課題を追加するとともに、それらを1人で行ったり複数名で行ったりと実施形態を工夫することにより、これらの組み合わせでバリエーション豊かなメニューとなっている。特にこの運動の場合は、課題自体が上手にできることを目的とせず、むしろ課題が上手にできることは認知機能への適度なストレスにならないため、上手にできないことを楽しむことと、課題に慣れ始めたら組み合わせ等の創意工夫で新たな内容に変えていき、それが結果として飽きがこないことにもつながるように工夫されている。

　コグニサイズを含む複合的運動プログラムの効果としては、軽度認知障害（MCI）の高齢者を対象に、6か月間、週2回、1回につき90分間、計40回の運動介入を行う（ただし、自宅で筋力トレーニング、柔軟運動、バランストレーニングの実施を促したり、日常的な活動量を増やすために歩数計を付けたり、といった運動介入実施日以外の運動促進も行う）ことによって、特に健忘型MCI高齢者に認知機能の向上や脳萎縮領域の割合の改善がみられたことが報告されている[11,12]。研究データが蓄積されつつあることと、はじめに述べた「安全で、効果的で、楽しい運動」としての要素を含み得る運動プログラムでもあることから、運動課題と認知課題を組み合わせた運動が、今後の認知症発症の遅延や予防に貢献することが期待される。

引用文献
1）池上晴夫：運動処方とは．福田市蔵ほか 編：スポーツ医学マニュアル，p.293-302，診断と治療社，1995.
2）真田樹義：生活習慣病予防のためのテーラーメイド運動処方プログラム，バイオメカニズム学会誌，35（2）：98-106，2011.
3）山田 実：転倒予防―テーラーメード型の運動介入の確立に向けて，愛知県理学療法学会誌，24（1）：3-7，2012.
4）World Health Organization：Risk reduction of cognitive decline and dementia：WHO guidelines, p.13-15, WHO, 2019.
5）Stephen, R. et al.：Physical activity and Alzheimer's disease：a systematic review, J Gerontol A Biol Sci Med Sci, 72（6）：733-739, 2017.
6）Rovio, S. et al.：The effect of midlife physical activity on structural brain changes in the elderly, Neurobiol Aging, 31（11）：927-1936, 2010.
7）World Health Organization：Global recommendations on physical activity for health, p.29-33, WHO, 2010.
8）U.S. Department of Health and Human Services：Physical Activity Guidelines for Americans, 2nd edition, p.66-77, Department of Health and Human Services, 2018.
9）厚生労働省：健康づくりのための身体活動基準2013，p.5-13，厚生労働省，2013.
10）島田裕之 監修・編著：認知症予防運動プログラム コグニサイズ®入門，p.8，ひかりのくに，2015.
11）Suzuki, T. et al.：A randomized controlled trial of multicomponent exercise in older adults with mild cognitive impairment, PLoS One, 8（4）：e61483, 2013.
12）Shimada, H. et al.：Effects of combined physical and cognitive exercises on cognition and mobility in patients with mild cognitive impairment：A randomized clinical trial, J Am Med Dir Assoc, 19（7）：584-591, 2018.

（岡田真平）

4

[ベクトル3] 残存認知機能の増強

運動療法とリハビリテーション

運動療法の効果

1. 運動器リハビリテーションの役割の変化

　リハビリテーション医療の本質は不変であるが、わが国では診療報酬における体系が変化してきたように、リハビリテーション医療の裾野も幅広いものへと変革をなしてきている。例えば、"運動器"とは一般的に骨、関節、筋肉、神経など身体を動かす器官であるが、高齢社会に達した現在では、"健康寿命"の延伸には"運動器"が健康であることの重要性が注目されている。

　WHO（世界保健機構）は、2000～2010年を「運動器の10年（The Bone and Joint Decade）」として、骨・関節疾患の予防と治療対策の世界的取り組みの展開を行ってきた。そのような背景から、運動器リハビリテーションは、運動器疾患・障害の治療のみならず、生活習慣病予防、介護予防等の予防的側面での役割も大きく期待されるようになった。したがって、有効な運動療法により運動器の耐用年数を増すことが不可欠となったのである。

2. 運動療法とは

　運動療法（therapeutic exercise）とは、一言で言えば、「運動を行うことで、障害や疾患の治療を行う療法」ということになる[1]。元来、物理療法、日常生活活動の指導とともに理学療法三大項目の1つとされ、その中核的治療手技として位置づけられている。

　そもそも運動を身体活動からみると図3-3-4-1のように整理することができる。身体活動（physical activity）は、生活活動と運動に分類することができる。

● 生活活動：通常安静にしている状態よりも多くのエネルギーを消費するすべての動きをいう。オフィスワークや洗濯、炊事などの低強度の生活活動から、歩行や床掃除、介護などの中等度以上の生活活動までを含む。

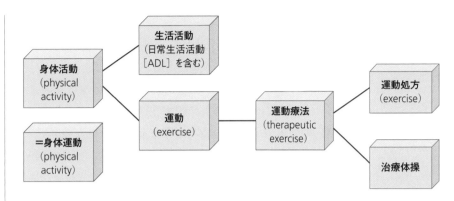

図3-3-4-1│**身体活動からみた種々の運動とその関係**

● **運動**：体力の維持・向上を目的として計画的・意図的に実施されたもの。ストレッチングなどの低強度運動から、速歩やジョギング、テニス、水泳などの中強度以上の運動をいう。

　昨今、リハビリテーション医療における運動療法のとらえ方は、いわゆる残存機能を使ってADL向上、起居・移動動作の訓練を行うとする考え方から、「運動そのものを発生させ、動作を獲得させること（学習）」と定義されている認知運動療法[2]まで多種多様であるが、冗長な言い方をすれば、運動療法は有益な効果を有する治療手段といえよう。特に、心理的要素を含めた身体諸組織に生じる良好な反応や効果を利用して身体機能の維持・改善をはかり、疾病や障害の発生を予防し、個々のニーズと目的に即した治療を実施する運動の手段といえる。

3. 運動療法に期待される効果

　わが国では、成人病の中でも、生活習慣病と呼ばれる糖尿病、高血圧、脂質異常症、虚血性心疾患等の発生の重要な要因として、運動不足が明らかになっている。これらの疾患については、従来の薬物療法に加えて、食事療法と運動療法の重要性が高いとされ、併用が推奨されている。初期段階で食事療法と運動療法を組み合わせることによって、疾患の正常化が可能となる。

　また最近では、がんや精神神経系疾患などによるストレス性症状の改善にも効果が期待されている。軽度認知障害（MCI）に対する運動の効果も、いくつかの研究結果が報告されている[3,4]。

　いずれの場合も、関節機能の改善、筋力の増強、全身耐久性の向上、動作の改善、転倒予防、痛みの緩和などを目的として、運動を通して身体機能の改善や生活の質の向上をはかることになる。

認知症予防に対する運動の効果

　身体活動および運動習慣がアルツハイマー病および血管性認知症の発症数を減少させるか否かに関する疫学研究が多く散見される（表3-3-4-1）。多くの報告が長期間の疫学研究であり、地域在住高齢者に対して30年間の経過を観察したものもある。それらの多くが、身体活動や運動習慣により、認知機能低下および認知症の発症に対して防御的な効果があったことを報告している[5-10]。

● 週3回以上、歩行よりも負荷の高い運動を行った群（高運動群）において、認知機能障害、アルツハイマー病、その他の病型の認知症の発症数が有意に少なかった。また、読書、ゲーム、楽器演奏などの知的活動が認知症の発症数を減少させたが、身体活動では発症数を減少させたのはダンスのみであった[11]。

● 18,766人の女性に日常生活での活動度を質問紙にて調査した研究結果から、頻度や時間が認知機能に影響することがわかった[12]。

● 日系米国人男性を対象とした長期的な前向きコホート研究であるHono-lulu-Asia Aging Study（HAAS）[3]において、歩行距離が最小だった群（0.4 km/日未満）では、3.22 km/日を超えていた群と比較して、年齢補正後、認知症発症数が1.8倍高かった。

認知症に対するリハビリテーション

1. 認知症に対するリハビリテーションの基本的な考え方

　ICD-10（国際疾病分類第10版）では、認知症は「通常、慢性あるいは進行性の脳疾患によって生じ、記憶、思考、見当識、理解、計算、学習、言語、判断など多数の高次脳機能障害からなる症候群」とされている[13]。したがって、一般的に正常に発達した知的機能が、脳の後天的な器質的な障害により生じる持続的な認知機能（知的機能）の低下、そして日常生活に支障をきたす「器質性疾患」と定義される。よって認知症を予防するには、脳機能の活性化もさることながら、そのための身体活動（運動）、栄養・食生活の3つが基本となる。

　認知症に対するリハビリテーションの基本的な考え方は、日常生活の中でコミュニケーションを充実させて脳の機能を活性化することを心がけることを基盤に、身体活動（運動）、栄養・食生活に関しては、リハビリテーション医療による生活習慣病対策を意識した実践が重要とされる。

表3-3-4-1 │ 身体活動および運動習慣による認知機能への影響に関する疫学研究

著者	対象	研究内容	結果
Rolland, Y. ら[5]	地域在住の高齢者を2.5〜30年間、経過観察	長期疫学研究として、身体活動の種類、期間、強度の観点から、最適な予防および治療戦略を検討したレビュー	認知機能低下および認知症の発症に関して防御的な効果があった
Ravaglia, G. ら[6]	749人の65歳以上の高齢者を平均3.9年間、経過観察（イタリアにおける前向き疫学研究）	よく歩く群と、そうでない群を比較検討	よく歩く群は、そうでない群に比べて、血管性認知症発症のオッズ比は0.29（95%CI：0.12-0.66）で有意に少なかったが、アルツハイマー病の発症に明らかな差はみられなかった
Rovio, S. ら[7]	65〜79歳の地域在住の高齢者1,449人の平均21年間の追跡調査	中年期に週に少なくとも2回、中等度の身体活動を行った群と、そうでない群を比較検討	週に少なくとも2回以上の身体活動を行った群は、そうでない群と比べて、認知症発症のオッズ比は0.48（95%CI：0.25-0.91）、アルツハイマー病発症のオッズ比は0.38（95%CI：0.17-0.85）で、発症を有意に減少させた
Laurin, D. ら[8]	4,615人の65歳以上の地域高齢者を5年間、経過観察（カナダにおける前向き疫学研究）	週3回以上、歩行よりも負荷の高い運動を行った群（高運動群）、週3回以上の歩行と同程度の運動を行った群、運動をしない群を比較検討	高運動群では、そうでない群と比べて、認知機能障害発症のオッズ比0.58（95%CI：0.41-0.83）、アルツハイマー病発症のオッズ比0.50（95%CI：0.28-0.90）、その他の病型の認知症発症のオッズ比0.63（95%CI：0.40-0.98）で、有意に少なく、定期的な運動が認知症の発症を減少させた
Larson, E.B. ら[9]	1,740人の65歳以上の地域高齢者を平均6.2年間、経過観察（シアトル近郊における前向き疫学研究）	運動を週3回以上した群と、3回未満の群を比較検討	週3回以上運動した群は、認知症の発症が1,000人対して13人であり（オッズ比0.62［95%CI：0.44-0.86］）、19人が認知症を発症した3回未満の群と比べて、発症が有意に少なかった。
Lytle, M.E. ら[10]	1,146人の65歳以上の地域高齢者に対して、2年後の認知機能の低下について調査（ピッツバーグにおける前向き疫学研究）	運動習慣とMMSEを測定し、MMSEで3点以上の低下を認知機能低下とした	週3回以上、30分以上の運動を行った群の認知症発症のオッズ比は0.39（95%CI：0.19-0.78）で、そうでない群と比べて認知機能低下が有意に少なく、認知症の発症を減少させた
Verghese, J. ら[11]	地域在住の認知症がない高齢者469人を平均5.1年、経過観察	読書、パズル、ゲーム、カードゲーム、楽器演奏などの知的活動、およびテニス、ゴルフ、水泳、自転車、ダンス、散歩、階段の昇降、家内作業、ベビーシッターなどの身体活動を行った余暇活動の頻度と、認知症発症の関係を調査	124人に認知症（アルツハイマー病61人、血管性認知症30人、混合型認知症25人、その他のタイプの認知症8人）が発症した。読書、ゲーム、楽器演奏などの知的活動が認知症の発症数を減少させたが、身体活動ではダンスのみが発症数を減少させた
Abbott, R.D. ら[3]	1991〜1993年の期間、運動可能な71〜93歳の男性2,257人を対象とした前向きコホート研究（Honolulu-Asia Aging Study）	1日あたりの歩行距離を評価し、2回の神経学的検査によって認知症の発症を追跡調査。軽度の運動（ウォーキング）が認知症の発症数を減少させるかを調査	158人に認知症が発症した。歩行距離の最小群（0.4km/日未満）では、3.22km/日超群と比較して、発症数が1.8倍高かった（相対ハザード比：1.77［95%CI：1.02-2.86]）
Weuve, J. ら[12]	1986年、70〜81歳の18,766人の女性に、日常生活での活動度を質問紙にて調査し、また電話で認知機能について2年間に2回調査し、評価	最も身体活動レベルが高い群と最も身体活動が低い群の間で、認知症の発症率のオッズ比を求めた	身体活動レベルが高いと認知機能低下を20%減少させることができた。少なくとも1週間に1.5時間以上歩行する群は、週に40分以下しか歩行しない群よりも、認知機能低下が有意に減少した

2. ニューロリハビリテーション

　リハビリテーション医学においては、神経系は外界などによって常に機能的、構造的な変化を引き起こすニューロリハビリテーションという神経可塑性に注目した考え方が学問的基盤として大きく発展してきている。神経疾患あるいは神経損傷後のリハビリテーションにおいて、神経の可塑性をいかに引き出すかは、本質的に重要な課題とされている。

　中澤は、パラリンピックアスリートの脳が長期的トレーニングの結果、特徴的な再編成を起こすことを見出している。この再編成は、パフォーマンス向上を目指して、強いやる気の下に継続されたトレーニングの帰結としてとらえている。すなわち、パラリンピックアスリートの脳は、限界に近いトレーニングと強い意思が組み合わされたときに、脳がどこまで再編成され得るのかを実証するニューロリハビリテーションの最良モデルだとしている[14]。したがって、その実践には脳の可塑性を意識した取り組みも重要とされ、乳酸性作業閾値（LT）[*1]以下の習慣的な低強度運動は成体海馬神経新生（AHN）[*2]を促進し、またAHN促進因子である脳由来神経栄養因子（BDNF）[*3]やアンドロゲンを海馬で増加させることが明らかとなっている。

　さらに、低強度運動が高強度運動に比べてAHNを促進させる背景として、これまで想定されていた因子のほかに、新たに同定された遺伝子として、脂質代謝にかかわるアポリポ蛋白E（ApoE）、蛋白質合成にかかわるインスリン様成長因子Ⅱ（IGF-2）、インスリン受容体基質1（IRS1）、炎症性サイトカインであるIL1B、腫瘍壊死因子（TNF）がAHNに関与することが明らかとなった[15,16]。すなわち、海馬の可塑性を意識するならば、軽運動による運動プログラムが重要と考える。

スポーツと認知症

1. 若年性認知症の現状

　平成21（2009）年度に厚生労働省が実施した「若年性認知症の実態と対応の基盤整備に関する研究」によると、認知症は40歳代、50歳代の患者もめずらしくなく、若年性認知症者（64歳以下の認知症者）の数は4万人弱（37,800人程度）で、男性に多いとされている。有病率に関する推計結果では、5歳刻みの人口階層において、認知症全体の有病率は、30歳以降では1階層上がるごとにほぼ倍増する傾向があった[17]。

　基礎疾患としては、血管性認知症（39.8％）、アルツハイマー病（25.4％）、頭部外傷後遺症（7.7％）、前頭側頭葉変性症（3.7％）、アルコール性認知症（3.5％）、レビー小体型認知症（3.0％）の順であった。中でも頭部外傷後遺

*1　**乳酸性作業閾値（LT）**
LTはLactate Thresholdの略。乳酸は、運動のエネルギー源であるアデノシン三リン酸（ATP）の合成に必要なエネルギーを得るために糖を分解する過程で生成される代謝産物で、筋収縮のエネルギー源として利用される。血液中の乳酸の濃度を血中乳酸濃度という。運動の強度が上がるにつれて乳酸濃度は上昇し始め、やがて顕著に上昇する。血中乳酸濃度が急増する領域を乳酸性作業閾値という。健康づくりや生活習慣病の予防・改善としての運動を実施する場合、乳酸性作業閾値が運動強度の指標となる。

*2　**成体海馬神経新生（AHN）**
AHNはAdult Hippocampal Neurogenesisの略。記憶をつくり出す海馬では、一生、新たな神経細胞が生み出されているという現象。その神経細胞は既存の神経ネットワークに組み込まれて、学習や記憶などの海馬の機能を維持する。この細胞が減少すると、学習と記憶も衰退する。

*3　**脳由来神経栄養因子（BDNF）**
p.42 脚注*7を参照。

症は現在、推計2,910人（7.7％）ほどであるが、スポーツ選手が転倒や打撲などで頭部に強い衝撃を受けると、時には脳震盪を起こすこともあり、こういった繰り返される軽度の頭部外傷が将来、認知症のリスクにつながるのではないかとの議論となっている。

2. WHO指針（ガイドライン）による推奨

　2019年5月、WHOは認知症リスク低減に向けた初の指針（ガイドライン）を発表した。この中で、ライフスタイルの改善等によりリスクを減らすことで認知症の予防が可能であるとし、身体活動、禁煙、栄養、アルコール摂取などの12の介入手段をエビデンスと推奨レベル付きで提示している[18]（表3-3-4-2）。

　最も高いエビデンスレベルならびに推奨レベルが示されているのは、「身体活動（physical activity）」による介入である。具体的には、「認知機能が正常な人には、認知機能低下のリスクを減少させるために、身体活動を推奨すべきである」というステートメントを、エビデンスレベル「中等度（moderate）」、推奨レベル「強い（strong）」としている。一方、「軽度認知障害を有する人には、認知機能低下のリスクを減少させるために、身体活動が推奨されることがある」は、エビデンスレベル「低い（low）」、推奨レベル「限定的（conditional）」と示されている。そして、認知症発症にはその予防として身体活動を含めたスポーツ・運動に関するエビデンスが豊富であり、効果もより期待できる、としている。

　推奨される身体活動としては、WHOが2010年に発表した「健康のための身体活動に関する国際勧告」において、以下のことを推奨している[19]。

①65歳以上の成人に対して、1週間に少なくとも150分の中強度の有酸素性運動、または75分の激しい有酸素性運動を実施する。

②有酸素性運動は、1回につき少なくとも10分以上続ける。

③さらなる健康上の効果のため、週に300分まで中強度の有酸素性運動を増やすか、150分の激しい有酸素性運動を行う。

引用文献
1) 黒田善雄：運動療法の考え方，クリニシアン，4（361）：459–462，1987.
2) 宮本省三，沖田一彦：認知運動療法入門—臨床実践のためのガイドブック，協同医書出版社，2002.
3) Abbott, R.D. et al.：Walking and dementia in physically capable elderly men, JAMA, 292（12）：1447–1453, 2004.
4) Erickson, K.I. et al.：Exercise training increases size of hippocampus and improves memory, PNAS, 108（7）：3017–3022, 2011.
5) Rolland, Y. et al.：Physical activity and Alzheimer's disease：from prevention to therapeutic perspectives, J Am Dir Assoc, 9（6）：390–405, 2008.
6) Ravaglia, G. et al.：Physical activity and dementia risk in the elderly, Neurology, 70（19 Pt2）：1786–1794, 2008.
7) Rovio, S. et al.：Leisure-time physical activity at midlife and the risk of dementia and

表3-3-4-2 | WHO（世界保健機関）が示す認知症リスク低減に向けたガイドライン

介入手段	ステートメント	エビデンスレベル	推奨レベル
身体活動 (physical activity interventions)	認知機能が正常な人には、認知機能低下のリスクを減少させるために、身体活動を推奨すべきである	中等度（moderate）	強い (strong)
	軽度認知障害を有する人には、認知機能低下のリスクを減少させるために、身体活動が推奨されることがある	低い（low）	限定的 (conditional)
禁煙 (tobacco cessation interventions)	禁煙は、他の健康面での効果があるだけでなく、認知機能低下や認知症のリスクを減少させる可能性があるため、タバコを使用する人には介入を行うべきである	低い（low）	強い (strong)
栄養 (nutritional interventions)	認知機能が正常な人や軽度認知障害がある人には、認知機能の低下や認知症のリスクを減少させるために、地中海式食事療法が推奨されることがある	中等度（moderate）	限定的 (conditional)
	健康的な食事に関するWHO勧告に基づき、すべての人に健康的でバランスのとれた食事を推奨すべきである	低い～高い（食事の構成要素により異なる）(low to high)	限定的 (conditional)
	ビタミンBおよびE、多価不飽和脂肪酸および複合サプリメントは、認知機能低下や認知症リスクの減少のために推奨されるべきではない	中等度（moderate）	強い (strong)
アルコール摂取障害 (interventions for alcohol use disorders)	危険で害のあるアルコール摂取を減らすか、禁酒することは、他の健康面での効果に加えて、認知機能低下や認知症のリスクを減少させるため、認知機能が正常な人や軽度認知障害がある人には介入を行うべきである	中等度（観察的なエビデンス）(moderate)	限定的 (conditional)
認知介入（cognitive interventions）	認知訓練は認知機能低下や認知症のリスクを減少させるため、認知機能が正常または軽度認知障害がある高齢者に提供されることがある	かなり低い～低い(very low to low)	限定的 (conditional)
社会活動 (social activity)	社会活動と認知機能低下や認知症のリスク減少に関するエビデンスは不十分である	—	—
	社会参加と社会的支援は生涯を通じて健康と幸福に強く結び付いており、社会的包摂（social inclusion）は生涯にわたって支援されるべきである	—	—
体重管理（weight management）	中年期の過体重や肥満に対しては、認知機能低下や認知症のリスクを減少させるために介入を行うことがある	低い～中等度(low to moderate)	限定的 (conditional)
高血圧の管理 (management of hypertension)	高血圧の人に対しては、既存のWHOガイドラインに従って、高血圧の管理を行うべきである	低い～高い（介入により異なる）(low to high)	強い (strong)
	高血圧の人に対しては、認知機能低下や認知症のリスクを減少させるため、高血圧の管理を行うことがある	かなり低い（認知症の転帰との関連において）(very low)	限定的 (conditional)
糖尿病の管理 (management of diabetes mellitus)	糖尿病の人に対しては、既存のWHOガイドラインに従って、薬物療法や生活習慣介入の形で糖尿病の管理を行うべきである	かなり低い～中等度（介入により異なる）(very low to moderate)	強い (strong)
	糖尿病の人に対しては、認知機能低下や認知症のリスクを減少させるため、糖尿病の管理を行うことがある	かなり低い(very low)	限定的 (conditional)
脂質異常症の管理 (management of dyslipidaemia)	中年期の脂質異常症の人に対して、認知機能低下や認知症のリスクを減少させるため、管理を行うことがある	低い（low）	限定的 (conditional)
うつ病の管理 (management of depression)	認知機能低下や認知症のリスクを減少させるために抗うつ薬の使用を推奨するには、現在のところエビデンスが不十分である	—	—
	うつ病の人に対しては、既存のWHO mhGAPガイドラインに従って、抗うつ薬や心理的介入の形で管理を行うべきである	—	—
難聴の管理 (management of hearing loss)	認知機能低下や認知症のリスクを減少させるために、補聴器の使用を推奨するには、エビデンスが不十分である	—	—
	WHO ICOPEガイドラインで推奨されているように、難聴を適時に特定し管理するために、スクリーニング後に補聴器を提供すべきである	—	—

（World Health Organization：Risk reduction of cognitive decline and dementia：WHO guidelines, WHO, 2019）

Alzheimer's disease, Lancet Neurol, 4 (11)：705-711, 2005.

8) Laurin, D. et al.：Physical activity and risk of cognitive impairment and dementia in elderly persons, Arch Neurol, 58 (3)：498-504, 2001.

9) Larson, E.B. et al.：Exercise is associated with reduced risk for incident dementia among persons 65 years of age and older, Ann Intern Med, 144 (2)：73-81, 2006.

10) Lytle, M.E. et al.：Exercise level and cognitive decline：the MoVIES project, Alzheimer Dis Assoc Disord, 18 (2)：57-64, 2004.

11) Verghese, J. et al.：Leisure activities and the risk of dementia in the elderly, N Engl J Med, 348 (25)：2508-2516, 2003.

12) Weuve, J. et al.：Physical activity, including walking, and cognitive function in older women, JAMA, 292 (12)：1454-1461, 2004.

13) 日本神経学会 監修：認知症疾患診療ガイドライン2017，p.2，医学書院，2017.

14) 中澤公孝：パラリンピックブレイン―パラアスリートの脳の再編，第3回日本理学療法イニシアティブ研究会学術大会抄録，2017.

15) 征矢英昭ほか：海馬の可塑性を高める軽運動効果―新たな運動プログラムの開発をめざして，日本生物学的精神医学会誌，26 (1)：59-63，2015.

16) Soya, H. et al.：BDNF induction with mild exercise in the rat hippocampus, Biochem Biophys Res Commun, 358 (4)：961-967, 2007.

17) 厚生労働省：若年性認知症の実態等に関する調査結果の概要及び厚生労働省の若年性認知症対策について．https://www.mhlw.go.jp/houdou/2009/03/h0319-2.html

18) World Health Organization：Risk reduction of cognitive decline and dementia：WHO guidelines, WHO, 2019.
https://apps.who.int/iris/bitstream/handle/10665/312180/9789241550543-eng.pdf?ua=1

19) 宮地元彦，久保絵里子 訳：健康のための身体活動に関する国際勧告（WHO）日本語版．
http://www.nibiohn.go.jp/files/kenzo20120306.pdf

（小松泰喜）

5

［ベクトル3］残存認知機能の増強

睡眠のメカニズムと認知機能

睡眠は覚醒の一時的な中断の時期である。睡眠の状況は、大局的には身体の動きがなくなり、外界からの刺激に対する応答が鈍い点で特徴的である。一方で、速やかに覚醒状態へと移行する能力が保たれていることなどから、昏睡状態や麻酔をかけられた状態とは異なる。また、睡眠が不足すると、その分の睡眠を取り戻そうとする作用が働く。すなわち、睡眠は内的な必要性によって促進される。

近年、睡眠の機能については、この作用が示すような身体の恒常性の維持にかかわるはたらきのみならず、記憶等の脳内の処理過程においても、睡眠は重要な役割を果たしていることが示唆されつつある。この役割についてはまだ十分に解明されていないが、認知機能の神経基盤、すなわち脳の可塑性、あるいは神経細胞のネットワークの構築等とも関連するような、神経系の構造や脳領域間の機能的ネットワークが睡眠によって変わること等が観察されている。また、加齢とともに睡眠と認知機能の両者に問題が生じることも確認されている。そこで本項では、睡眠と認知機能のかかわりについて紹介する。

ヒトの睡眠と脳波

1. 睡眠パターン

ヒトの睡眠には、急速眼球運動（REM）*1 が観察されるレム（REM）睡眠と、観察されないノンレム（non-REM）睡眠*2 の2つの質の異なる睡眠がある[1]。これら2つの睡眠の質の違いは、眼球運動をとらえることができる眼電図以外に、脳波、筋電図、心電図、呼吸運動波形等でも認められる。さらには、これらの生体信号を用いて判定されるヒトの睡眠段階の分類基準では、ノンレム睡眠は、浅い睡眠（N1、N2）と脳波に徐波が出現する深い睡眠（N3［徐波睡眠］）に分類される。

ヒトの一晩の睡眠はこれらの睡眠の繰り返しで構成される[1]。ただし、各睡眠の出現するタイミングには偏りがあり、一般的には、徐波睡眠の多くは

*1　レム（REM）睡眠
REM は Rapid Eye Movement の略。浅い眠りで眼球が急速に動くことがある状態。筋肉の活動は抑制されているが、脳は活動して覚醒状態にある。夢を見るのはレム睡眠時が多く、記憶定着が進む。

*2　ノンレム（non-REM）睡眠
急速眼球運動を伴わない睡眠。脳活動が低下し、交感神経の活動も減退して、心拍数や呼吸数、血圧が低下する。睡眠の深さによりN1、N2、N3の3段階に分かれる。一般的に、N1とN2は浅い眠り、N3は深い眠りとされる。

一晩の睡眠期間の前半に出現し、N2やレム睡眠は睡眠期間の後半に多く出現する。また入眠時には、通常、まず短時間のN1が出現し、N2の期間を経て徐波睡眠へと移行する。その後、再びN2の期間を経てレム睡眠が出現する（図3-3-5-1）。こうした睡眠段階の移行過程、あるいはノンレム睡眠とレム睡眠の一連は睡眠サイクルと呼ばれ、ヒトではその長さが約90分で、一晩の睡眠で4〜5回繰り返し出現する。

2. 睡眠と脳波

　脳波は睡眠段階の分類に使用されているように、覚醒時と各睡眠段階時の間でその様子が異なる（図3-3-5-2）。

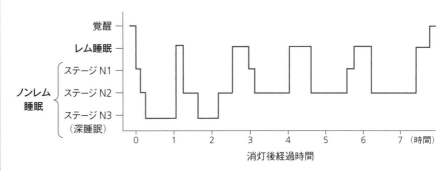

図3-3-5-1｜**睡眠サイクル**

（Pace-Schott, E.F., Spencer, R.M.：Age-related changes in the cognitive function of sleep, Prog Brain Res, 191：75-89, 2011）

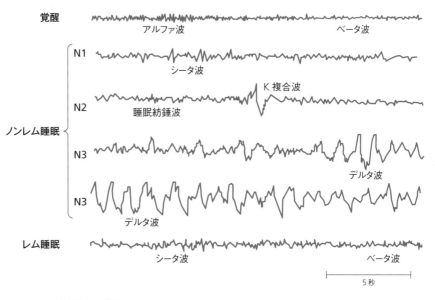

図3-3-5-2｜**睡眠時の脳波**

（Horn, J.A.：Why We Sleep：The Functions of Sleep in Humans and Other Mammals, Oxford University Press, 1988）

- ●覚醒時：低振幅のアルファ（α）波（8〜13 Hz）とベータ（β）波（13〜30 Hz）が主に観察される。
- ●睡眠時
  - ・N1の期間：周期がより長いシータ（θ）波（4〜8 Hz）が主に観察される。
  - ・N2の期間：0.5〜3秒間持続する11〜15 Hzの睡眠紡錘波（特に中心頭頂部には13〜15 Hzの速い睡眠紡錘波、前頭部には11〜13 Hzの遅い睡眠紡錘波）とK複合波（高振幅の鋭い二相性の波形）が散発的に出現する。
  - ・N3の期間：高振幅のデルタ（δ）波（1〜4 Hz）や徐波（<1 Hz）が観察される。また頭蓋内の脳波では、海馬で生成されるリップル波（80〜200 Hz）が観察される。
  - ・レム睡眠の期間：覚醒時と同じように低振幅のアルファ波やベータ波が観察されるが、急速眼球運動と筋緊張の欠如が認められる点で覚醒時とは異なる。さらに、橋（pons）、外側膝状体（lateral geniculate body）、後頭皮質（occipital cortex）と伝わる神経活動により生じるPGO波も散発的に出現する。

睡眠の制御

覚醒、ノンレム睡眠、レム睡眠の脳内の状態には、上行性網様体賦活系[*3]に含まれる脳幹や前脳基底部がかかわっている[2]。これらは、セロトニン作動性神経、ノルアドレナリン作動性神経、コリン作動性神経等を大脳皮質、視床、海馬、扁桃体等に投射し、覚醒時には、セロトニン作動性神経、ノルアドレナリン作動性神経、コリン作動性神経の活動は活発である。一方、睡眠時には、ノンレム睡眠が深くなるほどこれらの神経の活動は減少し、すなわち上位中枢に対する神経調節が低下し、睡眠紡錘波、K複合波、徐波といった視床等での神経活動を反映する散発的・周期的な脳波がみられるようになる。またレム睡眠時では、セロトニン作動性神経とノルアドレナリン作動性神経は活動をほぼ停止するが、コリン作動性神経は覚醒時と同様に活動が活発となり、これによりレム睡眠では覚醒時に類似した脳波が観察されると考えられている。

覚醒と睡眠の切り替わりには、主には恒常性機構と概日リズム[*4]機構の作用がある。恒常性機構は、覚醒時間が長くなるに従いアデノシン等が蓄積し、その程度（睡眠圧[*5]）に応じて睡眠時間が制御される仕組みである（こうした作用をもつ物質は「睡眠物質」と呼ばれている）。一方、概日リズム機構は、概日リズムを生成する生物時計によって睡眠の時間帯が制御される仕組みである。ヒトの睡眠の傾向性（例えば、覚醒レベルや眠気レベル）の時間変

*3　**上行性網様体賦活系**
脳幹網様体賦活系ともいう。脳の脳幹部・網様体にある中枢から大脳に上行性の刺激を送り、大脳を活性化して覚醒状態をつくり出す。同時に、睡眠にかかわるシステムを抑制する。

*4　**概日リズム**
サーカディアンリズムともいう。約24時間周期で変動する生理現象で、地球上のほとんどの生物に存在している。

*5　**睡眠圧**
長時間覚醒したときの睡眠を引き起こす駆動力。アデノシンがこの駆動力の1つとして働くといわれている。

化は、これらの機構で構成される数理モデル（2プロセスモデル[3,4]）で説明可能であることが確認されている。

これらの機構や制御にかかわる脳内の中心的な部位は、視床下部の前方に存在する腹外側視索前野と視交叉上核である。腹外側視索前野は、アデノシンにより誘発されるGABA作動性神経とガラニン作動性神経の活動により覚醒系の神経の活動を抑制することで睡眠を誘導する。一方、視交叉上核は概日リズムを生成する生物時計の中枢である。外界の時刻情報として、主には光が視交叉上核に作用し、視交叉上核が中枢神経系や末梢組織の概日リズムを調整する。また視交叉上核は、覚醒系の神経の活動を間接的に調整すると考えられている。

なお、ノンレム睡眠とレム睡眠は、入眠後でのセロトニン・ノルアドレナリン作動性神経とコリン作動性神経の相互作用により周期的に切り替わる[2]。

加齢と睡眠

健常な成人では、加齢とともに、就床から入眠までの時間（入眠潜時）と入眠後の覚醒時間が増加し、一方で、総睡眠時間と徐波睡眠時間が減少する。その結果、睡眠効率（就床時間に対する睡眠時間の割合）が低下する[5]。これらの変化に伴い、なかなか眠れないこと、入眠後の中途覚醒が多い・長いこと、実質の睡眠時間が短いこと等を睡眠の問題として感じる高齢者は少なくない。また、N1やN2の総時間の割合が増加するとともに、睡眠時の脳波ではデルタ波のパワーが減少する。さらに高齢者では、一晩の睡眠における睡眠紡錘波の総発生数や時間あたりの発生頻度が若年成人と比較して少ないことが確認されている[6]。なお、レム睡眠時間は加齢に伴い減少するが、その減少の程度は徐波睡眠と比較すると小さい。

睡眠のこれらの変化や問題が加齢に伴い多く生じるようになる背景の1つには、概日リズム機構の加齢変化がある。例えば高齢者では、より若い人と比較して、光による生物時計の同調作用が弱く、すなわち、睡眠−覚醒の日周リズムと外界の明暗リズムとの同調性が弱い。このことの要因には、視交叉上核の機能低下や、昼間に明るい光を浴びる量が減少すること等がある。また、加齢に伴う総睡眠時間の減少、睡眠効率の低下、中途覚醒の増加は、加齢に伴う睡眠圧の低下によっても生じる可能性がある。これまでの研究では、眠気レベルの日周変動の大きさ（振幅）は、高齢者では、より若い成人と比較して小さいことが示唆されている[7]。これらの加齢に伴う変化の要因の1つは、昼寝をすること、すなわち覚醒の断片化である。ただし、睡眠圧の変化に対する恒常性機構の作用は、高齢者と若年成人の間で差がないこと

が確認されている[8]。

睡眠と認知機能

　睡眠が十分ではない状況、すなわち睡眠不足の状況は、認知機能の低下と関連することが多くの研究で確認されている。この関係を説明する神経生理学的メカニズムはまだ不明な点が多いものの、これまでの結果では、睡眠不足時での認知機能の低下は、注意の持続や高次の認知機能を支える主要な脳領域である前頭前皮質がうまく作動しないことで生じることが示唆されている。すなわち、睡眠不足時の覚醒時の前頭中心部の脳波では、シータ波、アルファ波のパワーがそれぞれ増加、減少すること[9]、前頭前皮質の代謝が減少すること[10]、これらは注意の低下や反応時間の延長と関連することが認められている。さらには、睡眠不足時には視床や一次視覚野でも神経活動の低下が認められ、これらも注意の持続やその他の認知機能の成績の低下に関与していることが示唆されている[11]。

　一方、睡眠は記憶の定着を促すことが示唆されている。記憶定着は、新規に獲得した不安定な記憶を、より安定で永続的な長期記憶に変換する作用である。これまでの研究では、例えば、徐波睡眠の剥奪が、海馬の神経での長期増強を抑制し、課題に関連する情報の記銘を妨げる可能性があること、海馬でのこれらの変化は、海馬依存性の記憶想起の成績低下と関連すること、が確認されている。このような結果等から、徐波睡眠は、記憶（宣言的記憶や手続き［非宣言的］記憶[*6]）の定着に重要な期間であると考えられている[12]。また特に、速い睡眠紡錘波が記憶定着において重要な役割があると考えられている。速い睡眠紡錘波は、海馬の血流動態の活性化と関連して出現し[13]、その活性化は、覚醒時に獲得された記憶の神経細胞での再生に関与すると考えられている[14]。

　睡眠紡錘波は、睡眠状態にある脳を外的環境から隔離する役割がある可能性もある。具体的には、睡眠紡錘波は感覚入力を遮断し、それにより感覚入力が大脳皮質に到達しないため、睡眠からの覚醒を抑制する可能性がある。これまでの研究では、睡眠紡錘波が出現しているノンレム睡眠の状態にある人を覚醒させるには、より大きな音量の聴覚刺激が必要であることや、睡眠紡錘波が多い人では、ノンレム睡眠時での音刺激に対する耐性がより強く、覚醒が生じにくいことが示されている[15]。こうした作用は、睡眠紡錘波と記憶等の認知機能の成績との関連性の一部を説明する可能性がある。なお、概日リズムの変調は、睡眠への影響を介して、認知機能検査の成績の低下や認知機能障害の発症リスクの増大に関与する可能性がある。

*6　宣言的記憶と手続き（非宣言的）記憶
記憶を、意識的に言明できるか否かという基準に基づき分類すると、宣言的記憶と手続き（非宣言的）記憶に分けられる。
宣言的記憶はさらに、過去の出来事に関する記憶（エピソード記憶）と、物事や知識に関する記憶（意味記憶）に分類される。日常生活で記憶という場合は、宣言的記憶を指すことが多い。手続き（非宣言的）記憶とは、自転車の乗り方など、技術や習慣的な行動を身体で覚えるような記憶を指す。

睡眠とアルツハイマー型認知症

　睡眠とアルツハイマー型認知症との関連性も、これまでの研究で示唆されている。アルツハイマー型認知症は主な認知症の型の1つである。アルツハイマー型認知症では、記憶、特に宣言的記憶の1つであるエピソード記憶が次第に消失することが特徴的な症状であるが、睡眠の問題を抱える人も少なくない。なお、アルツハイマー型認知症の主な神経病理学的特徴は、アミロイドβの集積（老人斑）と神経原線維変化である。

　アルツハイマー型認知症者の睡眠の問題としては、睡眠の概日リズム制御機構と関連することとして、夜間の睡眠時に覚醒しやすいこと、日中の眠気レベルが高く、しばしば昼寝をすること[16]、活動–休息の24時間リズムが不安定・不明瞭であることが主に観察される[17]。特に、睡眠の断片化[18]、不眠の症状[19] は、後のアルツハイマー型認知症の発症リスク増大と関連することや、アルツハイマー型認知症の初期段階から認められることから、このような睡眠の問題はアルツハイマー型認知症の要因である可能性もある。

　睡眠の問題は、脳のアミロイドβの集積と関連することが示唆されている。例えば、慢性的な低酸素はアミロイドβ集積を増大することから[20]、睡眠時の呼吸障害で繰り返し生じる血中の低酸素の状況もアルツハイマー型認知症の要因である可能性がある。また実際に、アルツハイマー型認知症者では、閉塞性の無呼吸を睡眠時に繰り返し生じる人が多い。

　睡眠とアミロイドβの関係については、動物実験では、睡眠時に脳の間質液のアミロイドβ濃度が減少し、覚醒時に濃度が増加すること、ヒトでは同様に、睡眠時に脳脊髄液中のアミロイドβ濃度が減少し、覚醒時に濃度が増加することも確認されている[21]。これらのことから、睡眠の断片化や不眠症状には、覚醒時間の増加や睡眠時間の減少によるアミロイドβの集積効果がある可能性がある。

　なお、睡眠とアミロイドβの関係には、脳内のリンパ系システムの関与が推測されている。脳内のリンパ系システムは、脳間質液と脳脊髄液のアミロイドβ等を脳外へと排出するシステムであり、徐波睡眠中に活動が増加、すなわち徐波睡眠中にアストロサイト[*7]が縮小し、血管周囲腔へのアミロイドβ等の排出がより促されることが動物実験で報告されている[22]。

*

　睡眠と認知機能の関連や、その間をつなぐ生体メカニズムが明らかにされつつある。しかしながら、多くの研究は若年成人を対象として実施されており、また、加齢に伴い睡眠と認知機能の関係が変わる可能性も考えられること[23] から、高齢者において、睡眠の量や質の加齢変化や問題を改善するこ

*7　アストロサイト
中枢神経系に存在するグリア細胞（神経系を構成する神経細胞ではない細胞の総称）の1つ。神経細胞に栄養を与えたり、過剰なイオンや神経伝達物質を速やかに除去することにより、神経細胞の生存とはたらきを助ける。アストロサイトには、睡眠時に脳から有害物質を取り除くはたらきがあることもわかり始めている。

とで認知機能低下の予防や改善がもたらされるかは自明ではない。また、高齢期以前での睡眠の問題の改善により、高齢期での認知機能の低下や問題を防ぐことができるかについても、検討を必要とする問いである。これらの関係の解明は、超高齢社会にとっての重要な課題の1つであろう。

引用文献

1) Rechtschaffen, A., Kales, A. : A Manual of Standardized Terminology, Techniques and Scoring System for Sleep Stages of Human Subjects, US Government Printing Office, National Institue of Health Publication, 1968.

2) Pace-Schott, E.F., Hobson, J.A. : The neurobiology of sleep : genetics, cellular physiology and subcortical networks, Nat Rev Neurosci, 3 (8) : 591-605, 2002.

3) Borbély, A.A. : A two process model of sleep regulation, Hum Neurobiol, 1 (3) : 195-204, 1982.

4) Daan, S. et al. : Timing of human sleep : recovery process gated by a circadian pacemaker, Am J Physiol, 246 (2 Pt 2) : R161-183, 1984.

5) Ohayon, M.M. et al. : Meta-analysis of quantitative sleep parameters from childhood to old age in healthy individuals : developing normative sleep values across the human lifespan, Sleep, 27 (7) : 1255-1273, 2004.

6) Crowley, K. et al. : The effects of normal aging on sleep spindle and K-complex production, Clin Neurophysiol, 113 (10) : 1615-1622, 2002.

7) Dijk, D.J. et al. : Age-related reduction in daytime sleep propensity and nocturnal slow wave sleep, Sleep, 33 (2) : 211-223, 2010.

8) Cajochen, C. et al. : Age-related changes in the circadian and homeostatic regulation of human sleep, Chronobiol Int, 23 (1-2) : 461-474, 2006.

9) Cajochen, C. et al. : Power density in theta/alpha frequencies of the waking EEG progressively increases during sustained wakefulness, Sleep, 18 (10) : 890-894, 1995.

10) Thomas, M. et al. : Neural basis of alertness and cognitive performance impairments during sleepiness. I. Effects of 24 h of sleep deprivation on waking human regional brain activity, J Sleep Res, 9 (4) : 335-352, 2009.

11) Thomas, M.L. et al. : Neural basis of alertness and cognitive performance impairments during sleepiness : II. Effects of 48 and 72 h of sleep deprivation on waking human regional brain activity, Thalamus & Related Systems, 2 (3) : 199-229, 2003.

12) Scullin, M.K. : Sleep, memory, and aging : The link between slow-wave sleep and episodic memory changes from younger to older adults, Psychol Aging, 28 (1) : 105-114, 2013.

13) Clemens, Z. et al. : Fine-tuned coupling between human parahippocampal ripples and sleep spindles, Eur J Neurosci, 33 (3) : 511-520, 2011.

14) Ji, D., Wilson, M.A. : Coordinated memory replay in the visual cortex and hippocampus during sleep, Nat Neurosci, 10 (1) : 100-107, 2007.

15) Dang-Vu, T.T. : Neuronal oscillations in sleep : insights from functional neuroimaging, Neuromolecular Med, 14 (3) : 154-167, 2012.

16) Guarnieri, B. et al. : Prevalence of sleep disturbances in mild cognitive impairment and dementing disorders : a multicenter Italian clinical cross-sectional study on 431 patients, Dement Geriatr Cogn Disord, 33 (1) : 50-58, 2012.

17) Hatfield, C.F. et al. : Disrupted daily activity/rest cycles in relation to daily cortisol rhythms of home-dwelling patients with early Alzheimer's dementia, Brain, 127 (Pt 5) : 1061-1074, 2004.

18) Lim, A.S. et al. : Sleep fragmentation and the risk of incident Alzheimer's disease and cognitive decline in older persons, Sleep, 36 (7) : 1027-1032, 2013.

19) Osorio, R.S. et al. : Greater risk of Alzheimer's disease in older adults with insomnia, J Am Geriatr Soc, 59 (3) : 559-562, 2011.

20) Li, L. et al. : Hypoxia increases Abeta generation by altering beta- and gamma-cleavage of APP, Neurobiol Aging, 30 (7) : 1091-1098, 2009.

21) Kang, J.E. et al. : Amyloid-beta dynamics are regulated by orexin and the sleep-wake cycle, Science, 326 (5955) : 1005-1007, 2009.

22) Xie, L. et al. : Sleep drives metabolite clearance from the adult brain, Science, 342 (6156) : 373-377, 2013.

23) Scullin, M.K, Bliwise, D.L. : Sleep, cognition, and normal aging : integrating a half century of multidisciplinary research, Perspect Psychol Sci, 10 (1) : 97-137, 2015.

（東郷史治）

健康科学の最近の知見

楽しい運動と環境づくり

運動は生活習慣病だけでなく認知症の予防や治療にも有効であることが、近年の研究で明らかになってきている。米国で行われた研究では、運動習慣のある人の認知症発病リスクは、運動習慣のない人と比べると3割以上少なかったと報告されている[1]。治療においても、トレーニングマシンを利用した軽い運動により身体の活動性を回復させることで活動意欲を高め、認知症の症状を改善しようという試み（パワーリハビリテーション）を取り入れている病院がある。

しかし、健康のために運動をしようと思うと、始めるためにひと苦労なだけでなく、効果が出始めるまで、そして習慣として身につくようになるまで継続することもまたひと苦労である。したがって、超高齢社会を迎えた現在、日常生活に取り入れやすい運動の開発や、運動の継続を支援する方法の研究はますます重要になってきている。本項ではそれらに関連した最近の知見の一部、および筆者らが行ってきた研究や取り組みについて紹介したい。

日常動作の中にエクササイズ要素を取り入れる

2012年に報告されたある国際共同研究によると、122か国の成人のうち、身体活動が不十分な人々の割合は3割以上、日本を含む中間所得国以上に限定すると4割以上にものぼる[2]。これには車や電車といった交通手段の発展や、デスクワーク中心の職場環境といった現代的な生活様式が影響していると考えられる。そのため、身体活動量を増加させるためには、日常生活の中に運動を意識的に取り入れることが重要である。

しかし、スポーツ庁が2017年に行った調査によれば、現代人が運動を実施できない理由として最も多くあげているのは、「仕事や家事が忙しいから」である[3]。そこで、日常動作の中にエクササイズ要素を取り入れるという方策が考えられる。例えば、歩行は日常生活の中で誰もが実施する運動である。これを早歩きや大股歩行にすることで、運動強度および身体活動量を増加さ

せるという方法が考えられる。実際、酸素摂取量（運動強度の指標の1つ）は歩行速度に比例して増えることが示されている[4]。また、歩幅を通常歩行時より20％大きくすれば、エネルギー消費量が約36％上昇することが報告されている[5]。

　ただし、日常の歩行をすべて早歩きや大股歩行に置き換えるのは、体力が低い人にとっては負担が大きすぎる可能性がある。そこで筆者らは「3歩に1歩（または2歩）を大股にする」という新しいエクササイズを考案し（図3-4-1-1）、酸素摂取量や下肢3関節に生じる関節トルク[*1]を通常歩行や大股歩行と比較した。酸素摂取量は、3歩に1歩大股にすることで21％、3歩に2歩大股にすることで35％向上した（通常歩行比）。膝関節の伸展トルクは、大股歩幅にすることで階段を1段上るときと同じくらいの最大値を示すことが明らかになった。

　ところで、読者の中には、「なぜ通常歩行と大股歩行を別々に行うのでなく、一連の動作として組み合わせる必要があるのか」という疑問をもたれた方もいるだろう。これは、歩きながら「1、2、3、1、2、3、……」と歩数を数えてもらうことを意図したものだからである。このような2つの事柄を同時に行うことを求める課題は「二重課題」と呼ばれ、認知機能や注意配分の評価手法として広く用いられている。実は、軽度の認知機能障害をもった高齢者に二重課題の要素を取り入れた運動プログラムを実施したところ、記憶力の維持や脳萎縮の度合いに有意な介入効果が得られたという報告がある[6]。つまり、筆者らが新しい歩行エクササイズを考案した背景には、通常

＊1　トルク
物体（ここでは関節）を回転させたり、回転を止めさせたりする力の作用のこと。

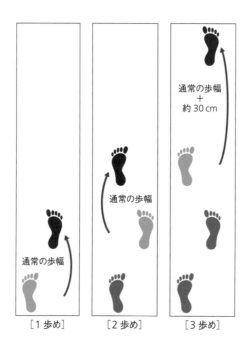

通常の歩幅
＋
約30cm

通常の歩幅

通常の歩幅

［1歩め］　［2歩め］　［3歩め］

3歩を1周期とし、1歩め、2歩めを通常の歩幅、3歩めを通常の歩幅＋約30cmで歩く。

図3-4-1-1｜筆者らが考案した新しい歩行エクササイズの模式図（一例）

歩行と大股歩行を一連の動作として組み合わせることにより、運動強度を段階的に調節できるだけでなく、認知機能のトレーニング効果も期待できるのではないか、という見込みがある。今後、長期的な介入効果などを検討していく予定で、現在研究を進めているところである。

環境を整えて運動を続けやすくする

ここまでは時間がない人のためのエクササイズを紹介したが、「時間はつくれるが、習慣づけることが難しい」という悩みをおもちの人もいるだろう。そうした人には、運動を行う環境を整え、その力を借りて動機づけを高める・維持することが有効かもしれない。

運動継続の動機づけにとって有効な要素には様々なものが知られているが、目標を達成できるという自信や、実際に目標を達成できたときの充足感などは特に重要であることが知られている。したがって、適切な目標設定や、設定した目標を達成できるようにするための支援環境もまた重要である。ここでは特に後者に関する知見について、その中でも社会的環境や音楽リズムがもつ効果という話題を取り上げたい。

1. 社会的環境の効果

社会的環境は、運動の動機づけと関連する要因の中でも重要なものの1つである。その中でもソーシャルサポートの有無やその程度は、運動を始めたり続けたりする上で重要だと考えられている。

ソーシャルサポートとは、家族や友人、医師、インストラクターなど周囲の人からの有形・無形の援助のことで、大きく4種類に分類される（表3-4-1-1）。ソーシャルサポートを十分に受けられている人は、そうでない人と比べて高い身体活動レベルを有している傾向があることが様々な研究で報告されている。これには、援助によって安心感や帰属意識、ストレスや様々な問題への対処能力が高まることが関係していると考えられている。

表3-4-1-1│ソーシャルサポートの種類と内容

種類	内容
精神的サポート	共感、愛情、信頼、配慮、傾聴、励ましなど
物質的サポート	用具、衣装、必要な費用・サービスなどの提供
情報のサポート	課題の発見や目標の設定に有用な助言や示唆、情報の提供
評価のサポート	フィードバック、是認、比較などを含む自己評価・振り返りに有用な情報の提供

社会的環境は、ソーシャルサポートのように心理的・認知的・感情的な側面へ作用するだけでなく、運動の動作そのものに影響を与えることもある。筆者らが行った研究の1つに、太鼓を1人で叩く場合と2人で叩く場合のテンポのゆらぎを比較したものがある。実験参加者は、一定のテンポをメトロノームなしでできるだけ維持しながら太鼓を叩き続けるよう指示された。2人組条件では、テンポに加えて、2人のシンクロも維持するよう指示された。すると、メトロノームがないので当初のテンポからは徐々に逸脱していくのだが、1人の条件では速くなる回、遅くなる回、加減速を繰り返す回など様々であった一方、2人組の条件では8割以上の回で速くなるパターンばかりが現れた[7]。より人数が増えた場合でも同様に速くなりやすいことが、他の研究者らによって明らかにされている。

　筆者らはさらに、このような現象が全身を使う運動でも起こるかを明らかにするため、踏み台昇降運動を1人で行う場合と2人組で行う場合について比較した。比較的きつめの運動強度を設定したため、1人で行う条件では実験参加者のステップのテンポは徐々に遅くなった。しかし2人組で行う条件では、参加者らは1試行（3分間）を通して当初のテンポを維持することができた[8]。このように、リズミカルな動作を複数人で行うと、1人では維持するのが困難な運動強度を維持しやすくなる可能性が明らかになってきている。こうした効果をうまく利用すれば、少し困難な目標も達成しやすく、自信を高めることにつなげられる可能性がある。

2. 運動のリズムと合った音楽（聴覚リズム）の効果

　ここまで社会的環境がもつ効果について述べてきたが、援助してくれる人やいっしょに運動してくれる人がみつからない場合や、1人で運動したい場合もあるだろう。そのような場合は、音楽の利用も有効な手段である。

　運動や何かの作業を行うときに、音楽を流す人は少なくない。音楽を流す目的は様々だろうが、一般的には気持ちを高めたり、退屈さをまぎらわしたりするために利用されることが多いと思われる。しかし近年の研究では、音楽の効果はそれだけにとどまらず、条件が揃えばより強力な効果が得られることがわかっている。その条件とは、リズミカルな運動で、自身の運動のテンポに近い曲を利用して、そのリズムとシンクロしながら運動するというものである。

　例えば、オランダで行われたある研究では、参加者各自にとって快適なランニングの歩調をまず測定し、それに近いテンポをもつ曲を聴きながら、疲労困憊に至るまで走ってもらうという実験が行われた。すると、音楽を聴かずに走る条件と比較して、聴きながら走る条件では平均心拍数が上昇したにもかかわらず、主観的な運動のきつさは減少し、走り続けられる時間も延長

した[9]。スウェーデンで行われた別の研究でも類似の実験が行われ、各自の快適なランニングの歩調と近いテンポの音楽とシンクロしながら走る条件と、あえてシンクロせず走る条件とが比較された。すると、前者では後者と比較して歩幅と走行速度が大きくなった[10]。

　興味深いことに、運動リズムと一致したテンポの音楽がもつこのような効果は、単なるメトロノーム音の利用でもある程度得られることがわかっている。上記2つの研究では音楽の代わりにメトロノームを用いた条件も検討されており、音楽を利用したときほどではないものの、同様な効果が得られたことが報告されている。つまり、これらの効果の源は、メロディ、和音、音色のような音楽的な性質というより、運動と聴覚リズムのテンポが一致することのようなのである。さらに、聴覚リズムとテンポを合わせるのはランニングの歩調のようなメインの運動のリズムだけでなく、呼吸のリズムでも一定の効果が得られるようである。フランスで行われたある研究では、被験者にエアロバイクを漕いでもらったときのエネルギー消費を、メトロノームなしで行う条件と、呼吸やペダリングをメトロノーム（各自の呼吸・ペダリングに合わせたテンポ）に合わせる条件とで比較した。すると、後者の条件では時間あたりのエネルギー消費が軽減された[11]。

　このように、運動リズムを聴覚リズムとシンクロさせることで、運動が楽になったり、大きな動きが自然と引き出されたりすることが示されてきている。こうした効果もまた、自信や達成感を得るために活用できる可能性があるだろう。

Active 5
——生涯元気社会を目指す楽しい運動誘導プログラム

　最後は少し趣を変え、立命館大学と順天堂大学を中心とした研究グループが考案した健康づくりのための運動プログラムについて紹介する。両大学は文部科学省と科学技術振興機構が推進する「革新的イノベーション創出プログラム」において、「スポーツ・健康」と「セルフケア・医療」の融合による健康維持・増進をはかり、すべての人々をアクティブな状態へ誘導する「アクティブ・フォー・オール」の実現を目指した研究を共同で進めている。

　Active 5 はその研究開発成果の1つで、子ども・大人・シニアの3世代が同じ場所・同じ曲を使って、各世代異なった振り付けでシンクロしながら楽しむことができる3分間のエクササイズである。Active 5 は5種類のエクササイズ（スクワット、上半身トレーニング、体幹バランス、ヒールレイズ、しこふみ）により構成されているが、いずれも生活習慣病や認知症を引き起こす

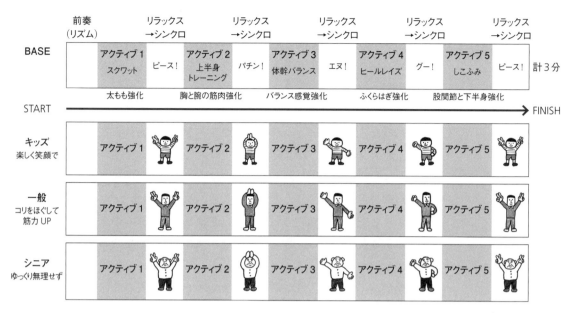

図3-4-1-2｜Active 5の構成（キッズ編、一般編、シニア編）

（文部科学省 革新的イノベーション創出プログラム 運動の生活カルチャー化により活力ある
未来をつくるアクティブ・フォー・オール拠点：Daily Exercise Active 5 Guidebook）

表3-4-1-2｜Active 5を構成する5つのエクササイズ

エクササイズの種類	ねらい
スクワット	歩行や階段の上り下りに使われる太ももの筋肉を刺激する
上半身トレーニング	よい姿勢を保つのに重要な上半身の筋肉を刺激する
体幹バランス	バランス感覚を鍛え、体幹の筋肉を刺激する
ヒールレイズ	歩行や階段の上り下りに使われるふくらはぎの筋肉を刺激する
しこふみ	バランス感覚を鍛え、股関節と下半身を刺激する

原因となるロコモティブシンドロームの予防に有効と考えられる動作が選ばれている（図3-4-1-2、表3-4-1-2）。また、子ども用には運動やダンスが苦手でも楽しそうで踊ってみたくなるような振り付け、一般用には身体のコリをほぐす要素と姿勢改善に役立つ動きを取り入れた振り付け、シニア用には深呼吸を多めに取り入れ、疲れすぎないように配慮した振り付けが採用されている。さらに、各エクササイズの締めくくりには、全世代共通でポーズをとる場面をつくり、かっこよく動きを合わせられるようになりたいなどの目標により、動機づけを高められるように工夫してある。

　研究グループのWebサイト*2には動画やマニュアルが掲載されているので、これらを参考に多くの世代を巻き込んで皆様の日常に取り入れていただき、健康の維持・増進に役立てていただければ幸いである。

＊

*2
Active 5
http://www.activeforall.jp/
active5/

以上、「日常生活に取り入れやすい運動」および「運動継続の支援」という視点から、筆者らの研究や取り組みを中心に最近の知見について紹介した。本項では割愛したが、筆者らの研究拠点では、ほかにも特定の空間のみに音声を届けることができる超指向性スピーカーを使った空間共有システムや、着るだけで心拍などの生体信号を計測できるスマートウェアを使った運動負荷・運動効果確認システムなどの開発・社会実装・事業化を通して、運動を生活カルチャー（なくてはならない生活の一部）に高めるための取り組みを進めているところである。ここで紹介した情報を、読者やその関係者の認知症予防だけでなく、「人生100年時代」を最後までアクティブに過ごすことに役立てていただければ何よりである。

引用文献

1）Verghese, J. et al.：Leisure activities and the risk of dementia in the elderly, N Engl J Med, 348（25）：2508-2516, 2003.
2）Hallal, P.C. et al.：Global physical activity levels：Surveillance progress, pitfalls, and prospects, Lancet, 380（9838）：247-257, 2012.
3）スポーツ庁健康スポーツ課：Ⅲ 調査結果の概要，スポーツの実施状況等に関する世論調査（平成29年11〜12月調査）．
　http://www.mext.go.jp/prev_sports/comp/b_menu/other/__icsFiles/afieldfile/2018/03/30/1402344_44_1.pdf
4）Waters, R.L., Mulroy, S.：The energy expenditure of normal and pathologic gait, Gait Posture, 9（3）：207-231, 1999.
5）Gordon, K.E. et al.：Metabolic and mechanical energy costs of reducing vertical center of mass movement during gait, Arch Phys Med Rehabil, 90（1）：136-144, 2009.
6）Suzuki, T. et al.：A randomized controlled trial of multicomponent exercise in older adults with mild cognitive impairment, PLoS One, 8（4）：e61483, 2013.
7）Okano, M. et al.：Paired synchronous rhythmic finger tapping without an external timing cue shows greater speed increases relative to those for solo tapping, Sci Rep, 7：43987, 2017.
8）村上舞子ほか：ややきつい全身運動における2人組によるテンポ維持効果，第31回トレーニング科学会大会 ポスター番号P1-A20，2018.
9）Bood, R.J. et al.：The power of auditory-motor synchronization in sports：Enhancing running performance by coupling cadence with the right beats, PLoS One, 8（8）：e70758, 2013.
10）Ramji, R. et al.：Musical information increases physical performance for synchronous but not asynchronous running, Psychol Music, 44：984-995, 2016.
11）Hoffmann, C.P. et al.：Sound stabilizes locomotor-respiratory coupling and reduces energy cost, PLoS One, 7（9）：e45206, 2012.
12）文部科学省 革新的イノベーション創出プログラム 運動の生活カルチャー化により活力ある未来をつくるアクティブ・フォー・オール拠点：Daily Exercise Active 5 Guidebook.
　http://www.activeforall.jp/img/2018/01/6430ab6cd8bf2904766bad61b7f3f019.pdf

参考文献

1）髙見和至：運動習慣の形成．鵤木秀夫 編：健康づくりのための運動の科学，はじめて学ぶ健康・スポーツ科学シリーズ11，p.151-163，化学同人，2013.
2）竹内孝仁：認知症のケア—認知症を治す理論と実際，年友企画，2005.
3）堤 俊彦：身体活動・運動行動を規定する要因（決定因）．日本スポーツ心理学会 編：最新スポーツ心理学—その軌跡と展望，p.109-118，大修館書店，2004.
4）土井由利子：行動変容のモデル．畑 栄一，土井由利子 編：行動科学—健康づくりのための理論と応用，改訂第2版，p.19-36，南江堂，2009.
5）羽生春夫：医学データにもとづく認知症を予防する生活習慣，メディカルトリビューン，2012.
6）下賓賢人：新しい歩行様式「i-Walk」の生理学的・バイオメカニクス的検証，立命館大学大学院スポーツ健康科学研究科修士学位論文，2017.

（岡野真裕、下賓賢人、伊坂忠夫）

[コア1] 運動

循環器系疾患の予防と健康運動

　わが国では現在、超高齢社会が進む中、国内の年間死亡原因の約25％程度が心疾患（死因の第2位）および脳血管疾患（死因の第4位）であり、世界的にも心疾患による死亡原因は上位にある。「血管は年とともに老いる」（ウィリアム・オスラー）といわれるように、中高齢期から動脈硬化を介した循環器系疾患（虚血性心疾患、脳血管疾患）などのリスクは急増する。さらに、近年の生活習慣病の急増が、動脈硬化性の循環器系疾患のリスクファクターを増大させ、医療費の増加による財政の圧迫を促進させている。そのため、加齢に伴う動脈硬化性の循環器系疾患リスク増加の予防・改善は重要な課題である。

　現在までの研究報告から、習慣的な有酸素性運動は、動脈硬化に対して有益な効果を及ぼすことが知られている。近年、中高齢者における有酸素性運動の介入だけでなく、低強度で行えるストレッチ運動や身体活動量の増加が動脈硬化の発症リスクへ及ぼす効果についても報告されてきている。本項では、中高齢者に対する循環器系疾患（動脈硬化）の予防のための運動だけでなく、運動効果のメカニズムについても概説する。

加齢による動脈硬化リスクの変化

1. 動脈硬化の原因

　加齢に伴う動脈硬化度の増大は、大動脈のような弾性動脈血管の硬化と血管内皮細胞機能の障害が主な要因である。動脈血管は、心臓から駆出された血液を一時的に貯留するための急激な血圧上昇を緩衝する役割と、駆出後の拡張した動脈血管の弾性によって内圧を維持する役割を有する。このような作用によって、左心室の後負荷の軽減や末梢血管の保護に貢献している。これはウインドケッセル効果[*1]と呼ばれている。

　ウインドケッセル効果の低下は、収縮期血圧の上昇と拡張期血圧の低下から脈圧を増大させる。これが原因となり、血管内皮機能が低下し、動脈硬化

*1　ウインドケッセル効果
心収縮期には動脈壁が伸展し、血液は一時的に動脈内部に蓄えられる。心拡張期には伸展した動脈壁は弾性で元に戻り、蓄えられた血液は末梢血管に送られる。この作用をウインドケッセル効果といい、過度の収縮期血圧上昇の抑制と左心室後負荷の軽減、拡張期血圧の低下抑制と冠状動脈血流量の維持、血圧および血流量変動の平坦化、などに貢献している。これらの機能は加齢とともに低下し、心血管系疾患につながることから、近年注目を集めている。

を生じさせる。さらに、加齢に伴う動脈血管構造の変化が認められ、血管壁の硬化や血管壁の肥厚といった形質的な変化も動脈硬化を引き起こす要因となる。そのため、動脈内皮機能と動脈伸展性の維持・向上が、加齢に伴う動脈硬化の発症リスクの軽減につながる。

2. 動脈硬化度の指標

動脈硬化度の指標として、動脈のスティフネスを評価する、頸動脈-大腿動脈間の脈波伝播速度[*2]（cfPWV[*3]；中心動脈の指標）や上腕-足首間の脈波伝播速度（baPWV[*4]；全身の動脈の指標）、頸動脈β-stiffness[*5]がある。また、動脈の伸展性を評価する頸動脈コンプライアンス[*6]といった評価方法がある。

動脈スティフネスは心血管系疾患罹患の独立した危険因子であり、動脈スティフネスの増加や動脈コンプライアンスの低下は心血管系イベントの発症増大に影響する。加齢によりこれらの指標は変動する。cfPWVは加齢とともに増大し、動脈コンプライアンスは加齢とともに低下することが報告されている[1-3]。

3. 動脈血管の硬さに影響を与えるもの

動脈血管は、内膜、中膜、外膜の3層の膜から構成されており、それぞれ血管内皮細胞、平滑筋細胞、線維芽細胞（弾性線維を含む）という主に3種類の細胞から構成されている（図3-4-2-1）。中膜に存在する血管の平滑筋は、筋の一種であり、筋収縮と筋弛緩によって動脈血管が伸張（拡張）するかどうかといった血管壁の硬さに影響を及ぼしている。つまり、血管平滑筋が弛緩していれば動脈は血液が流れるときにしなやかに拡張するが、収縮していれば動脈は硬く、動脈硬化度を上昇させる。従来より、この血管平滑筋の収縮と弛緩は、自律神経系による神経系の調節や代謝産物・ホルモンが血液を

＊2 脈波伝播速度（PWV）
心臓の拍動の衝撃（脈）がどのくらいの速さで伝わるか（pulse wave velocity；PWV）を測定することで、血管の硬さを判定する。動脈硬化が進んでいる硬い血管だと脈が速く伝わる。PWVが速ければ速いほど、脳卒中や心筋梗塞などの心血管系疾患を起こす危険性が高い。

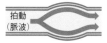

血管が軟らかい場合はPWVは遅い

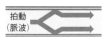

血管が硬化しているとPWVは速くなる

＊3 cfPWV
carotid-femoral Pulse Wave Velocityの略。

＊4 baPWV
brachial-ankle Pulse Wave Velocityの略。

＊5 頸動脈β-stiffness
局所の動脈壁の硬さを示す指標。頸動脈超音波エコーを用いた、収縮期および拡張期の心拍動に伴う血管径の変化と血圧の測定値を用いた定義式から算出される。

＊6 頸動脈コンプライアンス
動脈壁の伸展性を示す指標。頸動脈超音波エコーを用いた、収縮期および拡張期の血管径から算出した容積の差と、収縮期血圧と拡張期血圧の差の値を用いた定義式から算出される。

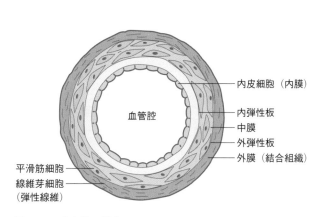

図3-4-2-1｜血管の構造

介して動脈に作用することによって調節されることが明らかになっている。

　しかしながら、近年、新たに局所的な血管の調節機構が明らかとなった。血管の内膜に存在している内皮細胞から産生される血管拡張・収縮物質による局所的な調節の重要性が解明されてきている[4]。血管内皮細胞は血管と血液との界面を形成しているため、血液が流れる際に生じる血管内皮細胞への物理的な刺激や神経系の刺激、代謝産物・ホルモンの刺激によって、内皮細胞由来の血管拡張・収縮物質を局所的に産生・放出する役割も担っている。

　さらに、動脈の硬さは、脂肪細胞から産生されるホルモンであるアディポカイン[*7]によっても調節を受けていることが最近解明された[5]。脂肪細胞が正常な大きさの場合、脂肪細胞から血管に対して拡張を促したり、血管を保護するアディポネクチンのような善玉的な作用を示すホルモンを分泌するが、脂肪が過剰に蓄積して脂肪細胞が大きく肥大している場合、血管に対して炎症を起こすことで血管を肥厚させたり、硬くさせるようなアディポサイトカインと呼ばれる悪玉的なホルモンを分泌することが明らかになっている[5]。

*7　**アディポカイン**
脂肪細胞から分泌される生理活性物質の総称。

有酸素性運動の効果

　ジョギングやウォーキング、自転車運動などの有酸素性運動は、脂肪を燃焼し、肥満を予防・改善させるだけでなく、血液中のHDLコレステロールの増加やインスリン抵抗性の低下といった脂質異常症や糖尿病などの生活習慣病リスクファクターに対して効果的である。動脈硬化度の指標である頸動脈β-stiffnessは加齢とともに増大するが、週5日以上の有酸素性運動を実施している高齢者では、加齢に伴う増加が軽減することが報告されている[3]。

　さらに、運動習慣のない高齢者に対して、週4〜6日、1日40〜45分、70〜75％最大心拍数の運動強度で12週間のジョギングやウォーキングを用いた有酸素性運動介入を実施した場合、頸動脈β-stiffnessは有意に低下することが示されている[3]。また、運動習慣のない中高齢者に週3日、1日45分、60〜70％最高酸素摂取量の運動強度で8週間の自転車エルゴメータを用いた有酸素性運動を実施することにより、頸動脈β-stiffness[6]やcfPWV[7]、baPWV[8]が低下することが報告されている。

　加えて、中高齢者への8週間の有酸素性運動介入期間中の動脈硬化に対する経時的な運動効果では、運動開始後から徐々に動脈硬化度の指標であるcfPWVが低下しており、統計学的に有意に低下したのは6週目以降であることが明らかになっている[9]（図3-4-2-2）。また、閉経後女性を対象に実施した研究においても、8週間の有酸素性運動（週3〜5日、1日30〜45分）によって頸動脈β-stiffnessは低下し、頸動脈コンプライアンスが増加するこ

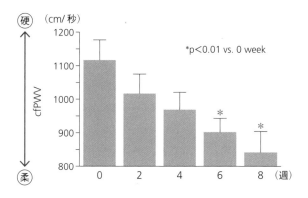

図3-4-2-2｜中高齢者への有酸素性運動介入期間中のcfPWVの
経時変化

cfPWV（頸動脈–大腿動脈間脈波伝播速度）：中心動脈の動脈硬化度
平均値＝標準誤差

運動開始後から徐々にcfPWVが低下し、6週目以降に統計学的に有意
に低下した。

（Zempo-Miyaki, A. et al.：Elevated pentraxin 3 level at the early
stage of exercise training is associated with reduction of
arterial stiffness in middle-aged and older adults,
J Hum Hypertens, 30（9）：521-526, 2016）

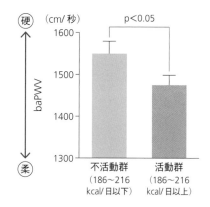

図3-4-2-3｜身体活動量の違いによる動脈硬化度への
影響

baPWV（上腕–足首間脈波伝播速度）：全身動脈の動脈
硬化度
平均値＝標準誤差

186〜216kcal/日以上の身体活動量を有する者（活動群）
は、186〜216kcal/日以下の者（不活動群）と比べて
baPWVが低値を示した。

（Iemitsu, M. et al.：Polymorphism in endothelin-
related genes limits exercise-induced decreases
in arterial stiffness in older subjects,
Hypertension, 47（5）：928-936, 2006）

とが報告されている[10]。

このように、これまでの研究の結果を考慮すると、中高齢者において、1
日30分、週3日以上の有酸素性運動を8週間程度実施することにより、加
齢に伴う動脈硬化度の増大を予防・改善できると考えられる。

身体活動量と動脈硬化

身体活動量には、日常の生活活動と運動の両方が含まれており、身体活動
量の増加は生活習慣病リスクの改善につながると考えられている。中高齢者
を対象に身体活動量を計測し、身体活動量が多い者と少ない者に分けて
baPWVを計測したところ、1日に186〜216kcal以上の身体活動量を有する
者は、1日に186〜216kcal以下の者と比べて、baPWVが低値を示すことが
報告されている[11,12]（図3-4-2-3）。また、高齢者において、1.1〜2.9メッツ[*8]
の低強度身体活動時間や3.0〜5.9メッツの中強度身体活動時間とcfPWVと
の間には負の相関関係が認められ、身体不活動時間とcfPWVとの間には正
の相関関係が認められている[13]。これらの結果から、高齢者に対しては、
低強度および中強度の身体活動時間を増やし、身体不活動時間を減らすこと
で、加齢に伴う動脈硬化度の増大を予防・改善させることができることが考

＊8　メッツ
p.63脚注＊3を参照。

えられる。

　さらに、35～75歳までの男女を対象に1日の歩行時間を増やすように指導したところ、1日の歩行時間が1.6時間から2時間に増え、その結果、1年後にcfPWVは有意に低下したという報告がある[14]。つまり、有酸素性運動やストレッチ運動といった運動様式だけでなく、日常の生活活動を増やすことによっても動脈硬化度の増大を軽減することが期待できる。特別な施設がない、運動時間がないといった場合においても、身体活動時間を増やす、身体不活動時間を減らすといった指導でも効果は期待できる。

ストレッチの運動効果

　加齢に伴い、体力要素の1つである柔軟性は低下する。柔軟性に優れていない高齢者のbaPWVやcfPWVは、柔軟性に優れている高齢者と比較して増加しており、柔軟性が低い高齢者は動脈硬化度も高いことが示されている[15]。一方、中高齢男女に、1回30～45分、週3日の全身ストレッチ運動を13週間継続した場合、動脈血管の軟らかさの指標である頸動脈コンプライアンスは有意に増加することが報告されている[16]。さらに、中年男性に対する4週間のストレッチ運動（1回30分、週5日の全身ストレッチ運動）や中年女性に対する6か月間のストレッチ運動（1回15分、週7日の全身ストレッチ運動）においても、ストレッチ運動介入により全身の動脈硬化度の指標であるbaPWVが有意に低下することが示されている[17,18]。これまでの結果から、有酸素性運動だけでなく、柔軟性を高めるようなストレッチ運動を継続的に実施した場合においても、中高齢者の動脈硬化度を低下させる効果が認められることから、高齢者などの低体力者に対する運動導入時には、ストレッチ運動を取り入れることは有効であるかもしれない。

　ただし、片足の下腿三頭筋に対するストレッチ運動（1回30秒のストレッチ運動を、休息10秒を挟んで6セット）では、ストレッチ運動を実施した足のfaPWV（下肢の動脈硬化度の指標）のみが、運動前と比較して運動直後および15分後に低下し、ストレッチ運動を実施していない足では低下効果がないことが示されている[19]（図3-4-2-4）。そのため、ストレッチ運動による動脈硬化度に対する低下効果は、ストレッチした部位においてのみに効果がある可能性が考えられる。

運動効果の機序

　有酸素性運動による動脈硬化度の低下にかかわる要因として、最も検討されている血管拡張・収縮物質は、血管拡張作用を有する内皮由来弛緩因子の1つである一酸化窒素（NO）である。内皮細胞の内皮型一酸化窒素合成酵素（eNOS）[*9]から産生されたNOは、平滑筋内のcGMP（cyclic guanosine mono-phosphate）を上昇させることで血管平滑筋を弛緩させる作用を有する[*10]。運動習慣のない健常な中高齢者に週3日、60〜70％最高酸素摂取量の運動強度における8週間の自転車エルゴメータを用いた有酸素性運動を実施したところ、動脈硬化度の指標である頸動脈β-stiffnessやcfPWVが低下するとともに、血中NOx（nitrate＋nitrite：一酸化窒素代謝産物[*11]）濃度が増加し、動脈硬化度の指標との間に負の相関関係が認められることが示されている[6,7]（図3-4-2-5-A・B）。

　最近では、有酸素性運動によって産生増大する新たな血管拡張物質として、apelin[*12]とadropin[*13]が同定されている。血管内皮細胞に発現しているapelinとadropinは、動脈血管の内皮細胞におけるeNOSリン酸化活性の増加を介したNO産生を促進させる役割を有する。運動習慣のない健常な中高齢者に週3日、60〜70％最高酸素摂取量の運動強度で8週間、自転車エルゴメータを用いた有酸素性運動を実施することにより、血中apelinとadropin濃度、血中NOx濃度が増加し、動脈硬化度の指標（頸動脈β-stiffnessあるいはcfPWV）との間に負の相関関係が認められている[6,20]（図3-4-2-5-C・D）。

　さらに、有酸素性運動だけでなく、ストレッチ運動による動脈硬化度の低下効果のメカニズムについて、内皮由来血管拡張物質の産生変化に関する検討も実施されている。動物実験において、ラットに下肢のストレッチ運動を4週間実施した結果、筋の末梢血管のeNOS蛋白発現を増大させたことが報告されている[21]。このように、ストレッチ運動によってストレッチ部位における血管の内皮細胞からのNO産生増大の関与の可能性が考えられているが、ストレッチ運動の動脈硬化度に対する低下効果のメカニズムについては今後の検討課題である。

　その他の内皮由来血管拡張物質としては、プロスタサイクリン（prostacy-clin；PGI2）、内皮由来過分極因子（EDHF[*14]）、C型ナトリウム利尿ペプチド（CNP[*15]）、プロスタグランジンE2（PGE2[*16]）、アドレノメデュリンなどが

*9　内皮型一酸化窒素合成酵素（eNOS）
一酸化窒素合成酵素（nitric oxide synthase；NOS）はLアルギニンを酸化してLシトルリンと強力な血管拡張作用をもつ一酸化窒素（nitric oxide；NO）に変換する一連の酵素。eNOS、iNOS、nNOSなどがある。eNOS（endothelial NOS）は動脈硬化症や血栓症と関連が深く、動脈硬化病変ではeNOSの活性が低下していることが示されている。

*10
血管の内皮細胞は、血流が速くなると、血管拡張物質である一酸化窒素（NO）を産生して放出する。NOは中膜にある平滑筋に作用し、平滑筋の緊張が緩んで血管が拡張する。放出されるNOの量が不足すると血管は硬化し、十分だと血管を軟らかい状態に維持することができる。

*11
一酸化窒素（NO）は半減期が数秒のため、代謝産物にて測定評価されている。

*12　apelin
36個のアミノ酸からなる生理活性ペプチド。血管内皮などから分泌され、内皮由来の一酸化窒素（NO）を放出して血圧を降下する。強力な心筋収縮作用を有し、高血圧症、動脈硬化などの病態生理に重要な役割をもつことが示唆されている。

*13　adropin
生理活性ペプチド。主に肝臓と脳で発現し、脂質代謝や恒常性の維持にかかわるほか、脂肪肝や高インスリン血症などとの関与が示唆されている。

*14　EDHF
Endothelium-Derived Hyperpolarizing Factorの略。

*15　CNP
C-type Natriuretic Peptideの略。

*16　PGE2
Prostaglangin E2の略。

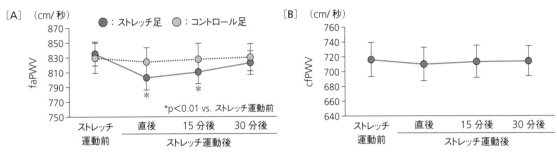

[A] faPWV（大腿-足首間脈波伝播速度）：下肢動脈の動脈硬化度
[B] cfPWV（頸動脈-大腿動脈間脈波伝播速度）：中心動脈の動脈硬化度
平均値＝標準誤差

片足の下腿三頭筋に対して1回30秒のストレッチ運動を、休息10秒を挟んで6セット行ったところ、ストレッチ運動を実施した足のfaPWVのみが、運動前と比較して運動直後および15分後に低下した［A］。一方、中心静脈のPWV（cfPWV）はストレッチ運動前後で変化が認められなかった［B］。

図3-4-2-4 ┃ 片足に対するストレッチ運動前後の動脈硬化度の経時的変化

（Yamato, Y. et al.：Acute effect of stretching one leg on regional arterial stiffness in young men, Eur J Appl Physiol, 117（6）：1227-1232, 2017）

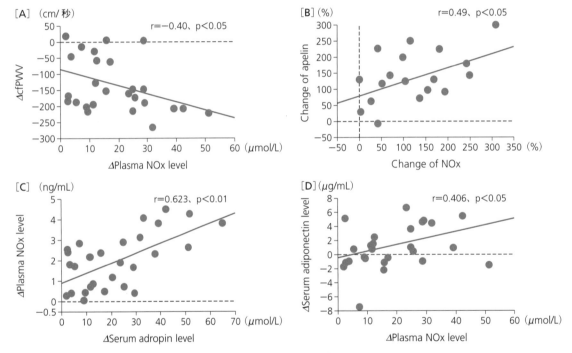

［A］cfPWVと血中NOx濃度の変化量：運動習慣のない健常な中高齢者に週3日、60～70％最高酸素摂取量の運動強度で8週間、自転車エルゴメータを用いた有酸素性トレーニングを実施したところ、動脈硬化度の指標であるcfPWVが低下した。
［B］血中NOx濃度と血中apelinの変化率：［A］と同じ対象者において、血中NOx濃度が増大し、動脈硬化度の指標との間に負の相関関係が認められた。
［C］血中adropinの変化量：［A］と同じ対象者において、血中adropin濃度が増加した。
［D］血中adiponectinの変化量：［A］と同じ対象者において、血中NOx濃度が増加した。

図3-4-2-5 ┃ 有酸素性トレーニングと動脈硬化度の低下にかかわる血管調節因子との関係

（Fujie, S. et al.：Aerobic exercise training-induced changes in serum adropin level are associated with reduced arterial stiffness in middle-aged and older adults, Am J Physiol Heart Circ Physiol, 309（10）：H1642-H1647, 2015 / Hasegawa, N. et al.：Aerobic exercise training-induced changes in serum C1q/TNF-related protein levels are associated with reduced arterial stiffness in middle-aged and older adults, Am J Physiol Regul Integr Comp Physiol, 314（1）：R94-R101, 2018 / Fujie, S. et al.：Reduction of arterial stiffness by exercise training is associated with increasing plasma apelin level in middle-aged and older adults, PLoS One, 9（4）：e93545, 2014）

＊17　PGF1α
Prostaglangin-F1α の略。
PGI2 は代謝速度が速いた
め、代謝産物にて測定評価
されている。

ある。PGI2 に関しては、動物実験において、ラットに10週間の持久系トレーニングを実施した場合、尿中6-keto-PGF1α[＊17]濃度が増加することが報告されている[22]。CNPやPGE2に関する研究報告は多くはないが、ラットにおける4週間の有酸素性運動により、動脈組織のCNPおよびPGE2-EP2受容体の遺伝子発現が増大することが示されている[23]。EDHFに関しては、動物実験にて、イヌに8～10週間のトレッドミル運動を実施した結果、動脈のブラジキニン刺激時のEDHF産生応答が亢進していたという報告がある[24]。しかしながら、ヒトにおける研究は多くなく、運動による動脈硬化度の低下効果との関連については明らかでないため、今後、科学的根拠に基づく運動療法を提案するためにはさらなる機序の解明が必要であると考えられる。

＊

　現在までのエビデンスをまとめると、加齢による動脈硬化を介した循環器系疾患（虚血性心疾患、脳血管疾患）などのリスク増加を予防・改善するには、①1日30分、週3日以上の中強度の有酸素性運動を8週間程度実施、②1日30～45分、週3日以上の全身のストレッチ運動を4週間以上実施、③低強度から中強度までの身体活動時間の増加と身体不活動時間の減少の実施、といった運動が効果的であると考えられる。さらに、運動効果のメカニズムの1つには、血管内皮由来の血管拡張物質であるNO産生量の増加による血管拡張が関与していることが明らかになっている。

　今後、加齢による動脈硬化度の増大に関して、より効果的で継続できる運動プログラムについて、さらに科学的根拠に基づく効果検証が必要であろう。

引用文献

1) Najjar, S.S. et al.：Arterial aging：Is it an immutable cardiovascular risk factor? Hypertension, 46（3）：454-462, 2005.
2) Lakatta, E.G.：Cardiovascular regulatory mechanisms in advanced age, Physiol Rev, 73（2）：413-467, 1993.
3) Tanaka, H. et al.：Aging, habitual exercise, and dynamic arterial compliance, Circulation, 102（11）：1270-1275, 2000.
4) Vanhoutte, P.M. et al.：Endothelial dysfunction and vascular disease；a 30th anniversary update, Acta Physiol, 219（1）：22-96, 2017.
5) Smekal, A., Vaclavik, J.：Adipokines and cardiovascular disease：A comprehensive review, Biomed Pap Med Fac Univ Palacky Olomouc Czech Repub, 161（1）：31-40, 2017.
6) Fujie, S. et al.：Aerobic exercise training-induced changes in serum adropin level are associated with reduced arterial stiffness in middle-aged and older adults, Am J Physiol Heart Circ Physiol, 309（10）：H1642-H1647, 2015.
7) Hasegawa, N. et al.：Aerobic exercise training-induced changes in serum C1q/TNF-related protein levels are associated with reduced arterial stiffness in middle-aged and older adults, Am J Physiol Regul Integr Comp Physiol, 314（1）：R94-R101, 2018.
8) Hasegawa, N. et al.：Effects of habitual aerobic exercise on the relationship between intramyocellular or extramyocellular lipid content and arterial stiffness, J Hum Hypertens, 30（10）：606-612, 2016.
9) Zempo-Miyaki, A. et al.：Elevated pentraxin 3 level at the early stage of exercise training is associated with reduction of arterial stiffness in middle-aged and older adults, J Hum Hypertens, 30（9）：521-526, 2016.
10) Miyaki, A. et al.：Habitual aerobic exercise increases plasma pentraxin 3 levels in middle-aged

and elderly women, Appl Physiol Nutr Metab, 37 (5) : 907-911, 2012.

11) Iemitsu, M. et al. : Arterial stiffness, physical activity, and atrial natriuretic Peptide gene polymorphism in older subjects, Hypertens Res, 31 (4) : 767-774, 2008.

12) Iemitsu, M. et al. : Polymorphism in endothelin-related genes limits exercise-induced decreases in arterial stiffness in older subjects, Hypertension, 47 (5) : 928-936, 2006.

13) Gando, Y. et al. : Longer time spent in light physical activity is associated with reduced arterial stiffness in older adults, Hypertension, 56 (3) : 540-546, 2010.

14) Havlik, R.J. et al. : Walking may be related to less vascular stiffness in the Activity Counseling Trial (ACT), Am Heart J, 150 (2) : 270-275, 2005.

15) Yamamoto, K. et al. : Poor trunk flexibility is associated with arterial stiffening, Am J Physiol Heart Circ Physiol, 297 (4) : H1314-H1318, 2009.

16) Cortez-Cooper, M.Y. et al. : The effects of strength training on central arterial compliance in middle-aged and older adults, Eur J Cardiovasc Prev Rehabil, 15 (2) : 149-155, 2008.

17) Nishiwaki, M. et al. : Four weeks of regular static stretching reduces arterial stiffness in middle-aged men, Springerplus, 4 : 555, 2015.

18) Shinno, H. et al. : Evaluation of a static stretching intervention on vascular endothelial function and arterial stiffness, Eur J Sport Sci, 17 (5) : 586-592, 2017.

19) Yamato, Y. et al. : Acute effect of stretching one leg on regional arterial stiffness in young men, Eur J Appl Physiol, 117 (6) : 1227-1232, 2017.

20) Fujie, S. et al. : Reduction of arterial stiffness by exercise training is associated with increasing plasma apelin level in middle-aged and older adults, PLoS One, 9 (4) : e93545, 2014.

21) Hotta, K. et al. : Daily muscle stretching enhances blood flow, endothelial function, capillarity, vascular volume and connectivity in aged skeletal muscle, J Physiol, 596 (10) : 1903-1917, 2018.

22) Chen, H.I. et al. : Effects of exercise training on the biosynthesis of prostacyclin and thromboxane in rats, Acta Physiol Scand, 147 (1) : 109-115, 1993.

23) Maeda, S. et al. : Aortic stiffness and aerobic exercise : mechanistic insight from microarray analyses, Med Sci Sports Exerc, 37 (10) : 1710-1716, 2005.

24) Mombouli, J.V. et al. : Endothelium-dependent relaxation and hyperpolarization evoked by bradykinin in canine coronary arteries : enhancement by exercise-training, Br J Pharmacol, 117 (3) : 413-418, 1996.

（家光素行）

［コア1］運動

サルコペニア・フレイル・ロコモティブシンドローム予防の健康運動

3

　近年、高齢者の健康や要介護化に関連する因子として、サルコペニア、フレイル、ロコモティブシンドロームが話題となっている。これらの高齢者が抱える問題は、それぞれ別々の機関によって定義されているが、その原因や評価方法の一部はオーバーラップしており、厳密な違いについて説明することは難しい（図3-4-3-1）。いずれも、加齢や生活習慣、社会環境等の関与が考えられるが、概していえばサルコペニアは骨格筋量と筋機能の加齢低下であり、ロコモティブシンドロームは筋、関節、骨を含む運動器の障害であり、フレイルは身体的な問題だけではなく、精神的・社会的な虚弱を示す状態であるといえる。メタボリックシンドロームが世界保健機関（WHO）によって定義された当初は、シンドロームXや死の四重奏など様々な呼び名が存在したが、今ではメタボリックシンドロームという名称に統一されているという経緯がある。要介護化リスクに関連するこれらの名称も、今後は世界的なコンセンサスの得られる名称に統一される可能性も考えられる。

　現在のところ、サルコペニア、フレイル、ロコモティブシンドロームを対

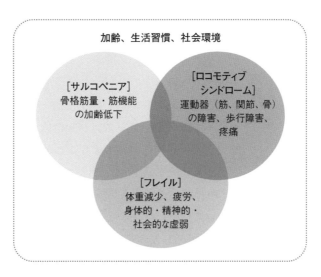

図3-4-3-1 | サルコペニア、フレイル、ロコモティブシンドロームの関係

象とした運動介入研究がいくつか報告されており、高齢者においてもこれら
の状態を改善させる可能性が示唆されている。本項では、サルコペニア、フ
レイル、ロコモティブシンドロームの定義や最新の研究、それらの予防・改
善運動について解説する。

サルコペニアと健康運動

1. サルコペニアとは

　サルコペニアは、加齢に伴う骨格筋量および筋機能の減少と定義されてい
る[1,2]。骨格筋はその名のとおり、骨格の土台を築く重要な器官であり、エ
ネルギー代謝の場でもある。したがって、サルコペニアは骨粗しょう症や転
倒リスクの増大、日常生活活動の低下などによる要介護化リスクを増大させ
るだけではなく、糖尿病の発症リスクや死亡リスクの増大に至るまで、高齢
者の健康問題に深く関連している。

　サルコペニアは、65歳以上の高齢者を対象として、歩行速度、握力、筋
量によって分類されている。筋量の基準としては二重エネルギーX線吸収法
（DXA法）と生体インピーダンス法（BIA法）による骨格筋指数（体肢筋量／身
長の二乗）が用いられている。Asian Working Group for Sarcopenia（AWGS）
では、歩行速度（>0.8 m/秒）、握力（男性≦26 kg、女性≦18 kg）、筋量（DXA
法では男性<7.0 kg/m²、女性<5.4 kg/m²、BIA法では男性<7.0 kg/m²、女性<
5.7 kg/m²）が用いられている[3]。日本サルコペニア・フレイル学会では、わ
が国のサルコペニアの診断基準として、このAWGSによるサルコペニアの
診断基準を推奨している[4]。2019年にAWGS改訂版が発表され、男性の握
力のカットオフ値が28 kg、男女の歩行速度のカットオフ値が1.0 m/秒に変
更されている。

2. 最新の研究

　最近のサルコペニア改善のための介入研究をまとめたシステマティックレ
ビューでは、エビデンスレベルは低いものの、運動介入は3か月間で筋量、
筋力、歩行速度を増加させることが報告されている[5]。この研究に用いられ
ているKimらの報告は、サルコペニアに該当する日本人女性155人を対象
に3か月間の運動介入試験を実施し、筋機能とパフォーマンスに及ぼす影響
について検討したものである[6]。
- 5分のウォーミングアップ後、30分のレジスタンス運動、20分のバラ
ンスおよび歩行運動、最後に5分のクーリングダウンを実施し、合計
60分を週に3回、3か月間実施した。

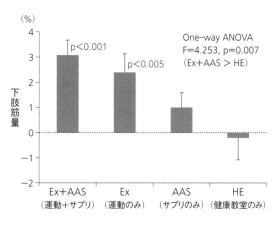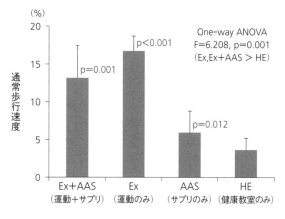

図3-4-3-2 | 運動とアミノ酸サプリメントの併用がサルコペニア関連因子に及ぼす影響

（Kim, H.K. et al.：Effects of exercise and amino acid supplementation on body composition and physical function in community-dwelling elderly Japanese sarcopenic women：a randomized controlled trial, J Am Geriatr Soc, 60（1）：16-23, 2012）

＊1　レジスタンス運動
p.38 脚注＊1 も参照。

● レジスタンス運動[＊1]は、チェアエクササイズ（トーレイズ、ヒールレイズ、ニーリフト、ニーエクステンション）および立位エクササイズ（ヒップフレクション、ラテラルレッグレイズ）とし、被験者は筋力の増加に応じて、0.5～1.5 kgのアンクルウエイトを使用した。

● バランスおよび歩行運動は、開眼片足立ち、多方向のウェイトシフト、タンデムスタンド、タンデムウォークを実施した。

● 健康教室の参加者は、月に1回、3か月間、合計3回のクラスのみを受講した。

上記の結果、運動介入群では、下肢筋量および歩行速度が有意に改善したと報告している（図3-4-3-2）。さらに、運動に加えてアミノ酸サプリメントを併用した場合は、膝伸展筋力の有意な増加が認められた。

3. 改善運動

＊2　RM（Repetition Maximum）
ある決まった重さに対して何回反復して関節運動を行うことができるかによって運動強度（重さ）を決める方法。1回が限界の負荷を1RM、最高5回繰り返せる負荷を5RMと表す。

＊3　RPE（Ratings of Perceived Exertion）
主観的運動強度。有酸素性運動時に自身で感じる「楽さ」や「きつさ」を数字で表したもの。代表的なものにBorg Scaleがあるが、この改訂版を New Borg Scale という。この場合、数字を10倍すると、その運動が自分の能力の何％程度かを示すように設定されている。

サルコペニアの運動処方としては、レジスタンス運動が基本となる。米国スポーツ医学会の運動処方の指針[7]では、高齢者のレジスタンス運動のポイントとして、頻度は少なくとも週2回、強度は初心者の場合は低強度（40～50％ 1RM[＊2]、RPE 5～6[＊3]）とし、徐々に中～高強度（60～80％ 1RM、RPE 7～8）に移行させる。時間は、主要な大筋群を含む8～10種目を8～12回、1～3セット行い、種目はウエイトマシンあるいは自重負荷トレーニング、階段昇降、その他主要な大筋群を含む力発揮活動が推奨されている（表3-4-3-1）。

また、これまでの先行研究から、歩行を中心とした有酸素性運動やバランス運動、体操のような軽強度のエクササイズも効果的であると考えられる。

表3-4-3-1 | 高齢者（65歳以上）への運動処方のポイント

有酸素性運動	頻度	中強度の活動は週5回、高強度の活動は週3回、中強度の運動と高強度の運動の組み合わせは週3〜5回以上行う
	強度	中強度（RPE 5〜6）、高強度（RPE 7〜8）
	時間	中強度の活動は30〜60分、高強度の活動は20〜30分、あるいはそれらに相当する中強度の運動と高強度の運動を組み合わせて行う。それぞれ1回につき10分以上継続させる
	種目	ウォーキングのような過度の整形外科的ストレスを与えない様式を選ぶ。アクアエクササイズや自転車こぎは、自重負荷活動の制限がある人に推奨される
レジスタンス運動	頻度	少なくとも週2回
	強度	初心者は低強度（40〜50% 1RM、RPE 5〜6）とし、徐々に中〜高強度（60〜80% 1RM、RPE 7〜8）に移行させる
	時間	主要な大筋群を含む8〜10種目を8〜12回、1〜3セット行う
	種目	ウエイトマシンあるいは自重負荷トレーニング、階段昇降、その他主要な大筋群を含む力発揮活動
ストレッチ運動	頻度	少なくとも週2回
	強度	張りを感じるか、わずかな不快を感じる程度
	時間	1回30〜60秒間保持する
	種目	すばやい動きのバリスティックストレッチングではなく、静的ストレッチ、もしくはゆっくりとした動きを伴う体操

10スケール*RPE	
0	安静
0.5	非常に楽
1	かなり楽
2	楽
3	楽ではない
4	ややきつい
5	きつい
6	
7	かなりきつい
8	
9	
10	最大

*New Borg Scale
RPE：主観的運動強度

（American College of Sports Medicine：ACSM's Guidelines for Exercise Testing and Prescription, 10th edition, 2018）

4. サルコペニア肥満

近年、サルコペニア肥満と呼ばれるサルコペニアと肥満の合併が話題となっている。サルコペニア肥満はサルコペニアや肥満単独よりもさらに生活習慣病発症リスクを増加させることが報告されている。

肥満を伴うサルコペニアに対する運動のポイントとしては、サルコペニアを解消するのか、肥満を解消するのかを事前に見極めることが重要である。BMIが35以上の高度な肥満やメタボリックシンドロームに該当しているような場合は、ウォーキング等の有酸素性運動が推奨される。

有酸素性運動はサルコペニアの原因の1つでもあるインスリンの抵抗性を改善させるので、肥満解消だけではなく、筋蛋白の分解も抑制することができる。極端なカロリー制限は筋蛋白の合成を阻害するので、運動に重点を置いた減量プログラムが効果的である。特に対象者が高血糖の場合は、担当医とも相談しながら体脂肪量の減少とインスリン抵抗性の改善をはかるとよい。

フレイルと健康運動

1. フレイルとは

　フレイルは様々な定義が報告されているが、フレイルに関する日本老年医学会のステートメントでは、「高齢期に生理的予備能が低下することでストレスに対する脆弱性が亢進し、生活機能障害、要介護状態、死亡などの転帰に陥りやすい状態で、筋力の低下により動作の俊敏性が失われて転倒しやすくなるような身体的問題のみならず、認知機能障害やうつなどの精神・心理的問題、独居や経済的困窮などの社会的問題を含む概念」と定義している。つまり、フレイルは、身体的・心理的・社会的側面に分類することができ、要介護状態に陥るのを防ぐことを念頭に置いた幅広い概念であるといえる。

　また、フレイルの概念には、適切な介入により健常な状態に戻ることができるという可逆性が含まれている。

2. 最新の研究

　最近のフレイル予防および改善のための介入研究をまとめたシステマティックレビューでは、14本の先行研究のうち9本が、介入によってフレイルのレベルを改善させたと報告している[8]。ただし、エビデンスが脆弱で、また6つの異なる定義が使用されていたため、結果を慎重に解釈する必要があると結論づけている。

　この研究に用いられているCesariらの報告では、平均年齢77歳で424人の高齢者を対象に12か月間の身体活動介入試験を実施し、フレイルの評価項目である無意識の体重減少、疲労、座りがちな行動、歩行速度の低下、握力の低下に及ぼす影響について検討した[9]。

- 運動は40〜60分間を週に3回、12か月間実施した。
  - 初日〜8週目まで：指導者の観察のもと、トレーニングセンターにて実施した。
  - 9〜24週の移行期：トレーニングセンターで週1回、ホームワークを週に2回実施した。
  - 25週以降：ホームワークベースでの実施とし、月1回の電話介入を行った。
- 有酸素性運動は、歩行運動（ややきつい強度）をベースとして、少なくとも週に150分を基準とした。
- レジスタンス運動はアンクルウエイトを使用し、下肢の運動を中心に行った（きついと感じる強度）。
- バランス運動も適宜実施した。

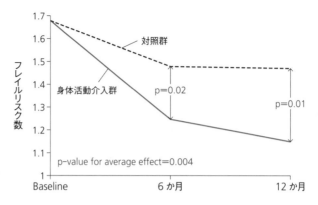

図3-4-3-3｜12か月間の運動介入試験によるフレイルリスク数の影響

(Cesari, M. et al.：A physical activity intervention to treat the frailty
syndrome in older persons-results from the LIFE-P study,
J Gerontol A Biol Sci Med Sci, 70（2）：216-222, 2015)

　以上の結果、健康教室のみに参加した対照群と比較して、身体活動介入群ではフレイルリスク数（疲労、体重減少、身体活動、歩行速度、握力が基準を下回る数：最大5つ）が有意に減少した（図3-4-3-3）。

3. 予防運動

　フレイルは、適切に予防すれば日頃の生活にサポートが必要な要介護状態に進まずにすむ可能性がある。フレイル予防のための運動としては、サルコペニアの予防改善に重点を置いた歩行運動や、自重を用いたレジスタンス運動が勧められる。低強度で無理のない楽な強さから始め、いす立ち上がりなどの下肢筋力を高める運動や歩行などに徐々に移行するとよい。

　無理をすると転倒や骨折を起こす危険があるので、医師や運動専門家の指導のもとで行う必要がある。また、しっかり食べて良質な蛋白質を摂るなど、栄養面の配慮も同時に行うべきである。

ロコモティブシンドロームと健康運動

1. ロコモティブシンドロームとは

　ロコモティブシンドローム（通称ロコモ）とは、骨や筋肉、関節などの運動器（ロコモティブオーガン）の障害によって移動機能が低下をきたした状態を表す言葉で、日本整形外科学会から提唱された[10]。進行すると介護が必要になるリスクが高くなると考えられている。和名は運動器症候群とも呼ばれており、世界随一の長寿国である日本発祥の言葉である。

　ロコモの原因は、主に加齢による身体機能の低下と運動器疾患の2つに分

けることができる。加齢による身体機能の低下としては、下肢筋力、有酸素性能力の低下、反応時間延長、運動速度の低下、巧緻性低下、深部感覚低下、バランス能力の低下などがあげられ、運動器疾患としては、サルコペニア、変形性膝関節症、変形性腰椎症、骨粗しょう症などがあげられる。わが国発症の比較的最近に発表された概念であるということで、ロコモティブシンドロームの運動介入研究は現在のところ極めて少ないといえる。

　ロコモティブシンドロームの評価は、質問紙法によるロコモ25、2ステップテストおよびいす立ち上がりテストによって評価されているが、これらの項目を用いて評価したロコモティブシンドロームは、不動（immobility）に対してそれぞれ独立した決定要因であることが認められている[11]。

2. 最新の研究

　Yamashitaらは、平均年齢67歳の30人の高齢者を対象に、開眼片足立ち運動、もしくはいす立ち上がり運動を5か月間実施し、歩行速度およびバランス機能に及ぼす効果について検討した[12]。

- 開眼片足立ち運動は、1分間3セットを両足で実施した。
- いす立ち上がり運動は、10回を3セット実施した。
- すべての被験者は、上記に加えて、背筋、内転筋、ハムストリングス、下腿三頭筋を使用する自重運動と、踵とつま先をつけて立つタンデムスタンディング（両足で3分間2セット）、およびステップエクササイズ（10段を5セット）を実施した。
- 運動は合計30分とし、週3回、5か月間実施した。
- 週1回は理学療法士の指導のもと、週2回はホームエクササイズとした。

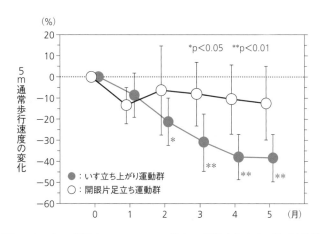

図3-4-3-4｜5か月間のロコモトレーニングが5m通常歩行速度に及ぼす効果

（Yamashita, F. et al.：Chair rising exercise is more effective than one-leg standing exercise in improving dynamic body balance：a randomized controlled trial, J Musculoskelet Neuronal Interact, 12（2）：74-79, 2012）

以上の結果、5m通常歩行速度、いす立ち上がり時間およびバランス機能を示す3mタンデム歩行速度において、いす立ち上がり運動群は開眼片足立ち運動群よりも有意な改善効果が認められた（図3-4-3-4）。

3. 改善運動

　ロコモティブシンドロームの運動療法は、柔軟性、バランス、下肢筋力、歩行速度の改善を目標とする。通常高齢者が対象となるので、筋トレの場合は、過負荷の法則等は考慮せず、中強度の自重を用いた筋トレ（10〜15回、週2回以上）が推奨される[13]。

　ストレッチ運動は、スタティック（静的）な種目を中心に、少なくとも週2回、痛みのない範囲で行う。仲間と楽しく行えるようなスポーツやレジャー等も勧められる。

　姿勢を安定させられるように壁や机等を用いて転倒しないように十分注意し、関節疾患が理由の場合や、関節の痛みや筋力の衰え、ふらつき等が悪化しているような場合は、必ず医師に相談する。

引用文献

1）Cruz-Jentoft, A.J. et al.：Sarcopenia：European consensus on definition and diagnosis：Report of the European Working Group on Sarcopenia in Older People, Age Ageing, 39（4）：412-423, 2010.
2）Rosenberg, I.H.：Summary comments：Epidemiological and methodological problem in determining nutritional status of older persons, Am J Clin Nutr, 50：1231-1233, 1989.
3）Chen, L.K. et al.：Sarcopenia in Asia：consensus report of the Asian Working Group for Sarcopenia, J Am Med Dir Assoc, 15（2）：95-101, 2014.
4）日本サルコペニア・フレイル学会作成委員会 編：サルコペニア診療ガイドライン2017年版，ライフサイエンス出版，2017.
5）Yoshimura, Y. et al.：Interventions for treating sarcopenia：A systematic review and meta-analysis of randomized controlled studies, J Am Med Dir Assoc, 18（6）：553 e1-e16, 2017.
6）Kim, H.K. et al.：Effects of exercise and amino acid supplementation on body composition and physical function in community-dwelling elderly Japanese sarcopenic women：a randomized controlled trial, J Am Geriatr Soc, 60（1）：16-23, 2012.
7）American College of Sports Medicine：ACSM's Guidelines for Exercise Testing and Prescription, 10th edition, 2018.
8）Puts, M.T.E. et al.：Interventions to prevent or reduce the level of frailty in community-dwelling older adults：a scoping review of the literature and international policies, Age Ageing, 46（3）：383-392, 2017.
9）Cesari, M. et al.：A physical activity intervention to treat the frailty syndrome in older persons-results from the LIFE-P study, J Gerontol A Biol Sci Med Sci, 70（2）：216-222, 2015.
10）Nakamura, K.：A "super-aged" society and the "locomotive syndrome", J Orthop Sci, 13（1）：1-2, 2008.
11）Yoshimura, N. et al.：Association between new indices in the locomotive syndrome risk test and decline in mobility：third survey of the ROAD study, J Orthop Sci, 20（5）：896-905, 2015.
12）Yamashita, F. et al.：Chair rising exercise is more effective than one-leg standing exercise in improving dynamic body balance：a randomized controlled trial, J Musculoskelet Neuronal Interact, 12（2）：74-79, 2012.
13）真田樹義：健康運動指導士・健康運動実践指導者必携ハンドブック，p.47-58，健康・体力づくり事業財団，2014.

（真田樹義）

[コア1] 運動

運動とサプリメント

骨格筋蛋白質の代謝調節

　骨格筋は、身体活動を生み出す最も重要な組織である。骨格筋の増量と筋力強化は、身体運動の基礎となり、生活行動力の維持と転倒などの傷害予防に必要である。逆に、加齢や不活動などによる筋量と筋機能の低下（サルコペニア）は、生活行動の自立を妨げ、日常生活水準を低下させる。そのため、骨格筋の量と筋力を適切に維持することは、生涯にわたる健康づくりの基本であり、生活の質に大きく影響する。

　本項では、栄養摂取と運動による骨格筋の蛋白質代謝調節を考察した上で、高齢期に問題となる栄養障害への具体的な対策について解説する。

筋量と糖尿病および認知症の発症リスクの関係

1. 筋量と糖尿病の関係

　これまでの研究で、肥満度にかかわりなく、筋量が少ない被験者ほどインスリン抵抗性が高いことが複数の研究グループから報告されている[1,2]。中高年の男女約2,500人を対象とした研究で、経ロブドウ糖負荷試験を用いて調査した結果、筋量の指標となる大腿部の周囲計が細い被験者ほど糖質の処理能力が低く、血糖値が上がりやすいことが報告されており[3]、筋量の低下に伴い2型糖尿病の発症のリスクも増加する[4]。

　興味深いことに、インスリン作用が低下している糖尿病患者では、加齢に伴う骨格筋の減少幅が大きかった一方、インスリン抵抗性改善薬を投与されていた患者では、その減少幅が小さかったとも報告されている[5]。つまり、高齢期においては、筋量の低下のみならず、インスリン抵抗性自体が筋量の低下を加速させると推測される。

2. 筋量と認知機能の関係

　骨格筋量と脳機能との関係について、近年興味深い研究結果が報告された。過去の7つの横断研究のデータから5,994人の男女のデータを包括して検討

したメタアナリシスでも、筋量と認知機能の関係性が示されている[6]。

　さらに日本国内でも、55歳以上の1,518人の男女を対象とした研究において、認知機能レベルは男女ともに筋量と有意な相関関係があることが認められている[7]。この研究では、筋量低下と認知機能の低下の関係性について、動脈硬化が認知機能の低下と関係していること、また筋量の低下が動脈硬化の進行と関係性がみられたことから、筋量の低下と認知機能の低下に共通するリスク要因として動脈硬化の進行を提示している。

　しかし、骨格筋量と認知機能との関係性にかかわる機序はいまだ不明な点が多く、今後より詳細な検討が求められる。

骨格筋蛋白質の代謝調節

　骨格筋は身体において最も大きな組織であり、体重の30〜40％を占める。骨格筋蛋白質は常に合成（新しくつくられる）と分解（古いものが壊される）を繰り返しており、健常な成人の場合、筋量は異化作用（空腹時、疾患、ストレスなど）と同化作用（栄養摂取、筋収縮など）の微細なバランス（出納バランス）によって一定に保たれている。

　空腹時において蛋白質の出納バランスはマイナスであり、通常、食事摂取によってのみ合成が分解よりも有意になり、出納バランスがプラスに移行する。その結果、空腹時に失われた蛋白質が補われることで、24時間の出納バランスがプラスマイナスゼロとなり、筋量が維持されている。

サルコペニア予防における食事の重要性

1. 蛋白質摂取に伴う筋蛋白質代謝の応答

　食事を摂取すると、筋蛋白質の合成速度は安静時と比較して約2倍に増加する。この食事による同化作用は、主に蛋白質の摂取によるものである。食事に含まれる蛋白質は、消化・吸収後にアミノ酸として血中に取り込まれ、筋細胞内に運び込まれる。血中から筋細胞内に輸送されたアミノ酸は、いったん遊離アミノ酸プールに取り込まれ、必要とされる際にそこから筋蛋白質の合成に利用される。

　このアミノ酸摂取による筋蛋白質の合成刺激には、用量依存効果がある。蛋白質やアミノ酸摂取に伴う血中アミノ酸濃度は、摂取量に比例して高値を示す。血中アミノ酸濃度の増加は筋細胞へのアミノ酸輸送を増加させ、筋細胞内の遊離アミノ酸濃度を高めることによって筋蛋白質の合成を刺激し、同

化作用が促される[8]。このアミノ酸による筋蛋白質の同化作用は主に必須アミノ酸*1によるものであり[9]、その中でも分岐鎖アミノ酸のロイシン*2が筋細胞内の分子複合体であるmTORC1*3シグナル経路を活性化させることでmRNAの翻訳調整を行い、栄養摂取時の蛋白質の同化作用を制御している[10]。

高齢者の場合、多量のアミノ酸を単回摂取した場合は若年者と同等の蛋白同化作用を得ることができる。しかし、比較的少量のアミノ酸を摂取した場合、特に蛋白同化作用が最も高いとされる分岐鎖アミノ酸のロイシンに対する感受性が高齢者では低下していることが報告されている[11]。つまり、1回の食事に含まれる蛋白質中のロイシン含有量が少ない場合は、高齢者においては十分な蛋白同化作用が得られず、そのような食生活が長期的に継続された場合には、サルコペニアを引き起こす要因となる可能性が考えられる。

*1 必須アミノ酸
ヒトの蛋白質を構成するアミノ酸は20種類で、体内で合成できない必須アミノ酸と、合成できる非必須アミノ酸に分けられる。必須アミノ酸は十分な量を食事で必ず摂取する必要がある。

*2 ロイシン
筋肉に多く含まれる分岐鎖アミノ酸（BCAA）の1つ。近年のアミノ酸研究において、体内で筋蛋白質合成を誘導することが報告されている。

*3 mTORC1
mTOR（mammalian target of rapamycin；ラパマイシン標的蛋白質）は哺乳類などの動物で細胞内シグナル伝達に関与する蛋白質キナーゼ（セリン・スレオニンキナーゼ）の一種。
様々なシグナル伝達経路と関係しており、一種のシグナル中継のハブとして多くの細胞の増殖や代謝にかかわる。
mTORは複数の蛋白質と複合体を形成し、2種類の大きな蛋白質複合体として存在する。mTORC1（mammalian target of rapamycin complex 1）はリソソームで蛋白合成（翻訳）関連蛋白質等を、mTORC2はAkt（プロテインキナーゼB）を活性化する。

2. 食生活における蛋白質摂取の重要性

❶1日あたりの蛋白質総摂取推奨量

食事摂取基準で示される体蛋白質（筋肉や内臓を構成する蛋白質）維持に必要な蛋白質は、1日あたりの総摂取推奨量（70歳以上の高齢者の場合は約1.0g/kg体重/日）で提示されている。米国で行われた2,000人以上の高齢者を対象とした3年間の追跡調査において、カロリー摂取量で補正した蛋白質摂取量は、高齢者の除脂肪体重の減少と負の相関を示した。さらに、蛋白質を最も多く摂取していた群は、蛋白質摂取量が最も低かった群と比較して骨格筋量の低下が約40％抑えられた[12]。

疾患などによる体重減少は、同時に骨格筋量の過度な減少を引き起こす恐れがあるが、この3年間の追跡調査において急激な体重減少を経験した被験者を検証した結果、蛋白質摂取量の最も少ない群において、最も高い除脂肪骨格筋量の減少を示した。

これらの結果からも、食生活における適切な蛋白質摂取は、高齢者の骨格筋蛋白質代謝の調節と筋量の維持に重要であるといえる。

❷3食の各食事における蛋白質摂取量

高齢者の蛋白質摂取に関しては、1日の総蛋白質摂取量だけでなく、3食の各食事に含まれる蛋白質量についても注意を払う必要性が示されている。

1回の蛋白質摂取量と筋蛋白質合成速度の変化を調査した研究では、高齢者の蛋白質摂取量が0.4g/kg体重を下回る場合に、蛋白質の同化作用が減弱することが報告されている[13]。

さらに、高齢者を対象とした横断研究において、3食の各食事に含まれる蛋白質の摂取量の分布を虚弱な高齢者と健常な高齢者で比較した場合、虚弱な高齢者は朝食の蛋白質摂取量が有意に少ないが、昼食の蛋白質摂取量が健

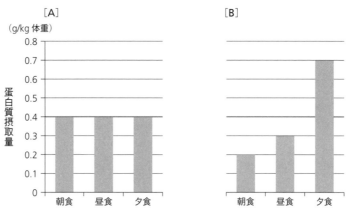

[A] 1食事で0.4 g/kg体重の蛋白質が摂取できている場合の摂取パターン
[B] 蛋白質摂取が朝食と昼食で不足し、夕食に偏っている不均等な摂取パターン

図3-4-4-1 | 3食の食事ごとの蛋白質摂取量パターン

常者と比較して多く、3食の食事における蛋白質摂取量の配分が不均等であることが報告されている[14]。つまり、24時間で摂取する総蛋白質量が十分であっても、朝・昼・夕食のそれぞれの蛋白質摂取量が必要量を満たしていない場合、あるいはそのバランスが不均等である場合、蛋白同化作用が低下し、長期的にサルコペニアとなることが懸念される（図3-4-4-1）。

レジスタンス運動によるサルコペニア予防とサプリメントの活用

1. レジスタンス運動による筋蛋白質代謝の調節

　レジスタンス運動[*4]は、骨格筋の蛋白質合成を刺激する重要な因子である。レジスタンス運動を行うと、前述したmTORC1が活性化され、運動後1〜2時間後には筋蛋白質の合成速度が安静時と比較して有意に増加する[15]。この1回のレジスタンス運動による筋蛋白質合成の増加は、運動後の約48時間持続することが報告されている[16]（図3-4-4-2）。

　これまで、筋蛋白質合成を増加させる因子として、主に高強度のレジスタンス運動が推奨されてきた。しかし、最近の運動強度と力積[*5]による効果を検討した研究では、最大挙上重量の30％（30％1RM[*6]；低強度だが高回数の挙上が可能となる運動強度）と90％（90％1RM；高強度だが低回数しか挙上できない運動強度）でのレジスタンス運動後の筋蛋白質の合成速度を比較した結果、30％1RMで疲労困憊まで運動を実施した条件（1セットにおける力積は約1,073 kg）では、90％1RM条件（1セットにおける力積は約710 kg）よりも運動24時間後における筋蛋白質の合成速度がより高かった[17]。したが

*4　レジスタンス運動
p.38 脚注*1を参照。

*5　力積
力の大きさと力が働く時間を掛けあわせたもの（力×時間）。他の物体の運動量をどれだけ変化させるかを表す。

*6　RM
p.125 脚注*2を参照。

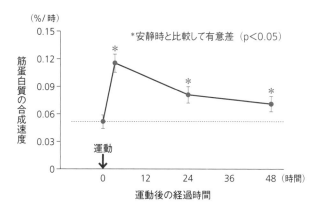

図3-4-4-2│レジスタンス運動後の筋蛋白質の合成速度の変化

(Phillips, S.M. et al.：Mixed muscle protein synthesis and
breakdown after resistance exercise in humans,
Am J Physiol, 273（1 Pt 1）：E99-107, 1997)

って、レジスタンス運動による筋蛋白質合成速度の増大には、比較的低強度の負荷（〜30％1RM）で疲労困憊まで行うことで、各セッションにおける力積をできる限り増加させることが重要であると推測される。

　また、レジスタンス運動を長期的に繰り返す10〜12週間のトレーニング介入においても、前述した運動要因（力積）が筋肥大には重要であることが示されており[18,19]、低強度の運動負荷であっても、高強度と同様の筋肥大を獲得することが可能である。

2. レジスタンス運動とアミノ酸 / プロテインサプリメントの併用効果

　レジスタンス運動と組み合わせて蛋白質やアミノ酸を摂取することで、それぞれ単独による筋蛋白質合成速度よりも高い同化作用を得ることができる[20-23]。レジスタンス運動後の蛋白質摂取に伴う筋蛋白質合成の増加は、摂取する蛋白質の量依存的に増加するが、これは主に血中のロイシン濃度の上昇によるものである。

　同じ蛋白質の摂取量であっても、蛋白質の種類（動物性蛋白質や植物性蛋白質など）によって含有されるアミノ酸の組成や含有量が異なるため、摂取後の同化作用も異なる。動物性蛋白質は、一般的に植物性蛋白質よりも必須アミノ酸およびロイシン含有量が多い。特に広く市販されている乳由来蛋白質であるミルクプロテインや、ミルクプロテインが含まれるホエイ蛋白質は消化吸収が早く、ロイシン含有率も高い。一過性のレジスタンス運動後にホエイ蛋白質あるいは大豆蛋白質の摂取を比較した研究では、ミルクプロテインやホエイ蛋白質摂取後に、より高い筋蛋白質の合成が得られることを報告している[24,25]。さらに、長期的なトレーニングに伴う筋肥大効果においても、ホエイ蛋白質は植物性蛋白質（大豆蛋白質や糖質）摂取と比較して、有意な

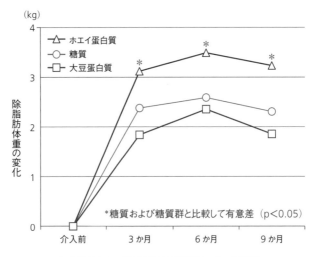

（kg）

除脂肪体重の変化

△ ホエイ蛋白質
○ 糖質
□ 大豆蛋白質

*糖質および糖質群と比較して有意差（p＜0.05）

介入前　　　3か月　　　6か月　　　9か月

図3-4-4-3│動物性および植物性蛋白質摂取による長期的トレーニングに伴う筋肥大効果

（Volek, J.S. et al.：Whey protein supplementation during resistance training augments lean body mass, J Am Coll Nutr, 32（2）：122-135, 2013）

増加が認められている[26]（図3-4-4-3）。

　アミノ酸摂取による筋蛋白質の合成増加は、主に必須アミノ酸によって引き起こされるものであり、特に分岐鎖アミノ酸のロイシンが高い同化作用を有する。レジスタンス運動後に必須アミノ酸を摂取することで、運動のみの実施と比較して、筋蛋白質の合成速度が有意に増加する[27]。さらに、ロイシンを高配合した必須アミノ酸のサプリメントを摂取すると、その摂取量が少量であっても、ホエイ蛋白質と同等の高い同化作用を示すことも報告されている[28]。高齢者においては、高蛋白質のサプリメントがその後の食事摂取量を減少させることも指摘されている[29]。よって、ロイシンを高配合することでサプリメントの摂取カロリーを最小限に抑えながら、蛋白質の同化作用を高めることが可能であるメリットは大きい。

　上記の研究結果からも、レジスタンス運動に伴う筋肥大をアミノ酸やプロテインサプリメントが補助することが示唆されるが、長期的な介入試験においては、その効果はわずかであることがメタアナリシスによって報告されている[30]。レジスタンストレーニング期間中において、日常生活での食事からの蛋白質摂取、特に朝食での蛋白質摂取不足がトレーニング誘発性の筋肥大を抑制することが報告されている。つまり、アミノ酸／プロテインなどのサプリメントの利用を考慮する際には、まず食事での蛋白質摂取を見直すことも重要である。

3. ビタミンDとサルコペニア

ビタミンDの摂取は、小腸や腎臓でカルシウムとリンの吸収を促進し、骨の形成と成長を促す作用をもつ。逆に、血中ビタミンD濃度の低下は、高齢期の骨粗しょう症や骨折リスクを増加させる。

血中ビタミンD濃度は、日光からの紫外線を介して皮膚で合成される経路と、経口摂取による経路によって調整されている。高齢者においては、紫外線でのビタミンD生成量は若年者と比較して4分の1まで低下するため、ビタミンD不足に陥りやすい。

血中ビタミンD濃度が低値を示す高齢者は、高値の群と比較して、3年後にサルコペニアになるリスクが2倍以上高いこと[31]や、血中ビタミンD濃度が低い高齢者は、握力、歩行速度、バランス能力などが有意に低く、転倒経験者の割合が高いことが報告されている[32]。基礎実験において、活性型ビタミンDである$1,25(OH)_2D_3$の投与がビタミンD受容体（VDR）を介して骨格筋細胞の増殖を刺激すること[33]や、反対にVDRの機能欠損型マウスでは筋肥大が刺激されることが報告されている[34]。

以上のことから、体内における活性型ビタミンDが骨格筋肥大を直接刺激する可能性が示唆される。これまで血中ビタミンD濃度が低い高齢者に対するビタミンD補給の効果として、下肢筋力の向上、バランス能力向上[35]、転倒リスクの低減[35,36]などがメタアナリシスによって報告されている。しかし、骨格筋量への効果について、特にビタミンDサプリメントをレジスタンス運動と組み合わせた際の相加作用について、ビタミンD摂取がレジスタンス運動による筋肥大をより増加する報告[37]と、レジスタンス運動のみによる効果以上はビタミンD付加では得られないとする報告[38]が混在しており、いまだ統一した見解に至っていない。

筆者らは動物モデルを用いた研究において、単回のレジスタンス運動が筋内のVDRとビタミンD代謝酵素の発現を増加することを報告した[39]。つまり、レジスタンス運動そのものがビタミンD代謝を活性化させる可能性を示唆しており、血中ビタミンD濃度と筋内VDRの発現が低下している高齢者においては、日常的なビタミンD摂取と、レジスタンス運動を組み合わせることで、より効果的な筋肥大が期待される。ビタミンDによる骨格筋蛋白質の調節については、臨床研究のみならず、より分子的な機序を解明するさらなる基礎研究が求められる。

＊

サルコペニア予防の観点からは、レジスタンス運動は最も効果的な介入手段である。レジスタンス運動と長期的なトレーニングの効果を最大限に引き出すために、食生活の重要性が近年、着目されている。特にアミノ酸やプロテインサプリメントはレジスタンス運動と組み合わせることにより、高齢者

であってもより顕著な筋肥大が期待できる。しかし、ビタミンDが充足していない状態の高齢者が、プロテインサプリメントをレジスタンス運動中に摂取しても、充足している場合と比較して筋肥大効果が低下する、という報告もある[40]。以上のことからも、サルコペニア予防に向けたサプリメントの活用は、食生活を通じた他の栄養素の摂取も含めて総合的に検討する必要があり、今後さらなる臨床試験が期待される。

引用文献

1) Heitmann, B.L., Frederiksen, P. : Thigh circumference and risk of heart disease and premature death : prospective cohort study, BMJ, 339 (sep03 2) : b3292-b, 2009.
2) Srikanthan, P., Karlamangla, A.S. : Relative muscle mass is inversely associated with insulin resistance and prediabetes. Findings from the third National Health and Nutrition Examination Survey, J Clin Endocrinol Metab, 96 (9) : 2898-2903, 2011.
3) Snijder, M.B. et al. : Larger thigh and hip circumferences are associated with better glucose tolerance : the Hoorn study, Obes Res, 11 (1) : 104-111, 2003.
4) Jung, K.J. et al. : Thigh circumference and diabetes : Obesity as a potential effect modifier, J Epidemiol, 23 (5) : 329-336, 2013.
5) Lee, C.G. et al. : Insulin sensitizers may attenuate lean mass loss in older men with diabetes, Diabetes Care, 34 (11) : 2381-2386, 2011.
6) Chang, K.-V. et al. : Association between sarcopenia and cognitive impairment : A systematic review and meta-analysis, J Am Med Dir Assoc, 17 (12) : 1164 e7-e15, 2016.
7) Kohara, K. et al. : Muscle mass decline, arterial stiffness, white matter hyperintensity, and cognitive impairment : Japan Shimanami Health Promoting Program study, J Cachexia Sarcopenia Muscle, 8 (4) : 557-566, 2017.
8) Biolo, G. et al. : An abundant supply of amino acids enhances the metabolic effect of exercise on muscle protein, Am J Physiol, 273 (1 Pt 1) : E122-129, 1997.
9) Volpi, E. et al. : Essential amino acids are primarily responsible for the amino acid stimulation of muscle protein anabolism in healthy elderly adults, Am J Clin Nutr, 78 (2) : 250-258, 2003.
10) Anthony, T.G. et al. : Oral administration of leucine stimulates ribosomal protein mRNA translation but not global rates of protein synthesis in the liver of rats, J Nutr, 131 (4) : 1171-1176, 2001.
11) Katsanos, C.S. et al. : A high proportion of leucine is required for optimal stimulation of the rate of muscle protein synthesis by essential amino acids in the elderly, Am J Physiol Endocrinol Metab, 291 (2) : E381-387, 2006.
12) Houston, D.K. et al. : Dietary protein intake is associated with lean mass change in older, community-dwelling adults : the Health, Aging, and Body Composition (Health ABC) Study, Am J Clin Nutr, 87 (1) : 150-155, 2008.
13) Moore, D.R. et al. : Protein ingestion to stimulate myofibrillar protein synthesis requires greater relative protein intakes in healthy older versus younger men, J Gerontol A Biol Sci Med Sci, 70 (1) : 57-62, 2015.
14) Bollwein, J. et al. : Distribution but not amount of protein intake is associated with frailty : a cross-sectional investigation in the region of Nurnberg, Nutr J, 12 : 109, 2013.
15) Dreyer, H.C. et al. : Resistance exercise increases AMPK activity and reduces 4E-BP1 phosphorylation and protein synthesis in human skeletal muscle, J Physiol, 576 (Pt 2) : 613-624, 2006.
16) Phillips, S.M. et al. : Mixed muscle protein synthesis and breakdown after resistance exercise in humans, Am J Physiol, 273 (1 Pt 1) : E99-107, 1997.
17) Burd, N.A. et al. : Resistance exercise volume affects myofibrillar protein synthesis and anabolic signalling molecule phosphorylation in young men, J Physiol, 588 (Pt 16) : 3119-3130, 2010.
18) Mitchell, C.J. et al. : Resistance exercise load does not determine training-mediated hypertrophic gains in young men, J Appl Physiol, 113 (1) : 71-77, 2012.
19) Morton, R.W. et al. : Neither load nor systemic hormones determine resistance training-mediated hypertrophy or strength gains in resistance-trained young men, J Appl Physiol, 121 (1) : 129-138, 2016.
20) Biolo, G. et al. : Insulin action on muscle protein kinetics and amino acid transport during recovery after resistance exercise, Diabetes, 48 (5) : 949-957, 1999.

21) Fujita, S. et al. : Effect of insulin on human skeletal muscle protein synthesis is modulated by insulin-induced changes in muscle blood flow and amino acid availability, Am J Physiol Endocrinol Metab, 291 (4) : E745–754, 2006.

22) Tipton, K.D. et al. : Postexercise net protein synthesis in human muscle from orally administered amino acids, Am J Physiol, 276 (4) : E628–634, 1999.

23) Rasmussen, B.B. et al. : An oral essential amino acid-carbohydrate supplement enhances muscle protein anabolism after resistance exercise, J Appl Physiol, 88 (2) : 386–392, 2000.

24) Wilkinson, S.B. et al. : Consumption of fluid skim milk promotes greater muscle protein accretion after resistance exercise than does consumption of an isonitrogenous and isoenergetic soy-protein beverage, Am J Clin Nutr, 85 (4) : 1031–1040, 2007.

25) Yang, Y. et al. : Myofibrillar protein synthesis following ingestion of soy protein isolate at rest and after resistance exercise in elderly men, Nutr Metab, 9 (1) : 57, 2012.

26) Volek, J.S. et al. : Whey protein supplementation during resistance training augments lean body mass, J Am Coll Nutr, 32 (2) : 122–135, 2013.

27) Dreyer, H.C. et al. : Leucine-enriched essential amino acid and carbohydrate ingestion following resistance exercise enhances mTOR signaling and protein synthesis in human muscle, Am J Physiol Endocrinol Metab, 294 (2) : E392–400, 2008.

28) Wilkinson, D.J. et al. : Effects of leucine-enriched essential amino acid and whey protein bolus dosing upon skeletal muscle protein synthesis at rest and after exercise in older women, Clin Nutr, 37 (6 Pt A) : 2011–2021, 2018.

29) Fiatarone, M.A. et al. : Exercise training and nutritional supplementation for physical frailty in very elderly people, N Engl J Med, 330 (25) : 1769–1775, 1994.

30) Morton, R.W. et al. : A systematic review, meta-analysis and meta-regression of the effect of protein supplementation on resistance training-induced gains in muscle mass and strength in healthy adults, Br J Sports Med, 52 (6) : 376–384, 2018.

31) Visser, M. et al. : Low vitamin D and high parathyroid hormone levels as determinants of loss of muscle strength and muscle mass (sarcopenia) : the Longitudinal Aging Study Amsterdam, J Clin Endocrinol Metab, 88 (12) : 5766–5772, 2003.

32) Suzuki, T. et al. : Low serum 25-hydroxyvitamin D levels associated with falls among Japanese community-dwelling elderly, J Bone Miner Res, 23 (8) : 1309–1317, 2008.

33) Girgis, C.M. et al. : Vitamin D signaling regulates proliferation, differentiation, and myotube size in C2C12 skeletal muscle cells, Endocrinology, 155 (2) : 347–357, 2014.

34) Endo, I. et al. : Deletion of vitamin D receptor gene in mice results in abnormal skeletal muscle development with deregulated expression of myoregulatory transcription factors, Endocrinology, 144 (12) : 5138–5144, 2003.

35) Muir, S.W., Montero-Odasso, M. : Effect of vitamin D supplementation on muscle strength, gait and balance in older adults : a systematic review and meta-analysis, J Am Geriatr Soc, 59 (12) : 2291–2300, 2011.

36) Bischoff-Ferrari, H.A. et al. : Effect of Vitamin D on falls : a meta-analysis, JAMA, 291 (16) : 1999–2006, 2004.

37) Ceglia, L. et al. : A randomized study on the effect of vitamin D (3) supplementation on skeletal muscle morphology and vitamin D receptor concentration in older women, J Clin Endocrinol Metab, 98 (12) : E1927–1935, 2013.

38) Agergaard, J. et al. : Does vitamin-D intake during resistance training improve the skeletal muscle hypertrophic and strength response in young and elderly men? —a randomized controlled trial, Nutr Metab, 12 : 32, 2015.

39) Makanae, Y. et al. : Acute bout of resistance exercise increases vitamin D receptor protein expression in rat skeletal muscle, Exp Physiol, 100 (10) : 1168–1176, 2015.

40) Verlaan, S. et al. : Sufficient levels of 25-hydroxyvitamin D and protein intake required to increase muscle mass in sarcopenic older adults—The PROVIDE study, Clin Nutr, 37 (2) : 551–557, 2018.

（藤田 聡）

1

[コア2] 栄養

栄養と認知症予防

大規模集団を対象とした疫学研究による報告では、世界中のアルツハイマー病症例の3分の1が潜在的に変更可能な危険因子が原因で発症する可能性があることが示唆された[1]。それらの危険因子の中で、栄養は糖尿病や心血管系疾患など認知症との関連がある多くの非感染性の疾病にかかわる変更可能な環境因子である。このことは、人の一生で栄養が脳機能に直接的な影響を及ぼす可能性があることを示している。例えば、縦断研究やいくつかの臨床研究では、特定の栄養素または食事パターンと脳容積の消失との関連が明らかにされている。加えて、主として観察研究から得られた多くの科学的エビデンスは、高齢者の認知状態の臨床指標に栄養が直接的な役割を担うことを示唆するものである。

臨床診療においては、リスクのある人や既にある程度の認知機能障害と診断された人に対して、エビデンスベースの食事指導を処方する必要があるため、得られた科学的エビデンスの確からしさを明確に示すことが重要である。

わが国では、ヒトにおける栄養と将来の認知機能低下または認知症との関連を調べた観察研究および臨床試験の包括的なレビューを行っている。本項では、これらの研究をもとに、多量（マクロ）栄養素および微量（マイクロ）栄養素[*1]について、認知機能低下を予防する機序について触れ、各栄養素に寄与する食品について紹介する（表3-5-1）。次に、複数の栄養素に寄与すると思われる食品群の認知機能低下予防の可能性について示す。しかしながら、今までに報告された観察研究を総括すると、栄養素と認知機能との間に明確な関連は見出されてはいない。それは方法論的な理由による可能性があり、したがって解釈には注意すべきである（後述表3-5-2を参照）。このような方法論的課題は、この分野でほぼ普遍的に適用されるため、わが国で検討される栄養のあらゆる側面に関して留意すべきである。

近年では、がん、心血管系疾患、脳血管疾患等あらゆる慢性的な疾患の発症と、食物の組み合わせによって作用すると思われる食事パターンとの関連についての研究が注目されてきている。そこで本項でも、認知機能低下と食事パターンとの関連について紹介する。

*1　**多量（マクロ）栄養素/微量（マイクロ）栄養素**
一般に、栄養素は多量（マクロ）栄養素と微量（マイクロ）栄養素の2つに分けられる。
マクロ栄養素は、エネルギーを産生する蛋白質、脂質、炭水化物の3つの主要な栄養素のほかに、細胞を構築するための必要量が多いミネラルである。
マイクロ栄養素は、調節機構にかかわる物質であり、存在自体が少量なため、栄養素としての取り込み量も少ないミネラルやビタミンである。

一方、認知症のリスクには、栄養素摂取量のみならず、食事をする環境も影響する。1人で生活をしている人は社会的接触の機会が少なく、より孤立しやすくなり、その結果、認知的刺激が軽減される可能性がある。そこで、食事をする環境と認知機能低下との関連についても触れてみたい。

表3-5-1 │ 認知機能に関連のある栄養素・化合物の供給食品

		食品名	100gあたりの含有量			食品名	100gあたりの含有量
ビタミンB群	ビタミンB6 (mg)	ニンニク	1.53	抗酸化物質	ビタミンE (mg)	サフラワー油	27.1
		ゴマ	0.60			コーン油	17.1
		大豆	0.51			マーガリン	15.3
		玄米	0.45			アーモンド	30.3
		牛（肝臓）	0.89			ウナギ	7.4
		鶏（ささみ）	0.66			タラコ	7.1
		ミナミマグロ（赤身）	1.08			鶏卵（卵黄）	3.4
		カツオ	0.76		カロテノイド (μg)	ニンジン（茹で）	7200
	ビタミンB12 (μg)	シジミ	68.4			ほうれん草（茹で）	5400
		イクラ	47.3			こまつな（茹で）	3100
		サンマ	15.4		フラボノイド*	大豆、豆腐	―（イソフラボン）
		牛（肝臓）	52.8			タマネギ、リンゴ、エシャロット	―（ケルセチン）
		鶏（肝臓）	44.4			緑茶、抹茶、小豆、ココア	―（カテキン）
		豚（肝臓）	25.2			赤ワイン、ブルーベリー、黒豆	―（アントシアニン）
		焼きのり	57.6			ゴマ	―（セサミン）
	葉酸 (μg)	あさつき（茹で）	200		ビタミンD (μg)	紅サケ	33
		枝豆（茹で）	260			しらすぼし	46
		ほうれん草（茹で）	110			サンマ	15
		アボガド	84			きくらげ（乾）	85.4
		生ウニ	360			干しシイタケ（乾）	12.7
		牛（肝臓）	1000		オメガ3 (n-3) 系脂肪酸 (mg)	アマニ油	57000（αリノレン酸）
		鶏（肝臓）	1300			ナタネ油	7500（αリノレン酸）
		豚（肝臓）	810			サバ	690、970（EPA、DHA）
抗酸化物質	ビタミンC (mg)	ブロッコリー	120			イワシ	780、870（EPA、DHA）
		青ピーマン	76			卵黄	380（DHA）
		にがうり	76				
		ほうれん草（生）	35				
		ジャガイモ	35				
		はっさく	40				
		いよかん	35				

*フラボノイドのデータベースは作成されていない。

栄養素と認知機能 （表3-5-1）

1. ビタミンB群

＊2　ホモシステイン
ホモシステインは、必須アミノ酸の1つであるメチオニンの代謝における中間生成物であり、ホモシステインの代謝にはビタミンB6、ビタミンB12、葉酸が関与している。血液中のホモシステイン濃度が高いと動脈硬化を促進し、虚血性心疾患や脳血管障害を引き起こす原因となるほか、アルツハイマー病をはじめとする認知症を引き起こす原因となるともいわれている。

　ビタミンB群は、ホモシステイン[*2]代謝に重要な役割を担っているため、ホモシステイン濃度と認知機能低下との関連について研究されている。ホモシステインが脳機能障害をもたらすメカニズムとして、グルタミン酸受容体の過興奮による神経細胞障害や、血管内皮細胞障害に起因する細動脈硬化によりもたらされる無症候性ラクナ梗塞などが想定される[2]。後者による病態として、脳皮質と海馬の萎縮が報告されている[3]。一方、低葉酸はS-アデノシルメチオニンを減少させ、メチル化反応を弱めてノルアドレナリンからアドレナリンの生成減を招くので、うつ状態を引き起こすとの考えもある[4]。

　いくつかの臨床研究では、ホモシステインの正常範囲内での適度な上昇が65歳以上の人々の認知症のリスク増加に関連する可能性があると報告している。ホモシステインはメチオニンのメチル化によって産生され、2つの経路を介して身体から排泄されるが、そのうちの1つは葉酸とビタミンB12を必要とし、もう1つではビタミンB6も必要とされる。ビタミンB6の主な食物源は穀物、大豆、魚であり、ビタミンB12は魚介類、レバー、葉酸は緑の葉野菜、レバーである。

　認知機能における葉酸の効果について検討した高齢者における2件の観察研究では、葉酸摂取量の最も高い四分位数の対象者において、アルツハイマー病または認知症の発症率が低いことが報告された[5,6]。より若い対象者（18〜30歳）を長期間（25年間）追跡した研究では、葉酸摂取量が高いと精神運動速度の低下を遅らせることを明らかにした[7]。

　ビタミンB群の臨床試験の大半では認知機能との関連性は認められていないが、1件の試験では、「1日あたり葉酸0.8 mg（日本人の成人推奨量は0.24 mg）を3年間にわたって補充することは、50〜70歳の対象者の認知機能改善に効果的であった[8]」と報告している。葉酸の補充は、血中ホモシステイン濃度の高い者（＞12.9 μmol/L）における情報処理速度を改善する上で効果的であり、血中ビタミンB12濃度の低い者（＜250 pmol/L）における情報処理速度・感覚運動速度を改善した。ランダム化比較試験では、葉酸、ビタミンB6、B12およびオメガ3（n-3）系多価不飽和脂肪酸の組み合わせが、冠状動脈疾患または虚血性脳卒中の患者においては記憶保持を維持するのに有効であったが、全対象集団では有意な関連はみられなかった[9]。これらの研究の結果は、ホモシステイン濃度が高い者、ビタミンB濃度の低い者、または心血管系および脳血管疾患の患者にとって、ビタミンB群の補充は認知機能の維持に最も有益であることを示唆している。

＊3　抗酸化物質
体内で生成された過剰な
DNA損傷の消去、活性酸
素の除去、酸化促進の抑制
等の性質がある物質の総称。
生体由来の物質もあれば、
食品あるいは工業原料の添
加物として合成されたもの
もある。

＊4　フラボノイド
植物に存在する水溶性の色
素、苦味、辛味成分であり、
ポリフェノールの1つ。活
性酸素の除去、抗酸化作用、
殺菌作用などの作用により、
老化、動脈硬化、心筋梗塞、
ウイルス感染症、がん予防
などに効果があるとされて
いる。カテキン、アントシ
アニン、イソフラボンなど
がある。

2. 抗酸化物質[*3]

多くの栄養素（主としてビタミンC、ビタミンE、カロテノイド）と非栄養素食品成分（例：フラボノイド[*4]）は直接的な抗酸化特性を有する。また、セレン、亜鉛、銅などのいくつかの無機質は、抗酸化活性を有する蛋白質または酵素の補因子として機能する。脳は酸化的損傷に対して非常に感受性が高く、酸化ストレスまたは不適切な抗酸化防御が認知症の病因と進行を仲介することが示唆されている[10]。そのため、食事性抗酸化物質の摂取は認知機能障害の発症に影響を及ぼす可能性がある。ビタミンCの主な供給源は果実、特定の野菜、ビタミンEは種実、ある種の植物油、カロテノイドは野菜である。

❶ビタミンC

ほとんどの観察研究では、ビタミンCは認知機能には有益性がないことが報告されている。しかし2件の研究では、ビタミンCのサプリメント摂取は55歳以上において、またビタミンCとビタミンD両方のサプリメント摂取は65歳以上において、アルツハイマー病の発症率を低下させることが明らかにされた[11]。

❷カロテノイド

ほとんどの観察研究では、認知機能へのカロテノイドの有益性は報告されていない。しかし1つの研究では、血漿カロテノイド濃度が高い対象者は、低い対象者よりも認知症とアルツハイマー病の発症率が低いことが明らかにされた[12]。

❸ビタミンE

ビタミンEの研究結果は、関連があるという報告と、ないという報告が混在している。いくつかの観察研究では、55歳または65歳以上の人のビタミンEの食事摂取量が増えると、認知症とアルツハイマー病の発症率が低下することがわかった[13]。ただし、このような予防効果は検出されなかったと報告している研究もある[14]。

注目すべきことに、アルツハイマー病に対するビタミンCおよびEの予防効果を報告したある研究では、関連性は現在の喫煙者でより顕著であり、おそらく酸化ストレスが高い条件下で食事性抗酸化物質がより臨床的に関連する可能性があることを示唆している[11]。

❹その他

セレン、亜鉛、銅などの抗酸化物質を評価した研究はほとんどない。いくつかの観察研究では、フラボノイドと認知機能低下との間に有益な関連性が潜在的に発見されているが、これらの発見は普遍的ではなく、今後より多くの証拠が必要である。現在までに、43〜70歳までの対象についてフラボノイドの食事摂取量の増加と認知機能低下、認知症の予防的関連が、観察研究

で報告されている[15-17]。

3. ビタミンD

ビタミンDは、炎症またはグルココルチコイドによって誘発される神経変性からの保護、アミロイド産生の減少およびクリアランスの増加を含む複数の神経生物学的経路に関連している[18]。ビタミンDの主要な食物源は魚類とキノコ類であるが、日光曝露は表皮に相当量のビタミンDを産生することもある。

多くの縦断研究では、65歳以上の男女で、ビタミンDは認知機能低下（様々なエウロプスイコロジカル試験用バッテリで評価）や認知症とアルツハイマー病を予防することが明らかになっている。メタアナリシスでは、血清ビタミンD濃度と認知症またはアルツハイマー病のリスクとの間に逆用量−反応関係がみられたが、35 ng/mL以上の濃度では、男女両方において関係がみられなかった[19]。ビタミンD補充による臨床研究の例はほとんどない。

4. 脂質

脂質摂取と認知的転帰との関連に関する研究はいくつも報告されている。ほとんどの脂質は心血管系および脳血管系の健康に重要な役割を果たしており、血管因子は認知症の原因となる可能性が高い。

❶オメガ3（n-3）系多価不飽和脂肪酸

n-3系多価不飽和脂肪酸（特にドコサヘキサエン酸［DHA］）は、神経細胞膜に不可欠な役割を果たし、抗炎症作用や神経保護機能をもつ脂質メディエーターの前駆体であり、また神経可塑性にも関与している可能性がある[20]。n-3系多価不飽和脂肪酸の主要な食物源には魚類および特定の植物油がある。

一般に、n-3系多価不飽和脂肪酸の血中濃度が高くなると、高齢者における将来の認知症またはアルツハイマー病のリスクが低下する。n-3系多価不飽和脂肪酸の食事摂取量の増加はまた、認知機能低下の速度が遅いことにも関連している。この潜在的な利点は、DHA、エイコサペンタエン酸（EPA）、およびαリノレン酸について主に示されている。ある研究のサブグループ解析では、n-3系多価不飽和脂肪酸と認知機能の間の関連性が認められなかったが、ベースライン時のαリノレン酸の高摂取量はアポリポ蛋白Eタイプ4（ApoE ε4）[*5]キャリアの認知機能低下と関連しており、ApoE ε4の非保因者ではみられないことから、n-3系多価不飽和脂肪酸の防御効果は遺伝的背景のある者のみであることが示唆された[21]。介入研究ではn-3系多価不飽和脂肪酸の効果はいまだ効果ありとはいえないが、事後分析による報告では、ベースライン時のn-3系多価不飽和脂肪酸レベルが低い対象者では、DHA 800 mgおよびEPA 225 mgを1日1回投与した群では、プラセボと比べて有

*5 **アポリポ蛋白Eタイプ4（ApoE ε4）**
アポリポ蛋白E（ApoE）はVLDL、IDL、HDLなどのリポ蛋白を構成している主要なアポリポ蛋白の1つ。ApoE遺伝子にはε2、ε3、ε4の3つのタイプがあり、2つ一組で遺伝子型を構成している。ApoEの対立遺伝子ε4はアルツハイマー病の危険因子として知られている。

意差が認められた[22]。この研究によれば、n-3系多価不飽和脂肪酸の血中濃度が低い者のみが補給の恩恵を受ける可能性がある。

　血中コレステロール高値がアルツハイマー病の発症と相関すること、血中のコレステロール値を降下させる薬剤であるスタチンがアルツハイマー病発症率を低下させることなどが報告され、コレステロール代謝とアルツハイマー病との関連が注目されているが、食事性コレステロールと認知機能との関連についての観察研究では関連はないと報告されている[23]。

❷飽和脂肪酸、トランス脂肪酸

　飽和脂肪酸とトランス脂肪酸はLDLコレステロール濃度を上昇させる傾向があり、これは認知症リスクと関連していると思われる。また、LDLコレステロール濃度に及ぼす食事飽和脂肪酸の影響がApoE ε4キャリアの間で認められたという報告もある[24]。

　コレステロール濃度に及ぼす影響とは別に、食事飽和脂肪酸はインスリン抵抗性および糖尿病にも寄与すると考えられており、おそらく骨格筋、肝臓および膵臓組織における細胞内または細胞膜脂質の蓄積が原因であると思われる。考えられる機序には、糖尿病の脳血管疾患に対する寄与、脳蛋白質の糖化または微小血管変化の形でのグルコース毒性、血管系損傷に対する高インスリン血症の寄与、アミロイドβ分泌の増加またはアミロイドβ除去の減少が含まれる[25]。しかし、飽和脂肪酸、トランス脂肪酸と認知症リスクとの関連については研究結果が一致していない。

食品・飲料と認知機能

1. 魚介類

　魚介類はDHAやEPA等のn-3系多価不飽和脂肪酸の摂取源である。魚介類摂取が認知機能低下を予防するという報告は多い。しかし、魚介類摂取が認知機能低下に予防的効果を示した研究では、ApoE ε4キャリアでの効果が非キャリアよりも強かった[21]。これらの報告からは、魚介類摂取は特定の遺伝的背景をもつ個人で特に有益であることが示唆される。

2. 野菜と果物

　野菜の中でも特に緑の葉野菜の摂取が認知機能の低下を遅らせると報告されている。これは、葉野菜が葉酸とフラボノイド摂取の供給源であるためである。ベリー類も同様にフラボノイド摂取の供給源であり、認知症予防に効果があるという報告がある。

　野菜と果物が認知機能低下との関連を駆動しているのか、相互作用が存在

するのかといった疑問に対する明確な答えは導き出されていない。

3. 肉、豆、乳製品

　肉と認知機能障害との間には関連性が認められていない。主成分分析を用いた豆科植物摂取パターンは認知機能と関連があることが報告されている[26]。乳製品の摂取は認知機能低下の予防に関連するという報告もあるが、3つのコホート研究のメタ分析では、乳製品の摂取量と認知機能低下との間に有意な関連性は示されなかった[27]。

4. 種実類とオリーブオイル

　食品を使った唯一の臨床試験報告[28]によると、オリーブオイルとナッツは認知機能の低下を抑制することができた。しかしながら、この研究ではオリーブオイルとナッツを別々に検討したものではないので、独立した影響については未解決のままである。

5. アルコール

　アルコールは栄養素ではないが、アルコール飲料の軽度から中等度の消費（1日あたり女性では1ドリンク、男性では1〜2ドリンク）は有益な健康結果、特に心血管系の転帰と関連することが示唆されている[29]。

　認知的転帰については、ほとんどの観察研究において、認知症の発症率または認知機能低下の割合のいずれかで、中等度アルコール消費量（1日あたり1〜3杯）において効果が得られていることが明らかになっている。ワイン（特に赤ワイン）は効果が認められているが、ビールやスピリットには効果が認められていないようである。

　アルコールと認知症との関連に関しては、臨床試験が行われることはないので、最終的に効果の有無を議論するのは難しいかもしれないが、過度の飲酒は認知機能の低下に影響している。フランスの全国的な後向きコホート研究では、過度のアルコール摂取は、すべての危険因子（例：血管危険因子、心血管系疾患の存在、うつ病または少ない教育）のうち、すべてのタイプの認知症、特に若年性認知症の発症に対する最も強力な危険因子であったと報告している[30]。

6. コーヒーとお茶

　コーヒーとお茶はカフェインだけでなく、多くのポリフェノールを含む生物学的に活性のある化合物の最も一般的な供給源である。抗酸化作用、抗炎症作用、神経保護作用など、食材中のコーヒーに対していくつかの神経薬理学的活性が示唆されている[31]。

コーヒーと紅茶の観察研究は、あらゆる年齢の人々（ベースラインで24〜65歳以上の範囲）で行われてきたが、全体的として、コーヒー、紅茶またはカフェインの摂取は認知機能低下に保護効果をもたらす可能性があるようだ。コーヒー、紅茶がカフェインの供給源として有効なのか、または他の成分が重要であるかどうかはわかっていない。用量反応の増加を示唆している研究もあれば、軽度から中程度の摂取のみ（1日あたり約3カップ）との有益な関連性を発見した研究もある。コーヒーまたは紅茶の有益な効果は生涯の消費を通じて確立される可能性があり、したがって後年の消費の増加は認知的健康に影響を及ぼさないか、認知的健康に有害でさえあり得る。カフェインの認知的利点を調査した臨床試験は行われていない。

一方、日本茶と認知機能との関連についての疫学的知見においては、システマティックレビューで予防効果が示されている。そのうちの65歳以上の対象者約13,500人を5〜7年追跡したコホート研究では、日本茶を1日1杯未満しか飲まない者に対して、1日5杯以上飲む者では、認知症の発症率が30％低かったと報告している[32]。

お茶と認知症発症におけるメタアナリシスの結果では、紅茶およびウーロン茶でも緑茶でも認知症予防に効果があることを示している[33]。茶の種類によってカテキンやカフェインの量は異なるため、今後はさらに茶の種類を考慮した研究が必要である。

食事パターンと認知機能

1. 地中海式食事[*6]パターン

ヒトが習慣的に摂取している食事は多様であり、様々な構成要素間の複雑な生物学的相互作用があるため、個々の栄養素や食品群ではなく、食事パターンによるアプローチが認知症を予防する食事の役割を理解するのに役立つことが提案されている[34]。

地中海式食事パターンは最も広く研究されている食事パターンであり、葉酸、ビタミンE、カロテノイド、フラボノイドおよびその他の抗酸化物質、食物繊維、および一価不飽和脂肪酸を多く摂取し、不飽和脂肪酸を適度に摂取して飽和脂肪酸の摂取を抑える。そして、n-3系多価不飽和脂肪酸の適度な高摂取に特徴がある。ほとんどの観察研究の結果は、地中海式食事パターンの高い順守が、認知症、軽度認知障害、または軽度認知障害から認知症への進行リスクの低下と関連していることを示唆している。地中海式食事パターンによる前向きコホート研究のメタアナリシスによると、軽度認知障害、認知症、アルツハイマー病、または全体的な神経変性疾患のリスクを軽減す

*6　地中海式食事
イタリア、ギリシャ、スペインなどの地中海沿岸諸国の人が食べている伝統的な料理のこと。オリーブオイル、全粒穀物、野菜、果物、豆、ナッツを豊富に、チーズとヨーグルトも頻繁に使用し、魚も使用するが、肉、卵、菓子は控えめにし、食事といっしょに適量の赤ワインを飲む、などの特徴がある。

る地中海式食事パターンの順守は、全体的に有益な効果を示唆している[35, 36]。対照的に、ランダム化比較試験のみを含むメタアナリシスでは、関連はほとんどなく、効果はわずかであると結論づけられた[37]。

＊7　DASH食
Dietary Approaches to Stop Hypertension の略。米国国立衛生研究所・国立心肺血液研究所が考案している高血圧の予防・治療のための食事療法。カリウム、カルシウム、マグネシウムなどのミネラルや食物繊維が豊富な野菜や果物、低脂肪の乳製品などを積極的に摂ることで、塩分を排出し、血圧を抑えることを目指している。

2. DASH食[＊7]

　高血圧予防のために開発されたDASH食は、カリウム、マグネシウム、カルシウム、食物繊維、蛋白質が多く、飽和脂肪酸、総脂質、コレステロール、ナトリウムが少ない食事であり、葉酸、ビタミンE、カロテノイド、フラボノイド、およびその他の抗酸化物質が多い特徴がある。1つの観察研究では、長期的なDASH食の摂取が高齢時の認知機能を維持するために重要であることを示した[38]。

3. 日本型食事パターン

　日本型の食事には、魚介、緑黄色野菜、根菜を含む淡色野菜、キノコ類、大豆食品、海藻、イモ類、果物、緑茶などが含まれる。日本型食事パターンと認知機能との関連についての観察研究は行われていない。しかし、大豆製品や大豆イソフラボンの摂取が女性の認知機能低下を予防するという報告はある[39]。日本型食事パターンでは、他の食事パターンより魚摂取が多く、大豆製品、緑茶の摂取量も多い特徴があるため、これらの組み合わせによる食事パターンの効果が期待される。

4. 食事の多様性

　食事パターンとは異なる視点で、食事の多様性が慢性疾患の罹患率や死亡率と関連があるという報告がある[40]。認知症の予防に関する研究は、日本人や中国人を対象とした対象者のあまり多くない研究ではあるが、認知機能の低下を予防することが示唆されている[41,42]。

食事をする環境と認知機能

　「平成29年度国民健康栄養調査」によると、65歳以上の低栄養傾向の者（BMI 20 kg/m² 以下）の割合は男性12.5％、女性19.6％であり、80歳以上では男女とも約2割が低栄養傾向にある。高齢者が低栄養状態に陥る原因には、消化・吸収力の弱まり、噛む力や飲み込む力の衰えといった身体的な理由に加えて、食事量の減少や偏った食事内容など、食事の仕方が原因となっているケースも少なくない。

　低栄養状態につながる食事のスタイルとして注目されているのが孤食であ

る。急激に高齢化が進むわが国では、高齢者の単身世帯も大きく増加し続けているため、多くの高齢者が低栄養のリスクにさらされている。赤血球数が少ない、総コレステロール値が低い、アルブミン値が低いといった低栄養の高齢者ほど、認知機能が低下しやすいこともわかっている[43]。

一人暮らしの高齢者が認知機能障害とうつ病にかかりやすく、毎日の食事回数、社会的接触、自己認識の健康状態などの要因が認知機能と抑うつ気分に影響する可能性があることも示されている[44]。したがって、一人暮らしの高齢者の認知機能障害とうつ病を引き起こす可能性のある主要な要因の管理に注意を払う必要がある。さらに、コミュニティの継続的な関心とサポートが必要である。

*

栄養は、認知機能障害において、変更可能かつ重要な危険因子である。既存のエビデンスは、いくつかのビタミンB群（特に葉酸）、フラボノイド、ビタミンDおよびn-3系多価不飽和脂肪酸などの特定の栄養素または食品成分が認知機能の改善に役立つ可能性があることを示唆している。食物群に関しては、魚（およびおそらく他の魚介類）、野菜、および程度は低いものの果物、

表3-5-2 | 栄養と認知症予防の疫学研究における方法論的な課題

食事の評価法	●疫学研究で用いられる食物摂取頻度調査法は、長期間にわたる漠然とした記憶に頼るために、その精度は必ずしも高いとはいえない。また、リストアップした食品についてしか情報は得られない。食品（調理前の食材）を単位とした質問から構成された食物摂取頻度調査法では、調理・調味に関する定量的な情報を得にくいため、調味料摂取量や、調味料に由来する栄養素摂取量を把握することは困難である ●バイオマーカーが利用できる栄養素は限られており、利用できない栄養素に関する情報は得られない
評価のタイミング（フォローアップ期間）	●特定の日あるいは期間に摂取した食品の摂取量は、習慣的な摂取量とは異なる可能性があり、食事の習慣はフォローアップ中に変わる可能性もある ●臨床試験を行うことによって、対象者は無意識に食事の内容を変えているかもしれない
食事以外の交絡要因	●運動の影響 ●認知機能に影響すると考えられる他の要因（例：教育、職業、社会経済的状況、知性、社会活動など）
セレクションバイアス	●ほとんどの対象者は十分に栄養を摂取している可能性がある ●研究対象者の栄養摂取量個人間変動は、認知機能との関連を検出できるほど大きくない
食事の多次元性	●食品、栄養素の相互作用が考慮できていない ●食事要因は、他の要因が反映されただけであるかもしれない
メカニズムの多次元性	●因果関係のみられた食事要因は、個人の代謝経路の中で予防因子にもリスクにもなり得る
認知機能の多次元性	●認知機能を判断するための評価方法によっては、臨床診断の結果とは異なることもある

表3-5-3 | これからの研究指針

食事の評価法	● 食事評価法の改善、妥当性の検証、また新しい評価方法を開発する
	● ソーシャルメディア、その他のテクノロジーを活用して、食事の情報を記録する方法を開発する
	● 利用可能なバイオマーカーを増やすことによって、食事調査とは独立した評価方法を開発する
	● 食事摂取量のみではなく、食物摂取の時期、分布などを考慮した食事評価法を開発する
	● 食事パターン、食事の多様性などにも焦点を当てる
研究デザイン	● 食事と関連のない交絡因子の検討をする
	● 長期的なフォローアップまたは多様な食事評価を用いた様々な期間の生活習慣の研究が必要である
	● 神経生物学的病理を有する集団を、合理的に均質なものに選定する
	● 遺伝的な背景の異なる集団による環境因子の曝露について考慮する
	● 臨床試験では、認知機能低下後の介入のみならず、低下する前の早期の予防的介入も必要である
	● 食品・栄養素の認知的転帰に及ぼす潜在的な性差について検討する

　ならびに適度なアルコールおよびコーヒーが、認知機能低下を防ぐ可能性がある。個々の栄養素や食品群よりも、地中海式食事パターンなどの健康的な食事パターンについて、より強力なエビデンスが存在している。

　しかし、多くの観察研究から得られた結果には一致がみられず、認知機能低下を予防する栄養について、確実なエビデンスを提示することは難しい。認知症予防の疫学研究を実施する前に、栄養評価に関連する方法論的課題に取り組む必要がある（表3-5-2）。栄養評価と研究デザインの方法の改善により、これらの課題の多くに対処することができるであろう（表3-5-3）。

引用文献

1) Norton, S. et al. : Potential for primary prevention of Alzheimer's disease : an analysis of population-based data, Lancet Neurol, 13 (8) : 788-794. 2014.
2) Garcia, A., Zanibbi, K. : Homocysteine and cognitive function in elderly people, Cmaj, 171 (8) : 897-904. 2004.
3) Snowdon, D.A. et al. : Serum folate and the severity of atrophy of the neocortex in Alzheimer disease : findings from the Nun study, Am J Clin Nutr, 71 (4) : 993-998, 2000.
4) Bottiglieri, T. et al. : Homocysteine, folate, methylation, and monoamine metabolism in depression, J Neurol Neurosurg Psychiatry, 69 (2) : 228-232, 2000.
5) Lefevre-Arbogast, S. et al. : Dietary B vitamins and a 10-year risk of dementia in older persons, Nutrients, 8 (12) : 761, 2016.
6) Luchsinger, J.A. et al. : Relation of higher folate intake to lower risk of Alzheimer disease in the elderly, Arch Neurol, 64 (1) : 86-92, 2007.
7) Qin, B. et al. : Intake of niacin, folate, vitamin B-6, and vitamin B-12 through young adulthood and cognitive function in midlife : the Coronary Artery Risk Development in Young Adults (CARDIA) study, Am J Clin Nutr, 106 (4) : 1032-1040, 2017.
8) Durga, J. et al. : Effect of 3-year folic acid supplementation on cognitive function in older adults in the FACIT trial : a randomised, double blind, controlled trial, Lancet, 369 (9557) : 208-216, 2007.
9) Andreeva, V.A. et al. : Cognitive function after supplementation with B vitamins and long-chain omega-3 fatty acids : ancillary findings from the SU.FOL.OM3 randomized trial, Am J Clin Nutr, 94 (1) : 278-286, 2011.
10) Mecocci, P. et al. : A long journey into aging, brain aging, and Alzheimer's diseasefollowing

the oxidative stress tracks, J Alzheimers Dis, 62（3）：1319-1335, 2018.

11） Engelhart, M.J. et al.：Dietary intake of antioxidants and risk of Alzheimer disease, JAMA, 287（24）：3223-3229, 2002.

12） Feart, C. et al.：Plasma carotenoids are inversely associated with dementia risk in an elderly french cohort, J Gerontol A Biol Sci Med Sci, 71（5）：683-688, 2016.

13） Devore, E.E. et al.：Dietary antioxidants and long-term risk of dementia, Arch Neurol, 67（7）：819-825, 2010.

14） Kryscio, R.J. et al.：Association of antioxidant supplement use and dementia in the Prevention of Alzheimer's Disease by Vitamin E and Selenium Trial（PREADViSE）, JAMA Neurol, 74（5）：567-573, 2017.

15） Kesse-Guyot, E. et al.：Total and specific polyphenol intakes in midlife are associated with cognitive function measured 13 years later, J Nutr, 142（1）：76-83, 2012.

16） Nooyens, A.C. et al.：Diet and cognitive decline at middle age：the role of antioxidants, Br J Nutr, 113（9）：1410-1417, 2015.

17） Root, M. et al.：Flavonol intake and cognitive decline in middle-aged adults, J Med Food, 18（12）：1327-1332, 2015.

18） Anastasiou, C.A. et al.：Vitamin D and cognition：an update of the current evidence, J Alzheimers Dis, 42（Suppl 3）：S71-80, 2014.

19） Jayedi, A. et al.：Vitamin D status and risk of dementia and Alzheimer's disease：A meta-analysis of dose-response, Nutr Neurosci, 22（11）：750-759, 2019.

20） Dyall, S.C.：Long-chain omega-3 fatty acids and the brain：a review of the independent and shared effects of EPA, DPA and DHA, Front Aging Neurosci, 7：52, 2015.

21） van de Rest, O. et al.：APOE epsilon4 and the associations of seafood and long-chain omega-3 fatty acids with cognitive decline, Neurology, 86（22）：2063-2070, 2016.

22） Hooper, C. et al.：Cognitive changes with omega-3 polyunsaturated fattyacids in non-demented older adults with low omega-3 index, J Nutr Health Aging, 21（9）：988-993, 2017.

23） Takechi, R. et al.：Dietary fats, cerebrovasculature integrity and Alzheimer's disease risk, Prog Lipid Res, 49（2）：159-170, 2010.

24） Rubin, J., Berglund, L.：Apolipoprotein E and diets：a case of gene-nutrient interaction？ Curr Opin Lipidol, 13（1）：25-32, 2002.

25） Samuel, V.T., Shulman, G.I.：Mechanisms for insulin resistance：common threads and missing links, Cell, 148（5）：852-871, 2012.

26） Mazza, E. et al.：Impact of legumes and plant proteins consumption on cognitive performances in the elderly, J Transl Med, 15（1）：109, 2017.

27） Lee, J. et al.：Role of milk and dairy intake in cognitive function in older adults：a systematic review and meta-analysis, Nutr J, 17（1）：82, 2018.

28） Estruch, R. et al.：Primary prevention of cardiovascular disease with a Mediterranean diet, N Engl J Med, 368（14）：1279-1290, 2013.

29） O'Keefe, E.L. et al.：Alcohol and CV health：Jekyll and hyde J-curves, Prog Cardiovasc Dis, 61（1）：68-75, 2018.

30） Schwarzinger, M. et al.：Contribution of alcohol use disorders to the burden of dementia in France 2008-13：a nationwide retrospective cohort study, Lancet Public Health, 3（3）：e124-e132, 2018.

31） Islam, M.T. et al.：An insight into the therapeutic potential of major coffee components, Curr Drug Metab, 19（6）：544-556, 2018.

32） Tomata, Y. et al.：Green tea consumption and the risk of incident dementia in elderly Japanese：The Ohsaki Cohort 2006 Study, Am J Geriatr Psychiatry, 24（10）：881-889, 2016.

33） Ma, Q.P. et al.：Meta-analysis of the association between tea intake and the risk of cognitive disorders, PLoS One, 11（11）：e0165861, 2016.

34） Scarmeas, N. et al.：Mediterranean diet and magnetic resonance imaging-assessed cerebrovascular disease, Ann Neurol, 69（2）：257-268, 2011.

35） Singh, B. et al.：Association of mediterranean diet with mild cognitive impairment and Alzheimer's disease：a systematic review and meta-analysis, J Alzheimers Dis, 39（2）：271-282, 2014.

36） Sofi, F. et al.：Accruing evidence on benefits of adherence to the Mediterranean diet on health：an updated systematic review and meta-analysis, Am J Clin Nutr, 92（5）：1189-1196, 2010.

37） Radd-Vagenas, S. et al.：Effect of the Mediterranean diet on cognition and brain morphology and function：a systematic review of randomized controlled trials, Am J Clin Nutr, 107（3）：389-404, 2018.

38） Berendsen, A.A.M. et al.：The dietary approaches to stop hypertension diet, cognitive function, and cognitive decline in American older women, J Am Med Dir Assoc, 18 (5) : 427-432, 2017.

39) Nakamoto, M. et al. : Soy food and isoflavone intake reduces the risk of cognitive impairment in elderly Japanese women, Eur J Clin Nutr, 72 (10) : 1458-1462, 2018.

40) Kobayashi, M. et al. : Association of dietary diversity with total mortality and major causes of mortality in the Japanese population : JPHC study, Eur J Clin Nutr, Mar 19, 2019.

41) Otsuka, R. et al. : Dietary diversity decreases the risk of cognitive decline among Japanese older adults, Geriatr Gerontol Int, 17 (6) : 937-944, 2017.

42) Yin, Z. et al. : Dietary diversity and cognitive function among elderly people : A population-based study, J Nutr Health Aging, 21 (10) : 1089-1094, 2017.

43) Taniguchi, Y. et al. : Nutritional biomarkers and subsequent cognitive decline among community-dwelling older Japanese : a prospective study, J Gerontol A Biol Sci Med Sci, 69 (10) : 1276-1283, 2014.

44) Cermakova, P. et al. : Living alone with Alzheimer's disease : Data from SveDem, the Swedish Dementia Registry, J Alzheimers Dis, 58 (4) : 1265-1272, 2017.

参考文献

1) Kontush, K., Schekatolina, S. : Vitamin E in neurodegenerative disorders : Alzheimer's disease, Ann NY Acad Sci, 1031 : 249-262, 2004.

2) Morris, M.C. et al. : Relation of the tocopherol forms to incident Alzheimer disease and to cognitive change, Am J Clin Nutr, 81 (2) : 508-514, 2005.

（小林実夏）

1 認知症の人をみつけて 治療の舞台にのせる原動力
医歯薬・介護職間のネットワーク連携の実際

　もの忘れが気になって受診しても、HDS-R（改訂 長谷川式簡易知能評価スケール）やMMSEなどの認知機能検査で、時として本人のプライドを傷つけるような質問をそのたびにされると、次回から本人が受診を拒否することが多い。また家族も、本人が受診を嫌がる様子を見ていると、ついつい付き添って受診することが遠のいてしまう。一方、もの忘れのある人の診療にあたる医療者側も、ややもすると多忙を極める外来では、比較的時間がかかる認知機能検査を敬遠する傾向がある。特にこの傾向は認知症を専門としない、あらゆる診療科の"かかりつけ医"に多い。その結果、認知症のスクリーニングの機能が根本的に停滞し、地域での包括ケアに大きな影響を及ぼす原因となっていた。

　東京都大田区大森の医・歯・薬三師会では、医師、歯科医、薬剤師および介護職が認知症の住民に「気づき」、それをかかりつけ医に一元的に集約して、診断・治療の舞台に押し上げる「つなぎ」のために、TOP-Q（Tokyo Primary Questionnaires for Dementia；認知症 東京簡易スクリーニング法。トップQと呼称する）[1-5]を共通言語とした診療情報提供書を作成し、多職種で連携している。本項ではその現状について紹介する。

国の方向性——新オレンジプランとその後

　2015年に発表された認知症施策推進総合戦略（新オレンジプラン）では、早期診断・早期対応のための体制整備として、地域における認知症対応力向上が期待された[6]。具体的には、地域における認知症の「気づき」と「つなぎ」であった。これは、目の前にいる人が認知症の疑いがあることにいかに気づき、次いで、認知症の診断・治療の舞台にいかに押し上げることができるか、ということである。認知症であることに気づいても、その人をそのまま放置していては、地域で包み込むやさしいケアとはならず、福祉・介護のネットワークで包み込むことができない。

一方、認知症の連携システムを構築して「つなぎ」をつくっても、実際にスクリーニングされた認知症の人がそのつなぎに乗ってこなければ、せっかくの連携ネットワークも宝の持ちぐされとなってしまう。「気づき」と「つなぎ」は地域の認知症対応力向上のための、例えれば車の両輪である。

2019年6月には、新しい認知症施策推進大綱として、「共生」と「予防」が報じられた。社会とのつながりを保つ意味での「共生」と、認知症になるのを遅らせる（認知症にならないという意味ではない）「予防」である。これは70歳代での発症を10年間で1歳遅らせることを念頭に置いたものである。

認知症対応力向上が期待される「気づき」と「つなぎ」の実践

「気づき」と「つなぎ」を確実に実現させるためには、認知症本人のプライドを傷つけない簡便な方法と、診療情報提供書における共通言語の統一が必要である。

1.「気づき」のツール──TOP-Q（トップQ）

TOP-Q（トップQ）は患者が嫌がらない2〜3分の自然な会話でできる物品不要の問診技術として、2014年に一般社団法人 大森医師会から提唱された[1-3]。TOP-Q得点が2点以上の場合に認知症の可能性があることが報告されている[2,3]。

TOP-Qは従来の伝統あるHDS-RやMMSEを否定するものではなく、それらを実施できる機関に紹介するまでの"スクリーニングのためのスクリーニング"である。2018年3月に、東京都と東京都医師会から発行された冊子『住み慣れた街でいつまでも〜認知症の人と家族にやさしいまち東京』[4]に、かかりつけ医が行うべき手技として、TOP-Qがはじめて公式に掲載された[4],[*1]。

TOP-Qはかかりつけ医のみならず、かかりつけ歯科医、かかりつけ薬剤師、訪問看護師、訪問理学療法士、介護支援専門員（ケアマネジャー）、ヘルパー、管理栄養士等の多職種が誰でもできる手技である。そのため、認知症スクリーニングの裾野を広げるために、東京都にある大森医師会、大森歯科医師会、大田区薬剤師会（三師会）では、『住み慣れた街でいつまでも』の冊子を、可能な限り多職種の人たちにも配布し、各職種により様々な状況下でTOP-Qを行えるような組織づくりを行い、啓発活動に努めている。具体的には、TOP-Q講演会や勉強会を重ね、かかりつけ薬剤師には保険調剤時や訪問服薬指導時に、かかりつけ歯科医には高齢者の定期歯科検診や通常診

＊1
冊子『住み慣れた街でいつまでも〜認知症の人と家族にやさしいまち東京』の中の「かかりつけ医です！」のページに、かかりつけ医が行うべき内容としてTOP-Qが掲載されている。かかりつけ医は、HDS-RやMMSEではなく、まずTOP-Qによりスクリーニングのためのスクリーニングを行うことが推奨されている。

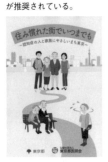

冊子『住み慣れた街でいつまでも〜認知症の人と家族にやさしいまち東京』は東京都福祉保健局のホームページより入手可能。
http://www.fukushihoken.metro.tokyo.jp/iryo/iryo_hoken/zaitakuryouyou/suminaretamachide.files/ninntishou.pdf

療時に、また介護関連職には訪問時に、TOP-Qの実践を依頼した。特に老老介護で、今まで介護する側にあった比較的元気な人が認知症になり始めていることを見落としがちであったため、今まで目を向けていなかった高齢の家族に対して、TOP-Qの実践をより積極的に依頼している。

2.「つなぎ」のツール──診療情報提供書を使用したTOP-Q連携

どのような種類の認知症スクリーニングを実施し、結果が出たとしても、患者・家族の意思により、また治療者側のno actionのためそのまま放置され、次の診断・治療の舞台に進まない事例が存在することは問題である。

同様なことはTOP-Qを用いた場合にも危惧される。それぞれの職種がTOP-Qを行い、その結果TOP-Q得点が2点以上で認知症の可能性があることが判明しても、その結果を活用して次の舞台への移行を促進する組織づくりができていなければ、その意味は著しく減少する。筆者が所属する大森医師会では、TOP-Qによる情報収集を医師会員のみに限定することなく、大森歯科医師会、大田区薬剤師会、訪問看護ステーションの看護師、訪問をする管理栄養士、介護職等から広く得られるようにすればスクリーニングの裾野が広まると考え、得られたTOP-Q情報を、共通内容の診療情報提供書（図3-6-1-1）に記入して、かかりつけ医の元に集約する制度を2018年7月1日より確立している。これは「大森三師会認知症TOP-Q連携」と称されている。

かかりつけ医はそのTOP-Q情報をもとに、自院で認知症の精密検査が可能であれば検査を行い、不可能であるならば、従来の認知症連携パスに乗せた診断にもっていく。返信は診療情報提供書の裏面にある返信用紙を使って、必ずかかりつけ医を通して各職種に返信する。TOP-Qは個人情報であるので、得られた情報をかかりつけ医に連絡する前に、最低限、家族の承諾を得ることを勧めている。

大森三師会認知症TOP-Q連携は、多職種が1つになったスクリーニングのためのスクリーニングであり、これにより「気づき」の機会を得た認知症の人の情報は、かかりつけ医を中心とした「治療」という次なる舞台にシフトした事例が現在増えつつある。

TOP-Q連携の今後に向けて

認知症の早期発見・早期診断と治療の必要性は現在広く受け入れられ、それを目的とした研究会も開催されている[7]。「気づき」にあたるTOP-Qによりスクリーニングのためのスクリーニングが行われても、次への「つなぎ」

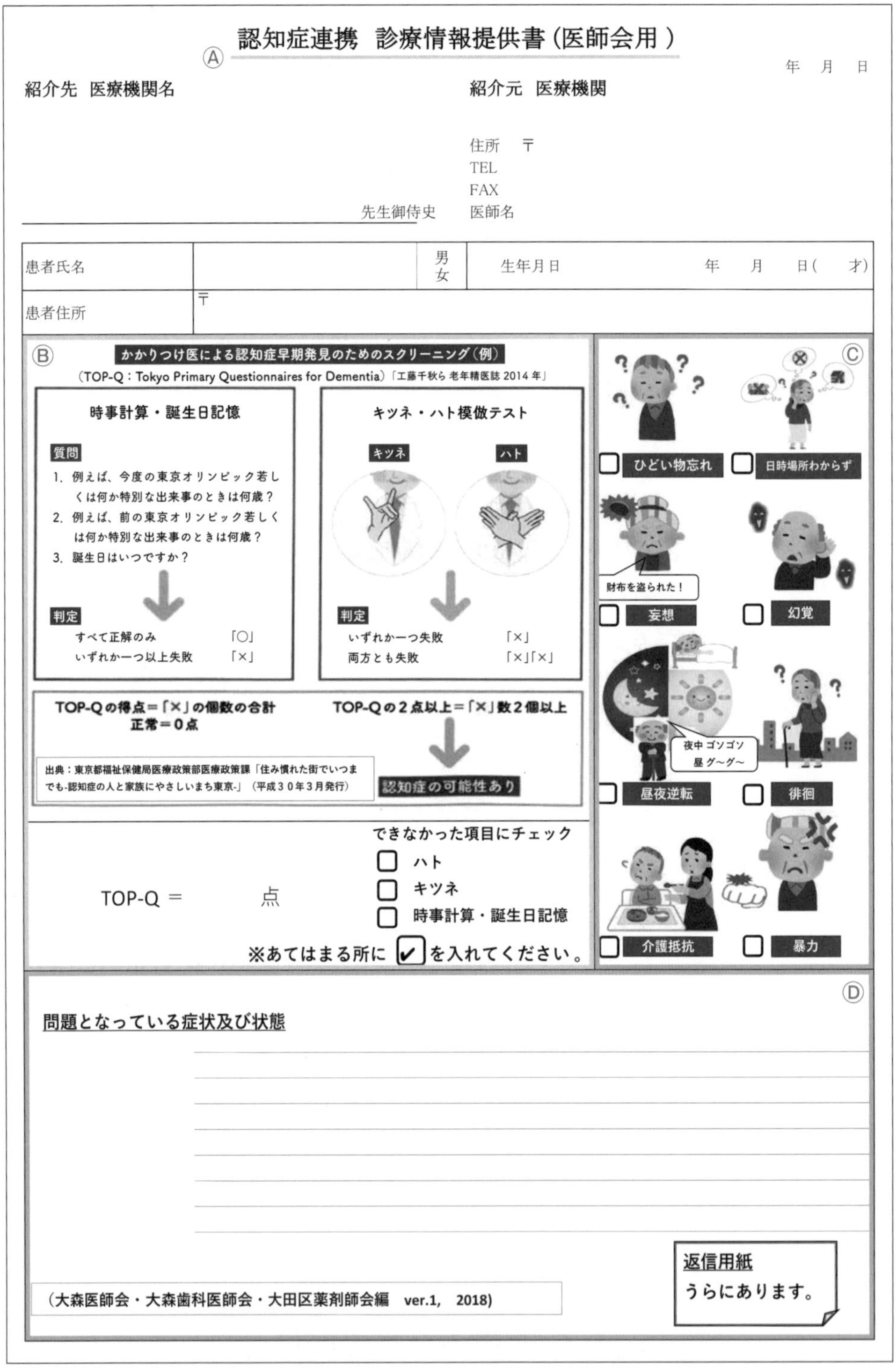

認知症連携　診療情報提供書（医師会用）

Ⓐ

年　月　日

紹介先　医療機関名

紹介元　医療機関

住所　〒
TEL
FAX
医師名

先生御侍史

患者氏名		男女	生年月日	年　月　日(　才)
患者住所	〒			

Ⓑ

かかりつけ医による認知症早期発見のためのスクリーニング（例）

（TOP-Q：Tokyo Primary Questionnaires for Dementia）「工藤千秋ら 老年精医誌 2014 年」

時事計算・誕生日記憶

質問

1. 例えば、今度の東京オリンピック若しくは何か特別な出来事のときは何歳？
2. 例えば、前の東京オリンピック若しくは何か特別な出来事のときは何歳？
3. 誕生日はいつですか？

判定

すべて正解のみ　　　　「○」
いずれか一つ以上失敗　「×」

キツネ・ハト模倣テスト

キツネ　　ハト

判定

いずれか一つ失敗　　「×」
両方とも失敗　　　「×」「×」

TOP-Qの得点＝「×」の個数の合計
正常＝0点

TOP-Qの2点以上＝「×」数2個以上

出典：東京都福祉保健局医療政策部医療政策課「住み慣れた街でいつまでも-認知症の人と家族にやさしいまち東京-」（平成30年3月発行）

認知症の可能性あり

できなかった項目にチェック

☐ ハト
☐ キツネ
☐ 時事計算・誕生日記憶

TOP-Q ＝ 　　　　点

※あてはまる所に ✔ を入れてください。

Ⓒ

☐ ひどい物忘れ　　☐ 日時場所わからず

財布を盗られた！

☐ 妄想　　☐ 幻覚

夜中 ゴソゴソ
昼 グ～グ～

☐ 昼夜逆転　　☐ 徘徊

☐ 介護抵抗　　☐ 暴力

Ⓓ

問題となっている症状及び状態

返信用紙
うらにあります。

（大森医師会・大森歯科医師会・大田区薬剤師会編　ver.1, 2018）

A：タイトルの部分のみ、「医師会用」「歯科医師会用」「薬剤師会用」「介護関連事業所用」「訪問看護ステーション用」と変わるが、内容はすべて同一であり、TOP-Qを共通言語とする三師会共通の診療情報提供書が完成した。

図3-6-1-1 ｜ 大森三師会認知症TOP-Q連携における医師会会員間の診療情報提供書

Ⓔ

【 ご返信 】

ご紹介ありがとうございました。

☐　当院でフォローアップ致します。

☐　当院よりさらに下記へ転院紹介させていただきます。

《メッセージ欄》

年　　月　　日

医療機関名 ＿＿＿＿＿＿＿＿＿＿＿＿＿＿＿＿＿　医師名 ＿＿＿＿＿＿＿＿＿＿＿＿＿＿

TEL ＿＿＿＿＿＿＿＿＿＿＿＿＿＿

B：東京都作成の小冊子『住み慣れた街でいつまでも』の中の項目「かかりつけ医です！」から引用したものに加えて、TOP-Qのできなかった項目にチェックを付け、TOP-Q得点を記載する。TOP-Qはハト、キツネの模倣ができなければそれぞれ×印が1つずつ付き、50年前の出来事や5年後の出来事のときの年齢、および誕生日のいずれかが答えられなければ×印が1つ付く。TOP-Q得点は×印の合計の数であり、TOP-Q＝3点が最も悪く、TOP-Q＝0点が最もよい。TOP-Q＝2点以上で認知症の可能性があるといえる（感度＝0.95、特異度＝0.86、p＜0.01 数量化Ⅱ類）。

C：代表的な認知症の行動・心理症状（BPSD）のチェックリストを記載し、評価者（記載者）の負担を減らした。

D：検者が気がついた所見を自由に記載する。

E：認知症連携 診療情報提供書の裏面。紹介された医師からの返信用紙となっている。

様式はパテントなしで、大森医師会ホームページ（http://www.omori-med.or.jp/ninchisho.html）からダウンロード可能。

（大森医師会）

がなければ、目標実行への道はほど遠くなってしまう。

　診断・治療への「つなぎ」を制度として確立するために必要な条件は、以下の2つである。

　①認知症を早期に発見する担い手は、医師だけではなく、多職種総動員である。

　②TOP-Qで得られた情報は、共通言語を用いて内容を伝達する。

　①の早期発見の担い手は、医師会所属の開業医のみでなく、多くの患者に触れる歯科開業医、訪問看護師、調剤薬局のカウンターおよび訪問服薬指導時の薬剤師、さらにケアマネジャー、ヘルパー等が望ましい。②の共通言語による情報の伝達様式の統一は、各職種が簡易に記載でき、送付された側も容易に理解でき、返信機能を有する診療情報提供書であることが必要条件である。大森三師会認知症TOP-Q連携は、TOP-Qをもとに、上述の①②の条件を満たすモデルである。

　いずれの行政でも、認知機能検査への予算は無尽蔵ではない。予算の有効活用のために、スクリーニングの中から認知症の可能性のある人を治療に向けさせる必要がある。TOP-Qはスクリーニングのためのスクリーニングであり、医療費節減の一端を担うシステムのドアを開く可能性を有する。全国各地域での認知症の人の早期発見の体制づくりが望まれる。

引用文献
1) 厚生労働省：認知症施策推進総合戦略（新オレンジプラン）.
　https://www.mhlw.go.jp/file/06-Seisakujouhou-12300000-Roukenkyoku/nop1-2_3.pdf
2) 工藤千秋ほか：東京都大森医師会認知症簡易スクリーニング法（TOP-Q）の作成─かかりつけ医・介護職のための短時間で行う問診技術，老年精神医学誌，25（6）：683-689，2014.
3) 工藤千秋ほか：簡易な認知症問診技術TOP-Q（東京都大森医師会認知症簡易スクリーニング法）の有用性に関する検討─東京都大田区三医師会所属 多施設かかりつけ医によるPilot studyの解析，老年精神医学誌，26（8）：909-917，2015.
4) 工藤千秋：認知症 東京簡易スクリーニング法 TOP-Q（トップQ）（Ⅰ），2～3分の自然な会話でできる物品不要の問診技術，日本早期認知症学会誌，11（1）：77-81，2018.
5) 東京都福祉保健局医療政策部医療政策課：住み慣れた街でいつまでも～認知症の人と家族にやさしいまち東京，2018年3月.
　http://www.fukushihoken.metro.tokyo.jp/iryo/iryo_hoken/zaitakuryouyou/suminaretamachide.files/ninntishou.pdf
6) 認知症の早期発見，予防・治療研究会. http://dscm-ken.jp/index.html

（工藤千秋）

［コア3］豊富なネットワーク、うつ減退
認知症予防カフェなどの地域での取り組み

東京都大森の認知症に対する取り組みの始まりと認知症予防カフェ構想

　東京都大田区にある一般社団法人 大森医師会では、2014年の初春頃から、医師会として認知症を支える方向性を模索していた。数を重ねたミーティングの中で、2015年暮れに、認知症への対処もさることながら、その予防活動に舵を切った。医師会は地域のgate openerとして、認知症の予防・早期発見、早期介入の手段を学ぶ場を提供しつつ、健常者住民へのhealth careの啓発運動に傾倒することとなった（表3-6-2-1）。これにより、認知症にまだなっていない、認知症になりたくないとの意思をもつ健常者への積極的啓発活動を展開する形として、定期的な教育活動を行うに至り、これを大森医師会パートナーシップ（Omori Partner Ship；OPC）認知症"予防"カフェと称することにした。予防カフェの位置づけは、"まだ発症していない健常者を対象"にすることであり、従来からある認知症カフェがMCI（軽度認知障害）も含めてすでに発症している人を対象としていることと比べると大きな違いがある（図3-6-2-1）。

　認知症予防カフェに期待される具体的な役割は4つあげられる。

①**健康食品**の品質なども含めた、患者・家族への**適正使用のアドバイス**

②認知症患者を抱える**家族の不安の軽減や生活問題への対処法**を伝えること

　　例：地域の相談窓口やインフォーマルサービスの紹介などの情報提供活動

③五感の衰えを感じる高齢者（社会活動不参加や意欲低下につながり、認知症リスクが高まる）に対する**情報提供**

表3-6-2-1 | **大森医師会 地域医療コンセプト**

①医療、介護、生活支援の担い手につなげる地域のgate openerとなる場

②加齢に伴う様々な病気（認知症など）の予防・早期発見・早期介入の手段を学び合う場

③健康な地域の皆様のhealth careの啓発の場

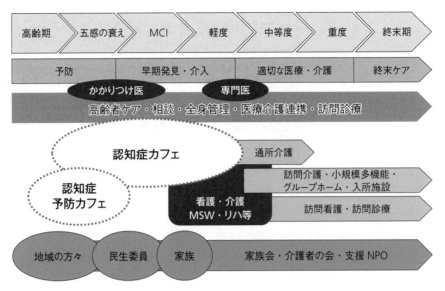

大森医師会パートナーシップ認知症予防カフェの位置づけは、MCIも含めてまだ認知症が発症していない段階の人を対象（原則としてTOP-Q＝0点）とすることにある。この点が既存の認知症カフェとの違いである。

図3-6-2-1｜認知症予防カフェの位置づけ

　　例：アセスメントツールや**予防介入できるツール**、**サプリメント**などの
　　　　紹介
④インフォーマルサービスも含めた**医療・介護連携**に向けたコーディネーション。つまり、"つなぎ役"となること
　このようなブレインストーミングを経て、大森医師会では2015年より積極的に地域への認知症の啓発と予防への取り組みを開始した。

認知症予防カフェ夜明け前

1. 地域への認知症の啓発──キャラバン講演と啓発テキストの作成

　医師会長が提唱した"区民に開かれた医師会"のスローガンのもと、区民に認知症を正しく学んでもらうための啓発活動として、「皆でがんばる！　認知症」と題したキャラバン講演会を大森地区内の特別出張所単位（全6か所）で半年かけて実施し、合計293人の区民が参加した。講師は大森医師会認知症サポート医6人が務めた。このキャラバン講演は、大森各地区自治会町会連合会、大田区社会福祉協議会との共催で、大田区特別出張所の協力のもとでの開催となり、今後のさらなる啓発活動に向けて非常に有益な礎となった。
　講演内容は、大森医師会の認知症対策本部が作成したパワーポイントデー

*1 冊子「皆でがんばる！
認知症―理解と予防
のための水先案内」
認知症の現状から始まり、
三大認知症の特徴、治療、
早期発見・予防のコツ、認
知症の世界とその接し方、
認知症検診等に触れており、
コンパクトかつ密度の高い
ものとなった。

*2 脳が喜ぶ10個の栄養
素「ま、ご、た、ち、に、
わ、や、さ、し、い」
ま＝豆類、ご＝ゴマ、た＝
卵製品、ち＝チーズなどの
乳製品、に＝肉、わ＝ワカ
メなどの海藻類、や＝野菜、
さ＝魚、し＝シイタケなど
のキノコ類、い＝イモなど
の穀類。1日に3〜4種類
ずつ、日を変えて1週間で
2回転くらい摂取すること
を推奨している。

タを全会場で共通に使用した。キャラバン講演終了後に冊子にまとめ、特別
出張所等に置いたり、区民の認知症関係の集まり等のときに配布するように
した。この冊子はまさに「皆でがんばる！ 認知症――理解と予防のための
水先案内」というタイトルで、全66ページからなる*1。認知症の現状から
始まり、三大認知症の特徴、治療、早期発見・予防のコツ、認知症の世界と
その接し方、認知症検診等に触れ、コンパクトかつ密度の高いものとなって
いる。

2. 栄養啓発――認知症予防弁当の創作

認知症予防の1つの方向性として、脳への栄養面でのアプローチがあった。
医師会長の発案・指導下、管理栄養士のアドバイスを参考に、地元の弁当製
造会社が認知症予防弁当を創作した。脳が喜ぶ10個の栄養素「ま、ご、た、
ち、に、わ、や、さ、し、い」*2を含む食材を推奨した。

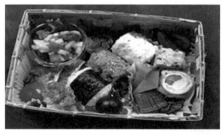

認知症予防弁当「森の饗宴（きょうえん）――脳を
滋養する木漏れ陽」
大森医師会の監修のもと、地域の弁当製造会社
がつくった。竹籠に入り、見た目も美しい。

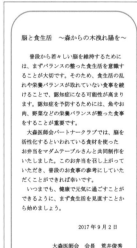
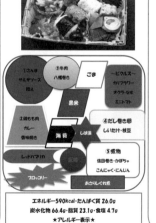

認知症予防弁当に添付されたパンフレットには、管理栄養士がそのメニューに盛り込んだ栄養につい
ての解説が記載され、単に食するだけでなく、意義深い栄養的アプローチも行っている。

図3-6-2-2｜今日の認知症予防弁当「森の饗宴（きょうえん）」

（大森医師会監修，マダムテーブル製造）

認知症予防弁当第1号は、竹籠に入って見た目も楽しませてくれるものとなり、「森の饗宴（きょうえん）——脳を滋養する木洩れ陽」と命名され、商標登録をした。弁当に添えられたパンフレットには、医師会長の挨拶のほか、管理栄養士によるその日の弁当の内容についての解説も記載されている（図3-6-2-2）。単に食するだけでなく、そのメニューの意味をしっかりと理解してもらい、意義深い栄養的アプローチとなった。

認知症"予防"カフェ

1. 取り組みの実際

　認知症のキャラバン講演を通して、大森地区住民の認知症に対する啓発をしっかり行ってきたことにより、住民の認知症に対する意識高揚を実感した中で、OPC認知症予防カフェが2016年9月、満を持してスタートした。既存の認知症カフェは多々存在するが、当医師会の目指す"予防"カフェは、家族も含めまだ認知症を発症していない人を対象（TOP-Q[*3]＝0点；健常と判断される区民）に、食材も含めた認知症予防策を実践することを目標にした。活動内容は、初期にブレインストーミングした活動内容の啓発と教育を満たすものであった。

＊3　TOP-Q
p.154を参照。

　講師は医師会からだけではなく、大森歯科医師会、大田区薬剤師会、管理栄養士、理学療法士、介護支援専門員（ケアマネジャー）の協力を仰ぎ、それぞれの領域から見たテーマを深く掘り下げた40分前後の啓発講義となっている。毎回認知症予防弁当を食べながら、管理栄養士から旬の食材をテーマにした脳によい栄養についての講義が行われ、季節を感じることができる。

　このカフェは過去数年間にわたり、医師会が知恵を絞り温め続けてきたことを実現したものである。参加スタッフの意識も非常に高い。2019年12月までに12回のカフェが終了し、それぞれに70人を超える区民が参加した。現在、徐々にブラッシュアップされている感がある。

2. カフェの発展——健康寿命延伸プロジェクト

　健康寿命延伸プロジェクトは、経済産業省健康寿命延伸産業創出推進事業（3か年事業）の一環として大森地区で実施した活動である。東急電鉄池上駅近くにある一般会社内のカフェと総合病院内にあるカフェにおいて、50人程度の住民（主にTOP-Q＝1以下の人を対象）が参画して、脳機能を維持するメニューを消化した。それを継時的に約半年間実施して、多角的に評価し、健康な脳機能の保持にどの程度寄与できるかを調査した。

　認知症を予防すると考えられる4本（動・食・話・眠）の健康脳プロジェ

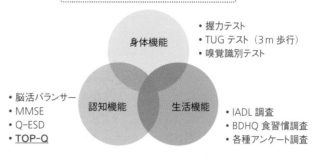

現状を総合的に把握し、見える化します！

身体機能
- 握力テスト
- TUG テスト（3 m 歩行）
- 嗅覚識別テスト

認知機能
- 脳活バランサー
- MMSE
- Q-ESD
- **TOP-Q**

生活機能
- IADL 調査
- BDHQ 食習慣調査
- 各種アンケート調査

経済産業省健康寿命延伸産業創出推進事業（3か年事業）の一環として大森地区で実施されたプロジェクト。身体機能、認知機能、生活機能を種々のテストを用いて見える化している。

図3-6-2-3｜健康脳プロジェクトにおけるチェック内容

クトが組まれた。この目標実現のために各種のプログラムが創られ、実行前後で各種の評価を行った。

- **動**：運動、音楽、セミナー、栄養、映画等をネット配信して、毎日の予防習慣をつけることを目指した。
- **食**：徳島大学大学院との共同研究で、よりよい食習慣の確立を目指した。
- **話**：プロの演奏家による懐メロ合唱コンテンツなどの提供により、地域に人の集まる場づくり、Face to Face で会話ができるコミュニティ創設を目指した。
- **眠**：睡眠の質を上げることを目指し、センサー計測などによる評価も行った。

参加者はこれらの内容のプログラムに週数回参加し、その前後で"見える化"するチェックを受けた（図3-6-2-3）。

身体機能は、握力テスト、TUGテスト（3 m歩行）、嗅覚識別テストにより、認知機能はTOP-Qのほか、脳活バランサー、MMSE、Q-ESD*4にて評価した。また日常生活機能は、IADL、簡易型自記式食事歴法質問票（BDHQ*5）等の各種アンケート調査を行った。Q-ESDは認知機能低下と関係の深い日常生活の変化をとらえるべく、大森医師会監修のもとに作成した認知症の超早期段階における発見チェックシートである（図3-6-2-4）。これらのトライアルからは非常に有益な結果が得られ、認知症予防の大森方式として学会等に発表された。

*

現在、この成果は経済産業省健脳プロジェクトとして大田区ヘルスケア産業振興協議会に引き継がれ、大森方式は全国に「認知症の超早期発見～重症化予防」のための統一のプラットフォームを構築するためのモデルパターン

*4 Q-ESD
The Questionnaires for Earlier Stage of Dementia の略。

*5 BDHQ
Brief-type self-administered Diet History Questionnaire の略。

		1点	2点	3点	4点	備考
	Q-ESD （The Questionnaires for Earlier Stage of Dementia） チェックシート：超早期段階での認知症発見のために 氏名： 男・女 生年月日：大・昭 年 月 日（ 歳）					
1	怒りっぽくなった、笑うことが少なくなった。	1. そうではない	2. 少し感じる	3. そう感じる	4. かなり感じる	
2	料理を作る、新聞を読む、旅行の計画を立てることが面倒くさくなった。	1. そうではない	2. 少し感じる	3. そう感じる	4. かなり感じる	
3	身だしなみを気にしなくなった。	1. そうではない	2. 少し感じる	3. そう感じる	4. かなり感じる	
4	新しい店に買い物に行くことがなくなった。	1. そうではない	2. 少し感じる	3. そう感じる	4. かなり感じる	
5	家族以外の人と会わない、しゃべらない週がある。	1. そうではない	2. 少し感じる	3. そう感じる	4. かなり感じる	
6	時事ニュースに興味がなくなった。	1. そうではない	2. 少し感じる	3. そう感じる	4. かなり感じる	
7	趣味活動が減った。	1. そうではない	2. 少し感じる	3. そう感じる	4. かなり感じる	
8	一人で食事をすることが多い。	1. そうではない	2. 少し感じる	3. そう感じる	4. かなり感じる	
9	毎日行なっていた習慣（水やり、散歩）をしなくなった。	1. そうではない	2. 少し感じる	3. そう感じる	4. かなり感じる	
10	最近、よく眠れていない。	1. そうではない	2. 少し感じる	3. そう感じる	4. かなり感じる	
11	味付けが変わったと言われる、最近、車をぶつけた。	1. そうではない	2. 少し感じる	3. そう感じる	4. かなり感じる	
12	毎日外出したり、運動の習慣がない。	1. そうではない	2. 少し感じる	3. そう感じる	4. かなり感じる	
13	人の名前が出てこない、漢字を忘れることが増えた。	1. そうではない	2. 少し感じる	3. そう感じる	4. かなり感じる	
14	財布や鍵など、頻繁に置き忘れたり、探したりする。	1. そうではない	2. 少し感じる	3. そう感じる	4. かなり感じる	
15	今日が何月何日か、分からなくなることがある。	1. そうではない	2. 少し感じる	3. そう感じる	4. かなり感じる	
16	道に迷う、今居る場所が分からなくなることがある。	1. そうではない	2. 少し感じる	3. そう感じる	4. かなり感じる	

Q-ESD（The Questionnaires for Earlier Stage of Dementia）は認知機能評価として大森医師会が監修したもので、早期段階で認知機能の異常を発見し、認知症への移行を予防することを目的に考案された。64点満点で、高得点になるほど認知機能が低下していることを示す。

図3-6-2-4｜認知症の超早期段階における発見チェックシート、Q-ESD

（ⓒAgrimas Corp., 大森医師会 工藤千秋医師 監修）

の1つとなっている。経済産業省の発表では、2019年秋時点で全国に13か所の早期認知症予防センターが設置されているが、この先5年間で1,000か所のセンターの設置を目標としている。

　認知症予防カフェの開設・運営のために、1つの地区医師会で考えたカフェの在り方が約5年間で現在の形にまで発展したことは実に感慨深いが、その方向性についてはそのつど検討し、目標を見失うことがないよう定期的な精査が必要である。

（工藤千秋）

3

[コア3] 豊富なネットワーク、うつ減退

長野県での実践例

ゆるやかなネットワークと場づくり

長野県の特徴

　長野県は、平成22（2010）年の都道府県別生命表において、平均寿命が男女とも全国1位になり、かつ同年のデータで算出された健康寿命のうちの「日常生活動作が自立している期間の平均」でも男女ともに全国1位になったことから、長寿・健康長寿の地域として注目されている。直近の平成27（2015）年の平均寿命は、男性が2位となったものの女性は1位を維持し、依然高い水準のままである。そこで県は、全国的にも健康長寿の地域として注目されていることを踏まえて、各種指標を用いた統計的分析と文献・資料等を用いた分析の両面から健康長寿の要因分析を行い、「長野県健康長寿プロジェクト・研究事業報告書—長野県健康長寿の要因分析」としてまとめた[1]。そこで示唆された健康長寿の要因を表3-6-3-1に示す。

　長野県内では、市町村によって取り組み方に違いはあるものの、住民に寄り添った活発な地域医療活動が行われており、行政と地域の健康ボランティアが連携した健康づくり活動がさかんなことはどこの市町村でも共通してい

表3-6-3-1 | 長野県の健康長寿要因のまとめ

統計分析結果から示唆された健康長寿要因	①高い就業意欲や積極的な社会活動への参加による生きがいをもった暮らし 　関連統計指標：就業率が高い、65歳以上就業者割合が高い、社会活動・ボランティア参加率が高い ②健康に対する意識の高さと健康づくり活動の成果 　関連統計指標：習慣的喫煙者の割合が低い、メタボリックシンドローム該当者・予備軍割合が低い、肥満者の割合が低い、野菜摂取量が多い ③高い公衆衛生水準および周産期医療の充実 　関連統計指標：保健師数が多い、下水道普及率が高い、周産期死亡率が低い
文献・資料等から示唆された戦後の健康長寿要因	①住民に寄り添った活発な地域医療活動 ②行政（保健所、市町村、保健師、栄養士等）と地域の健康ボランティア（保健補導員、食生活改善推進員等）が連携した健康づくり活動

る。本項では、筆者のかかわりの深い長野県東御市の実践例を中心に、地域における健康福祉の多面的な取り組みを紹介する。

健康福祉の担い手となる住民の力

東御市は長野県東部に位置する小規模な地方都市で、2019（令和元）年9月現在の人口は30,129人である。市内は5つの小学校区（いわゆる地区）に分かれて地域づくり活動が進められており、さらに細かな単位としては67の単位区・自治区（いわゆる区）があって、住民自治の活動が進められている。区ごとに区長を中心とした自治組織があり、その中に地域の保健・福祉を支える保健補導員や福祉運営委員といった役割を担う人たちも存在する。

- 保健補導員：市から委嘱を受けて、地域の健康づくり活動の担い手となる住民ボランティア。生活習慣病予防から健康づくり・介護予防全般に関する区単位での取り組みを進める（健診の受診勧奨や健康教室の世話役など）。
- 福祉運営委員：市社会福祉協議会から委嘱を受けて、地域の福祉活動の担い手となる住民ボランティア。区ごとに集会所を会場として定期的に実施する「いきいきサロン（近所の高齢者が集う交流の場）」の運営などに携わる。

いずれの立場も1〜2年の任期制ではあるが、多くの場合は地域の中高年者がその役割を引き受けて、行政や社協とも連携をとりながら、地域ごとに健康福祉活動を実践している。また、保健補導員会や地域福祉研修会等の組織研修の一環として認知症サポーター養成講座が行われることなどもあり、認知症対策についてもかかわりをもっている。

ゆるやかなネットワークと場づくり

1. 保健補導員・福祉運営委員といった仕組みの効果

しかし、保健補導員や福祉運営委員などの役職は、いわゆる「ほっぺたまわし」（信州の方言で、持ち回りの決まった順番で役割を引き受けることをいう）で、自薦他薦ということではなく、区の中で指名された人が半ば強制的に役に就くことになる。そのため、担い手となる人たち自身の当初のモチベーションが高いわけでは決してなく、また任期制でもあるため、在任期間中に取り組めることは質量ともに限られているのが実情である。

とはいえ、役職を引き受けたからこそ触れることができる健康福祉に関す

る情報、知識や経験があることから、任期満了を迎えるときには、「自分や家族のためにもよい学びになった」「地域の実情や課題を知ることができてよかった」といった声が多く聞かれる。実際に、こうした活動を経験することが、その後の本人の健康状態や活動能力にプラスの波及効果を及ぼしていることを示唆する報告もある[2,3]。

この仕組みの重要な点は、意識の高い・低いにかかわらず、こうした活動を経験する人が定期的に増えていくことであり、結果として、活動を知る人、理解する人の割合が地域の中で高くなっていく。また、興味・関心が高まった人たちが地域で定期的に集える場を立ち上げたり、他の様々なボランティア活動に参加したり、といった地域への波及効果がみられることは、地域づくりや介護予防の観点から非常に意義深いことと考えられる。

2. ボッチャを活用した集いの場づくり

ところで、東御市で特徴的な地域活動の一例として、パラリンピック種目でもあるボッチャを活用した集いの場づくりがある。ボッチャとは、ヨーロッパで生まれた重度脳性麻痺の人、同程度の四肢重度機能障害者のために考案されたスポーツで、ジャックボール（目標球）と呼ばれる白いボールに赤と青のそれぞれ6球ずつのボールを投げたり、転がしたり、他のボールに当てたりして、いかに近づけるかを競うものである。

東御市では、障害者だけでなく、地域の高齢者や子どもたち、さらには、介護認定を受けている特別養護老人ホームや認知症グループホームの入居者、デイサービス利用者まで幅広く、障害の有無にかかわらず、また老若男女問わず、誰もが共に楽しむことができるスポーツとしてボッチャの普及を進めており、それを支える人材として、ボッチャサポーターの養成も行われている（図3-6-3-1）。

ボッチャは、上記のとおり、重度の機能障害を有する人でも実施できる種目のため、道具と場所さえあれば誰もが気軽に参加できるという点で敷居が低いが、その一方で、やり始めると非常に奥が深い競技で、技術や戦術を要するため、飽きることなく真剣に取り組む人がほとんどである。こうした特性を生かして、地域の中では、スポーツ大会の1種目として採用されたり、交流大会が企画されたりと、イベント的に多くの人たちが参加できる場がある。加えて、地域で定期的・継続的に実施できる場もクラブ活動的にできており、障害のある人、要介護高齢者から健常な人たちまでがスポーツを通して自然に交流し、社会参加や相互理解の場にもなっている（図3-6-3-2）[4]。

高齢者の健康保持、特に抑うつ予防に対して、運動の定期実施（週2回以上）や、1人ではなく誰かといっしょに運動を行うことが効果的であることを示唆する知見もあり[5]、こうした場づくりをさらに進めていくことが地域

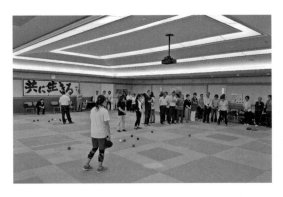

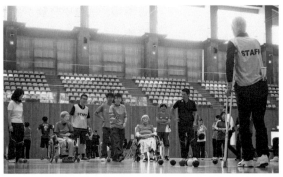

図3-6-3-1 │ 地域の中高年ボランティアを対象としたボッチャ講習会

図3-6-3-2 │ 要介護高齢者と一般参加者とのボッチャ真剣勝負と、それを支える地域のサポートスタッフ（第2回長野県民パラスポーツ大会 in 東御市の様子，2019年9月）

にとって必要なことと考えている。

地域・保健・医療・福祉のシームレスなかかわり

　こうした地域での様々な活動の下支えのために、東御市では行政の保健福祉部門だけでなく、住民の日常生活に密着した医療サービスを担う地域の医療機関（2つの公立を含む12の医療機関）や、市内の民間介護・福祉事業所で構成される連絡会（東御市民間介護・福祉事業所連絡会）などが、多部門・多職種で連携をはかりつつ、介護保険サービスの提供だけでなく生活支援・介護予防事業も担い、地域の保健・医療・福祉のサービス充実に寄与し、地域住民の活動を支援している[6]。

　こうした連携を構成する1施設であるケアポートみまきは、日本財団（当時の財団法人日本船舶振興会）の高齢者福祉モデル事業として建設され、社会福祉法人みまき福祉会が運営する保健・医療・福祉の総合施設である。医師、看護師、理学療法士、薬剤師、管理栄養士、社会福祉士、介護福祉士、介護支援専門員（ケアマネジャー）、救急救命士、健康運動指導士、健康運動実践指導者、その他関連有資格者がそれぞれの役割を担いながら、医療（診療所における一般外来から、往診、施設・在宅での看取りまで）、介護保険事業（介護老人福祉施設66床、認知症共同生活介護10床、短期入所20床、定員50人の通所介護、訪問介護、訪問看護、ケアマネジメント）、障害者福祉事業、温泉プールとトレーニングセンターを活用した健康増進・介護予防事業等を展開している。

　この施設での実践を通して感じることは、地域において介護予防、認知症予防、すなわち「ならない」ための対策を進めることも重要だが、一方で、

そういう状態になったとしても安心して支えられる拠り所も大切で、これらは車の両輪だということである。この施設の運営理念に掲げられている、「いつまでも健やかにいきいきと安心して暮らし続けたい、その願いをかなえる核となります」を実現するためのソフトがどの地域においても重要であり、これからの長寿社会の財産になると考えている。

引用文献
1）長野県健康長寿プロジェクト・研究事業 研究チーム：長野県健康長寿プロジェクト・研究事業報告書―長野県健康長寿の要因分析，p.298-301，長野県，2015.
2）今村晴彦ほか：地区組織活動経験が国民健康保険医療費に及ぼす影響：長野県須坂市の保健補導員活動に着目して，日本公衆衛生雑誌，64（1）：25-35，2017.
3）今村晴彦ほか：女性高齢者における保健補導員経験とADLの関連―須坂市における高齢者調査の結果から，信州公衆衛生雑誌，11（2）：97-106，2017.
4）岡田佳澄：ユニバーサルスポーツの取り組み．岡田真平ほか 編：信州東御・ケアポートみまき 地域ぐるみのケアと予防の歩み，p.106-107，厚生科学研究所，2019.
5）Kanamori, S. et al.：Frequency and pattern of exercise and depression after two years in older Japanese adults：the JAGES longitudinal study, Sci Rep, 8（1）：11224, 2018.
6）岡田真平ほか：地域包括ケアシステムにおける地域づくりをめざした転倒予防活動，MB Medical Rehabilitation，221：74-79，2018.

（岡田真平）

4

[コア3] 豊富なネットワーク、うつ減退

多職種とのネットワークによる認知症予防

　65歳以上の認知症の有病率は、2040年には800万人に達する[1]と推測されている。増加する認知症に対する政策として、厚生労働省は2015年に認知症施策推進総合戦略（新オレンジプラン）を策定し、認知症になっても自分らしく暮らせる「共生」を掲げ、認知症の症状悪化の予防に対するケアとして医療・介護の連携を推進している。2019年6月に策定した認知症施策推進大綱[2]に「予防」を追加し、国をあげて取り組む姿勢が示された。

　認知症を発症すると、高齢による身体的・心理的・社会的な変化に加えて、他の疾患を合併することなどにより日常生活が立ち行かなくなる状態に陥ることが容易に推測できる。したがって、認知症の発生を防ぐことにとどまらず、認知症があっても日常の暮らしができる状態を長く保つことが重要である。そのためには、認知症本人を取り巻く多くの専門職の連携なくしては成り立たない状況にある。

　予防医学による予防法[3]には、認知症を発症させない一次予防、認知症を発症しても軽症からの進行を遅らせる二次予防、認知症の進行を緩やかにし、本人の意向を尊重して家族や仲間といっしょに暮らせる三次予防の3つの種類がある。この3つの予防活動の考え方（表3-6-4-1）を踏まえ、多職種が連携し、多面的で多角的な視点をもったケアの展開が望まれる。

一次予防

ポイント1 ◎ 認知症になりにくい生活習慣について周知を促す

❶現在示唆を得ている予防対策の啓発活動の推進

　認知症の危険因子の中でも、特に糖尿病、高血圧症、脂質異常症、喫煙などは、血管性認知症やアルツハイマー型認知症、混合型認知症の発生要因になり得る[4]ため、中年期の高コレステロール血症や高血圧、糖尿病の予防などが啓発活動の軸となる。

　人は絶えず環境との相互作用の中でその能力を発揮しており、特に人的環

表3-6-4-1 | **認知症予防の種類**

	目的	方法
一次予防	●認知症を発症させない	●現在示唆を得ている予防対策の啓発活動の推進
二次予防	●認知症を発症しても軽症からの進行を遅らせる	●対応を行うために認知症の理解を高める ●早期発見につながる本人、家族への指導 ●認知機能の活性化をはかるとされている非薬物療法の実施とデータの蓄積
三次予防	●認知症の進行を緩やかにする ●本人の意向を尊重して家族や仲間といっしょに暮らせる	●BPSDの予防 ●自己の意思を表現することへの支援 ●医療・介護・福祉の連携

（日本認知症予防学会 監修：認知症予防専門士テキストブック改訂版，p.24-35，メディア・ケアプラス，2017/認知症政策推進関係閣僚会議：認知症施策推進大綱，2019を参考に作成）

境が重要であるといわれている[5]。地域や社会活動の中で人との交流をはかり、脳機能が刺激を受ける「余暇活動」を行うことも重要である。認知症は老化に伴い発症する頻度が高まることを念頭に置き、認知症に関する正しい理解と知識をもち、地域の住民に対して早い段階から、認知症予防として推奨されている「食事」「運動」「余暇活動」を中心にした日常生活を見直すことの大切さを啓発することが必要だと考える。愛知県大府市の「認知症不安ゼロのまちづくり」[6]や、認知症予防＝「介護予防」ととらえ、地域の自治体や教育施設、病院などが連携して早期の予防活動を行い、成果をあげている地域もある[7,8]。

　病院施設における啓発活動の例を以下に紹介する。

- ●「健康教室」「健康まつり」などの実施。ホームページや地方新聞などで住民に参加を呼びかける。
- ●認知症予防に関する活動のパンフレットを作成する。
- ●外来受診の患者・家族を対象とした認知症予防レクチャー（表3-6-4-2）の開催：診療の待ち時間を有効活用し、多職種と連携して、待合室やロビーの一角など気軽に立ち寄れる場所で実施する。「少しの時間でも学べる」をコンセプトに、1回の指導時間は10分程度とし、再診日を考慮して4週間同じテーマで行う。
- ●地域住民を対象とした認知症予防レクチャー（表3-6-4-3）の開催：認知症の概要と予防につながる生活の仕方（認知症リスクとしての歯周病予防[9]や睡眠の質[10]との関連も交えて）についてレクチャーを行う。医師、薬剤師、管理栄養士、理学療法士、作業療法士、認知症看護認定看護師などの専門職と協働して実施する。

❷生活習慣病の管理

　糖尿病や高血圧症、脂質異常症は認知症のリスクを高める。すでにこれらに罹患している場合は、血管性障害を発症しないように管理が必要である。

表3-6-4-2 | 外来で実施する患者・家族を対象とした認知症予防レクチャー（例）

テーマ：認知症予防へのチャレンジ	時間	担当
ひと工夫レクチャー「血圧安定食」	14時00分〜14時10分	看護師
ひと工夫レクチャー「楽ちん運動」	14時10分〜14時20分	理学療法士
ひと工夫レクチャー「楽しむ活動」	14時20分〜14時30分	作業療法士

表3-6-4-3 | 地域住民を対象とした認知症予防レクチャー（例）

担当／テーマ	医師・看護師	栄養士	理学療法士・作業療法士
暮らしの中でできる認知症予防	●認知症の特徴 ●暮らしの中でできる認知症予防「睡・食・動」	●老化予防の食事：不飽和脂肪酸と抗酸化ビタミン	●自宅でできる身体にやさしい体操
認知症の予防につながる栄養・運動について	●認知症のリスクを知る「歯周病予防」「睡眠」 ●今からできる認知症予防	●DASH食のすすめ	●頭と身体をいっしょに動かす効果
認知症になりにくい身体づくり	●認知症を学ぶ ●認知症の予防と運動・食事	●エゴマ油を使用した地中海式食事	●歩くこと、話すこと、身体をつくること

日本糖尿病学会の高齢者糖尿病の血糖コントロール目標[11]を参照し、加齢に伴う重症低血糖のリスク予防について、多職種と連携しながら個別対応を行う。

　外来受診時の継続的な生活指導に介入する職種は、医師、看護師、管理栄養士、理学療法士などであるが、経済的・心理社会的な支援が必要な場合は医療ソーシャルワーカー（MSW）が介入することで、受診の継続が可能になる（表3-6-4-4）。

　高血圧や高脂血症の場合も同様に、継続した指導を行う。自己管理を促すため、食事のメニューや毎日の血圧測定・体重測定値を記録した高血圧手帳やノートを外来受診時に持参してもらうなど、リスクを予測した予防活動を行う。

二次予防

ポイント2 ◎ 認知症を発症しても、進行を遅らせる

❶認知症の徴候をいち早く発見し、速やかにその人にあった対応をする

　ケア提供者は、認知症の病態や進行に沿ったケアについて、正しい理解と知識を得ておく必要がある。また、自身が勤務する施設や地域にどのような機能があるかを把握し、連携がはかれる体制づくりを行わなければならない。

表3-6-4-4 | 患者の外来受診時に各専門職が行う指導内容

理学療法士	●身体に負担の少ない正しい歩き方や身体の動かし方について説明し、実際に自分でできるよう指導する
管理栄養士	●加齢の特徴である舌の味蕾細胞の萎縮や唾液分泌の低下により、味覚障害が生じて甘いものや味の濃い食べものに偏りがちになるため、塩分や脂肪分の摂り方に関する個別指導を行う
看護師	●管理栄養士と情報を交換し、日常生活における注意点を具体的に指導する（身体の清潔、口腔ケア、低血糖の予防など） ●生活状況を家族より聴取し、食事の摂取不足の有無の確認や、内服薬の管理、自己注射について指導する ●医師と連携をはかる（使用しているインスリンや経口薬の見直し）
医療ソーシャルワーカー(MSW)	●経済的に困窮し、生活が困難なために健康の維持管理に大きな問題があると判断した場合に介入する

　まずは自施設にある機能をきちんと知ることが、二次予防への速やかな対応につながる。病院の場合は、地域医療連携室が主な窓口になることが多い。介護老人保健施設や特別養護老人ホームなどは、生活支援相談室や居宅介護支援室などが地域や関連機関との連携をはかる窓口となっている。MSW、生活指導員、事務部門がどのような業務を行っているかについて、日頃から多職種間で互いに情報交換できる体制をつくっておくことが、その後の有機的な活用につながる。

　すでに血管性認知症を発生している場合は、再発防止として、医療・介護の連携をはかり、高血圧、脂質異常、喫煙、過度の飲酒、肥満などの危険因子の予防・管理を本人・家族を交えて行うことが重要である。

❷早期発見につながる本人・家族への指導

　認知症の診断が確定していない場合は、速やかな受診につなげる。入院患者や入所者の言動や行動を見て、「なんだかおかしい」と感じたときは、本人の暮らしぶりをよく知っている家族や介護者から情報を得る。その際、山口[12] の認知症初期症状11質問票[*1]（介護者用）を用いると、簡便に情報を得るために役立つ（図3-6-4-1）。

　認知症を疑われたことにより自尊感情が低下し、不快を露わにする人の場合は、関係性をつくりながら、まずは最近の体調や忘れっぽさの有無を傾聴した上で、①異常の有無を診断することは、これから健康的な生活を送るために必要、②自分の健康は自分で管理するためにも予防が必要、などと説明する。もの忘れ外来の受診後に、正常圧水頭症、脳梗塞、硬膜外血腫、脳腫瘍、甲状腺機能低下症、ビタミンB1・B12・D欠乏症などが発見されたら、早期治療につながる。また、認知症の薬物療法は症状の進行を緩やかにする効果があるため、非薬物的ケアも併用しながら継続する。

　本人はもの忘れを自覚していない場合があり、受診を勧めても「必要ない」と拒否することがあるが、早目に専門医を受診すると他の疾患の早期発

*1 認知症初期症状11質問票

介護者記入式の質問票。家族が評価して、11項目中3〜4項目以上に該当すれば、認知症が疑われる。また下の2項目で1つでも該当すれば、受診を勧めることを基準にしている。

認知症初期症状11質問票

記入日：　　　年　　　月　　　日

患者様お名前		ID	
記入者お名前		関係	

　　　記入方法　　　家族等　　　・　　　家族等から聞き書き

最近1か月の状態について、日々の生活の様子から判断して、あてはまるものに○を付けてください（ただし、原因が痛みなど身体にあるものは除きます）。

	同じことを何回も話したり、尋ねたりする
	出来事の前後関係がわからなくなった
	服装など身の回りに無頓着になった
	水道栓やドアを閉め忘れたり、後かたづけがきちんとできなくなった
	同時に二つの作業を行うと、一つを忘れる
	薬を管理してきちんと内服することができなくなった
	以前はてきぱきできた家事や作業に手間取るようになった
	計画を立てられなくなった
	複雑な話を理解できない
	興味が薄れ、意欲がなくなり、趣味活動などを止めてしまった
	前よりも怒りっぽくなったり、疑い深くなった
認知症初期症状11質問票　合計項目数	

次の2項目も、あてはまるものに○を付けてください。

	被害妄想（お金を取られる）がありますか
	幻視（ないものが見える）がありますか

図3-6-4-1│認知症初期症状11質問票
（山口晴保：紙とペンでできる 認知症診療術—笑顔の生活を支えよう，p.12，協同医書出版社，2016）

見や完治の可能性があったり、症状の進行を遅らせることができるという意義を理解してもらうことが重要である。自身の健康に意識を向きやすくさせるためには、決して「最近もの忘れがひどいから診てもらったら？」などと自尊感情を損なうような言い方はせず、「一度診てもらったほうが安心では？」「最近、健康診断を受けていないのでは？」など、自己決定を促すような言葉がけをすることを家族に勧めるとよい。

❸認知症初期と診断された本人・家族への指導

　医師より病名を告知された後は、多職種連携により速やかな対応を行い、症状が悪化しないよう、本人や家族への指導が重要となる。本人・家族より普段の生活スタイル、食事、運動、趣味や余暇活動について情報を収集し、家族だけでは対応できない課題があると判断した場合は、介護保険の申請を

勧める。進行の程度によっては、行政の介護課でなく、地域包括支援センターへの相談を勧める。また、認知症治療薬を含め内服薬の自己管理が困難と判断した場合は、服薬指導を目的として訪問看護を紹介する。

　介護認定には時間を要するため、社会的なサービスを利用できるまでの間は、家族に介護方法（記憶・見当識を補う方法やコミュニケーションのとり方など）を具体的に指導する必要がある。また、行政や専門職の活用は家族の介護負担を軽減し、そのことが本人の症状の進行を緩やかにすることにもつながる。群馬県前橋市の認知症初期集中支援チームが作成した、家庭訪問時に活用できる「家庭介護ガイドブック」[13]など、介護についてわかりやすく記載された資料があるので、参考にするとよい。介護家族への適切な対応は、本人の緊張感や不安感の低減につながる。

ポイント3 ◎ 認知機能の活性化をはかる非薬物的ケアを実施する

　非薬物的ケア（非薬物療法）とは、薬剤を用いない治療的アプローチのことで、回想法、音楽療法など様々な技法がある（表3-6-4-5）。山口の提唱する脳を活性化するリハビリテーション5原則[14]（快、双方向コミュニケーション、ほめ合い、役割、失敗を防ぐ支援）を意識しながら実施する。

　専門職だけでなく、家族ができる非薬物的ケアの1つに、リアリティオリエンテーション（RO）*2がある。時間や場所、人について見当識が低下した状態を補うことで本人の不安が緩和され、落ち着いて過ごすことができる。また、本人が好む音楽を流す、アロマセラピーにより好みの香りを楽しむ、昔のアルバムをいっしょに見ながら思い出話をするなど、その人にあった活動を選ぶ。実施時の効果について、手段的日常生活動作（IADL）、意欲の指標（Vitality Index）、高齢者の生活の質（QOL-D）などの指標を用いて評価すると、職種間の共通言語として、またデータの蓄積としても活用できる。

*2　リアリティオリエンテーション（RO）
ROはReality Orientationの略。現実見当識訓練。今日の日付や現在の時間、今いる場所がわからないといった見当識障害がある人に、「今日は○月△日」「今は□時▽分」と伝えることで、認知症の人の現実認識を深め、不安を解消する訓練法。

表3-6-4-5 | 非薬物療法の種類

認知機能に焦点を当てたアプローチ	●リアリティオリエンテーション（RO） ●認知刺激療法 ●学習療法　など
刺激に焦点を当てたアプローチ	●レクリエーション療法 ●アロマセラピー ●芸術療法 ●音楽療法　など
行動に焦点を当てたアプローチ	●行動療法 ●環境療法　など
感情面・情緒面に焦点を当てたアプローチ	●回想法 ●バリデーションセラピー　など

（日本認知症予防学会 監修：認知症予防専門士テキストブック改訂版,
p.197, メディア・ケアプラス, 2017）

加齢による身体的変化が心理的に影響し、さらに認知機能が低下することで意欲低下や無表情のアパシーとなり、本人も気づかないうちに「引きこもる」状態となることがある。さらに、前頭前野の障害が伴ってくると、物事や周囲への興味や関心が減退する。自らの生活を組み立てる力が弱くなっている場合は、早期に外出し活動できるきっかけをつくる必要があるが、介護サービスの導入を勧めても、「私は年寄りじゃないから行かない」と断る人もいる。筆者はそのような人に対して、訪問看護時に玄関越しの会話を数日繰り返すうちに部屋に招き入れてくれるようになった経験がある。また、介護支援専門員（ケアマネジャー）や民生員、福祉課職員をはじめ、大家や近所の人に協力を依頼して顔なじみの関係をつくることで、心を開いてくれる場合も多くある。本人の不安感を軽減するには、多職種で構成されている認知症初期集中支援チームに早期介入を依頼するなど、介護家族・医療・介護・福祉の連携が不可欠となる。

三次予防

ポイント4 ◎ 中等度から重度への進行を緩やかにする

　認知症本人が日常生活の中で自分でできることを減らさない支援が必要となる。

❶BPSDを予防し、発症した場合は速やかに軽減をはかる

　認知症の困難さは生活が障害されることであり、そのためにも生活機能を低下させるBPSD（Behavioral and Psychological Symptoms of Dementia）の予防が重要になる[15]。BPSDとは、認知機能の障害に加えて、様々な要因が重なり出現する認知症の行動・心理症状のことである（図3-6-4-2）。

　BPSDの発症はADLの低下をきたすため、速やかな対応が必要となる。BPSDの徴候がみられた時点で、認知症の病態期や疾患との関連を踏まえた対応と環境調整を行う。介護移転や身体疾患による入院などが原因となり生じるリロケーションストレスシンドロームを軽減するためには、多職種が協働し、BPSDに対する質の高いケアの実践を行うことが必要である[16,17]。

　2016年より診療報酬に算定された「認知症ケア加算」は、身体疾患を合併して入院治療を行う認知症患者のBPSDやせん妄発症を予防・緩和する多職種チームによる早期介入と連携を評価する制度である[18]。

❷自己の意思を表現することへの支援

　2018年、厚生労働省より「認知症の人の日常生活・社会生活における意思決定支援ガイドライン」が策定された[19]。その背景には、前掲のBPSD等に対する支援のあり方の見直しの必要性が生じてきたことがある。認知症が

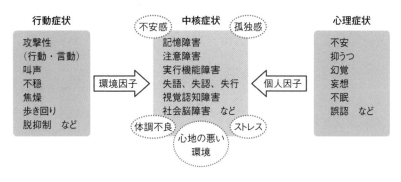

図3-6-4-2｜BPSDの要因

（山口晴保：紙とペンでできる 認知症診療術—笑顔の生活を支えよう, p.102, 協同医書出版社, 2016/得居みのり：認知症の人びとの看護, p.73, 医歯薬出版を参考に作成）

進行すると、失語や語彙の減少により身体的な変化や心理的なニーズを表現することが困難になる。また、病識をもてない特徴があるため、混乱しやすい状態となる。したがって、心身の苦痛の有無やニーズを既往歴などから推測し、速やかに安楽な状態にすることが必要である。認知症本人としては「なんでもやってもらうと自信がなくなる」という心情があるが、身近な善き理解者と周囲の適切な支援によって自立した生活が可能なことが示されている[20]。

英国のトム・キットウッドによって提唱された「パーソン・センタード・ケア（PCC）」*3 の理念[21] は、「認知症であるその人を受け入れ、尊重される姿」というパーソンフットを基本としている。認知症ケアは人をケアする意味においても、多職種による多角的な介入を必要としているのである[22]。

ポイント5 ◎ 入院加療中における認知症の進行を遅らせる

在院日数の短縮に加えて、身体疾患を合併し、急性期病院で治療を受けている間に認知機能が低下して介護度が上がってしまうと、治療が終了しても、もともと暮らしていた場所に戻れない場合がある。入院して治療を受けながらも、BPSDの発症を減少させ、早期回復を促す手段として、院内デイケア[23] の取り組みが広がっている。

院内デイケアとは「入院中に実施するデイケア」を指す。院内デイケアは、組織の方針のもとに多職種連携により実現される。効果としては、FIM（機能的自立度評価法）*4 の改善や、BPSDの出現する割合が低減するとともに、看護師の負担も減少するなど、認知症を予防する要因となっている[24]（図3-6-4-3）。

院内デイケアは認知機能低下により生活のリズムを整えることが困難な状況を改善し、心身への快の刺激と居場所づくりに貢献できるケアだと考える。実際に行っている施設では、1週間に一度、あるいは1～2時間、夕食後30

＊3 パーソン・センタード・ケア（PCC）
p.20 脚注＊1を参照。

＊4 FIM（機能的自立度評価法）
FIM は Functional Independence Measure の略。現実見当識訓練。患者・利用者が生活の中でどの程度、援助・介護が必要かを数字で表したADL評価法。生活する上で必要な能力を、「運動」13項目と「認知」5項目、計18項目設定し、それぞれ1～7点の7段階で評価する。

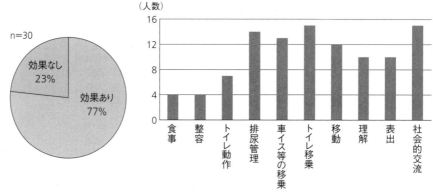

（人数）

効果のあった機能的自立度評価法（FIM）日常生活場面

図3-6-4-3｜院内デイケアの効果

（大澤幸枝，内堀絹代：認知症患者や高次脳機能障害患者の看護─院内デイケア導入の効果，
日本看護学会論文集 看護管理，37：100-102，2006）

　分、病室やデイルームでなど、時間や場所は各施設の現状と照らして可能な
範囲で実施されている[25,26]。

＊

　人生100年時代となり、誰もが認知症になるリスクを意識する時代とな
った。認知症になっても穏やかに暮らせる社会であることが、本来の予防に
つながるのではないだろうか。そのためにも、専門職間の豊富なネットワー
クを構築し、認知症についての正しい理解をもち、地域住民の橋渡し役にな
れるよう、連携強化をはかる必要があるだろう。

引用文献
1) 内閣府：令和元年版 高齢社会白書，2019.
　　https://www8.cao.go.jp/kourei/whitepaper/w-2019/zenbun/01pdf_index.html
2) 認知症政策推進関係閣僚会議：認知症施策推進大綱，2019.
　　https://www.mhlw.go.jp/content/12300000/000519434.pdf
3) 日本神経学会 監修：認知症疾患診療ガイドライン2017，p.54-169，医学書院，2017.
4) 前掲書3).
5) 島田裕之 編：運動による脳の制御─認知症予防のための運動，p.178-190，杏林書院，2015.
6) 前掲書1)，p.71-74.
7) 山下英美ほか：「なごや介護予防・認知症予防プログラム」における『セルフチャレンジプログラ
　　ム』の効果，愛知医療学院短期大学紀要，9：1-8，2018.
8) 佐々直紀ほか：認知症予防教室の効果─多面的運動介入とグループワークから成る取り組み，老
　　年学雑誌，8：67-81，2018.
9) 石井直之ほか：歯周病はアルツハイマー病を悪化させる，日本歯周病学会会誌，60（3）：147-
　　152，2018.
10) 小路純央，内村直尚：認知症と睡眠障害─疫学的側面から，睡眠医療，12（4）：478-383，2018.
11) 日本糖尿病学会 編著：糖尿病治療ガイド2018-2019，文光堂，2018.
　　http://www.jds.or.jp/modules/education/index.php?content_id=11
12) 山口晴保：紙とペンでできる 認知症診療術─笑顔の生活を支えよう，p.12，協同医書出版社，
　　2016.
13) 前橋市認知症初期集中支援チーム：家庭介護ガイドブック.
　　https://www.city.maebashi.gunma.jp/material/files/group/37/kateikaigo.pdf
14) 前掲書12)，p.222.

15）丸田道雄ほか：BPSD関連項目に該当する要支援高齢者の介護度悪化に関わる要因の検討，保健医療学雑誌，10（1）：12-26，2019.

16）梶田博之ほか：認知症の行動・心理症状に対する関連多職種のかかわりおよび意識の違いについて―医療職，介護職を対象とした調査，老年精神医学雑誌，26（1）：67-74，2015.

17）高見美保ほか：認知症のステージ進行に応じたケアの特徴―認知症ケアに携わる専門職が留意する関わりを通して，Phenomena in Nursing，R1-R14，2017.

18）鷹嘴亜里ほか：多職種連携による認知症ケアサポートチームについての臨床的検討，神経治療，36（1）：30-34，2019.

19）厚生労働省：認知症の人の日常生活・社会生活における意思決定支援ガイドライン，2018.
https://www.mhlw.go.jp/file/06-Seisakujouhou-12300000-Roukenkyoku/0000212396.pdf

20）クリスティーン・ブライデン（馬籠久美子，桧垣陽子 訳）：私は私になっていく―痴呆とダンスを，クリエイツかもがわ，2005.

21）ドーン・ブルッカー（村田康子ほか 訳）：VIPSですすめるパーソン・センタード・ケア―あなたの現場に生かす実践編，クリエイツかもがわ，2010.

22）鈴木みずえほか：急性期医療における認知症高齢者のための看護実践の方向性―パーソン・センタード・ケアを目指した教育プログラムによる検討，日本認知症ケア学会誌，13（4）：749-761，2015.

23）大澤幸枝，内堀絹代：認知症患者や高次脳機能障害患者の看護―院内デイケア導入の効果，日本看護学会論文集 看護管理，37：100-102，2006.

24）大澤幸枝，田中聡一：「院内デイケア」体制継続において重要な要素の考察―自由記述式アンケート調査の分析，医療福祉研究，10：17-28，2016.

25）岩間一志，杉田杏紗美：入院患者の離床促進を目的とする院内デイケアの取り組み，理学療法湖都，33：61-64，2013.

26）葉室 篤ほか：認知症疾患治療病棟における院内デイケアの効果―病棟と自宅・施設の架け橋，老年精神医学雑誌，22（4）：448-452，2011.

（梅原里実）

1

スウェーデンにおける
認知症の人のための住宅

SilviaBo（シルビアボー）の建設

　2017年のSilviaBo（シルビアボー）の開所記念式典で、スウェーデンのシルヴィア王妃は「これはすばらしい発展です！ しかし、それはまた、増大する課題をもたらします。私たちが知っているように、高齢化は認知症に苦しむ最大の危険因子です」「まだ、この病気を治す治療法はありません。したがって、認知症の人が可能な限りよい生活を送ることができるように適切な条件を整える必要があります。認知症にやさしい社会をつくる必要があるのです」と述べた。

　SilviaBoはケアホームではない。世帯の少なくとも1人が認知症を抱えている家族向けに改造された普通の住宅である。認知症になるとそれまで暮らしていた家での生活が難しくなるため、認知症の人はしばしば家族と離れて暮らすことを余儀なくされているが、SilviaBoができたことによって、人々はより長く家族といっしょに暮らすことができるのである。

　SilviaBoは、建設会社BoKlok[*1]によって建設された2つの戸建て住宅の6つのアパートと2つのショールームからなるパイロットプロジェクトから始まり、IKEA[*2]の創始者であるIngvar Kamprad氏からの個人的な寄付のおかげで実現した。近い将来、スウェーデンの多くの場所で、最終的には他の国でも、同様の手頃な価格の住宅ソリューションを提供できるようになることを目指している。

　最近では、建築家やデザイナーは、高齢者にシェルターを提供するだけでなく、癒しを促進し、様々な移動性と情緒的なエネルギーをもつ人々が物理的にアクセスできる包括的なスペースをつくり出すことを求められている。

　高齢者が退職後の住宅を選択する際、多くの家族は生活費に不安を抱いているが、たいていの場合、低コストの施設では利用できる社会的支援や身体的ケアを提供するスタッフが不足している。SilviaBoは、高齢者ケアにおける持続可能性、経済性と利用者の幸福を目指して取り組んでいる。

＊1　BoKlok
スウェーデンの大手建設会社Skanskaが、家具販売会社IKEAと組み、手頃な価格の住宅建設を手がけるベンチャー企業。

＊2　IKEA
1943年にスウェーデンで設立した世界最大の家具量販店。ヨーロッパ・北米・アジア・オセアニアなど世界各地に出店している。1980年代から環境問題に積極的に取り組んでおり、最近は高齢化社会を背景に、人間工学に基づいた家具や生活用品の開発なども行っている。

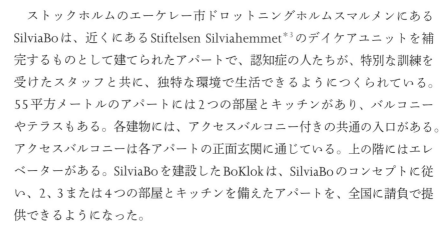

SilviaBoの施設の特徴と環境

＊3 Stiftelsen Silvia-
hemmet
スウェーデンのシルヴィア
王妃によって1996年に設
立された認知症ケアを専門
とする非営利団体。医療者
や認知症者の家族に定期的
にトレーニングや教育を提
供している。

　ストックホルムのエーケレー市ドロットニングホルムスマルメンにある
SilviaBoは、近くにあるStiftelsen Silviahemmet＊3のデイケアユニットを補
完するものとして建てられたアパートで、認知症の人たちが、特別な訓練を
受けたスタッフと共に、独特な環境で生活できるようにつくられている。
55平方メートルのアパートには2つの部屋とキッチンがあり、バルコニー
やテラスもある。各建物には、アクセスバルコニー付きの共通の入口がある。
アクセスバルコニーは各アパートの正面玄関に通じている。上の階にはエレ
ベーターがある。SilviaBoを建設したBoKlokは、SilviaBoのコンセプトに従
い、2、3または4つの部屋とキッチンを備えたアパートを、全国に請負で提
供できるようになった。

　2つのショールームのうち、SilviaBo Basは、IKEAを中心とした装飾、家具、
製品で構成された完全なホームを展示している。もう1つの展示の場である
SilviaBo Visionは、イノベーション、スマートソリューション、創造的な思
考の場として設計されており、認知症に苦しむ人々の日常生活を容易にさせ
る補助具、家具、その他の実用的なものを設置している。テクノロジー、イ
ノベーション、製品が絶えず新しくなっていくことにより、SilviaBo Vision
も時間とともに更新されていく。

　SilviaBoの屋外環境は、治療的アプローチの実施の際に、アクセスのしや
すさと安全性を確保できるように配慮して設計された庭園で構成されている。
季節の変化に応じて感覚を刺激するような、アクティブでありながら穏やか
な環境である。

　認知症になっても自宅で過ごすことができるようにするためには、皆の協
力がいかに重要かについて、SilviaBoプロジェクトは関係者全員に新しい知
見を与えたといえよう。

　本項は下記の文献を参考に、金森が翻訳・再構成して作成した。

謝辞：訪問を歓迎し、親切に詳細に、かつ説明してくださったSilviahemmet CEOのWilhelmina
Hoffman博士とケアスタッフの皆様に感謝いたします。

参考文献
1) The Queen inaugurates SilviaBo housing for people with dementia.
   https://www.kungahuset.se/royalcourt/latestnews/2017/2017/thequeeninauguratessilviabohou
   singforpeoplewithdementia.5.73a5feee15af50049ff2a81.html
2) IKEA and the Queen of Sweden update the retirement home for dementia.
   https://archpaper.com/2019/08/ikea-and-sweden-queen-retirement-home/
3) Stiftelsen Silviahemmetパンフレット（英語版）.
   http://www.silviahemmet.se/wp-content/uploads/2017/05/SilviaBo-broschyr-english.pdf

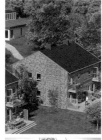

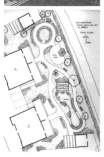

SilviaBoと庭
（Stiftelsen Silviahemmet
パンフレットより）

（金森雅夫）

2

［福祉先進国スウェーデンから学ぶ］
認知症がある人への
タクティール®ケア

※本文では登録商標を示す
記号®は省略する。

タクティールケアとは

1. 手で「押す」「揉む」のではなく、触れるだけ

　タクティールケアは、スウェーデンから誕生した、両手でやさしく、ゆっくりとした動きで背中や手足に触れるケアである。不安やストレスを和らげるケアとして、保健・医療・福祉の分野で幅広く活用されている。認知症ケアの領域でも、認知症の行動・心理症状（BPSD）の緩和を目的に活用されている。日本においても、認知症の人のケアはもちろん、様々な場面でタクティールケアの活用が広まっている。

　「タクティール」とは、ラテン語の「タクティリス（taktilis）」に由来する言葉で、「触れる」という意味である。タクティールケアは、その言葉が示すように、術者の手で「押す」「揉む」のではなく、やさしく包み込むように“触れる”ケアである。

　タクティールケアは単なる療法ではなく、肌と肌との触れ合いによるコミュニケーション方法の1つである。人に出会い、挨拶をして言語による会話を行うのと同じ機能を果たす。例えば、「はじめまして、○○です。よろしくお願いします」というごく普通の言葉の意味を理解することが難しくなってしまった認知症の人に、タクティールケアを通して言葉にせずとも親しみを込めた気持ちを伝えることができる。タクティールケアは、触れ合いによって非言語コミュニケーションをとることができるものだといえよう。

2. “手”を通して感じ、伝えるタクティールケア

　タクティールケアは、特別な道具を必要とするケアではない。必要なのは、あなたの“手”である。日常生活において無意識に使っている手は、「熱い・冷たい」「柔らかい・硬い」など様々な感覚を受け取り、同時に相手へ様々な感覚を伝えるものでもある。

　認知症の人は、言葉で伝えることが難しくなる。そうしたときに、“手”

が情報収集のツールとして役立つ。同時に、情報収集のツールとしての手は、認知症の人のニーズを満たす役割も担っている。

　例えば、認知症の人が何かにおびえているような表情をしていたら、あなたならどうするだろうか？　きっと「どうされましたか？」と声をかけるであろう。そしてそのとき、あなたの手は認知症の人の肩や手など身体のどこかに触れているはずである。認知症の人は、あなたの手によって「安心」を与えられる。そしてあなたにも「安心」を与えてくれる。手で触れることにより、互いの心身に様々なことを伝え合うことができる。

3. 誰にでもできるタクティールケア

　目的に合わせてタクティールケアを行うことで、安心感や穏やかな時間を実感することができる。タクティールケアの手技は明確に示されているので、誰が行っても同じようにできる。背中への簡単なタクティールケアのやり方を図3-7-2-1に示す。タクティールケアを学んだ人の中には、認知症の人を介護している家族も多くいる。

なぜ、心地よさや穏やかな気持ちをもたらすのか

　タクティールケアによってもたらされる効果を裏づける科学的根拠として、「オキシトシンの分泌」と「ゲートコントロール説」があげられる。

1. 不安やストレスを和らげる "オキシトシンホルモン"

　オキシトシンは脳の視床下部でつくられるホルモンである。出産や授乳に際して大きな役割を果たすことでよく知られているが、分泌自体は様々な状況下で男女共に認められる。最近の研究では、不安感やストレスの軽減にも大きくかかわっていることが明らかになっている[1]。

　タクティールケアで肌に触れることにより、触覚の受容体が刺激されて、知覚神経を介して脳に伝達される。そうすると、脳の視床下部から血液中にオキシトシンが分泌する。オキシトシンが体内に広がることにより、不安やストレスのもととなるコルチゾールのレベルが低下し、不安感やストレスが軽減される。

2. 痛みを和らげる

　痛みのあるところを擦ってもらうと、痛みが和らいだという経験は誰にもあるだろう。これは、1965年にウォールとメルザックが提唱した、触覚や圧覚が痛覚を抑制するメカニズム「ゲートコントロール理論」から理解する

①「○○さん、タクティールケアを始めさせていただきます」と挨拶して、両肩にしばらく手を置く。

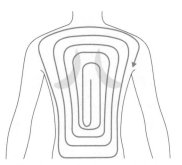

②背中の真ん中に両手をしばらく置く。中心から外側に円を描きながら、ゆっくり触れていく。いちばん広いところは数周繰り返す。

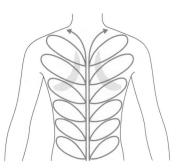

③両手を腰の真ん中に置いて、ハートを描くように肩まで上がり、肩のところは何回も包み込むように触れる。

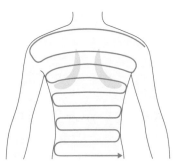

④両手をいっしょに移動させながら、肩から背幅のいちばん広いところを行ったり来たりして触れ、腰の位置まで下りる。

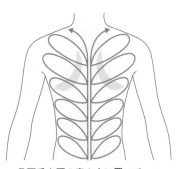

⑤両手を腰の真ん中に置いて、ハートを描くように肩まで上がり、肩のところは何回も包み込むように触れる。

⑦両肩に手をしばらく置く。感謝の気持ちを込めて「ありがとうございました」と伝えてから、ゆっくりと手を離す。

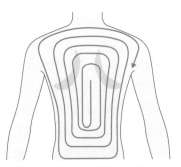

⑥背中の真ん中に両手をしばらく置く。中心から外側に円を描きながら、ゆっくり触れていく。いちばん広いところは数周繰り返す。

★ポイント

両手をピッタリと相手の背中に置く。力は不要で、やさしく触れる。ゆっくりゆっくりと（できれば7分以上）行い、始めから最後まで手を離さない。それだけである。

図3-7-2-1│**背中へのタクティールケア**

（日本スウェーデン福祉研究所）

ことができる。脊髄には、痛みを脳に伝えるゲート（門）があり、このゲートの開閉によって痛みの感じ方が異なるのである。ゲートが開いていれば身

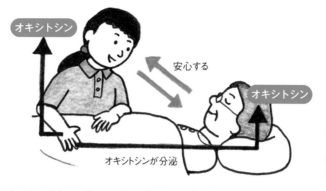

オキシトシン

安心する

オキシトシン

オキシトシンが分泌

術者が触れた手によって
オキシトシンが分泌し、
痛みを脳に伝えるゲート
が閉じて痛みを和らげる

図3-7-2-2 | **タクティールケアにより痛みが和らぐメカニズム**

体で起きた刺激が脳に伝わり、"痛み"として感じるが、ゲートが閉じていれば刺激は脳へ伝わりにくくなり、"痛み"として感じることを和らげる。

　痛みなどの原因を確かめるために触れたその手によって、鎮静効果のあるオキシトシンが分泌する。それによって痛みのストレスが軽減し、痛みを伝えるゲートが閉じられて痛みを和らげる。オキシトシンの分泌が、開いていたゲートを閉じてくれるということである（図3-7-2-2）。

3. 自分も癒される

　オキシトシンは、触れられた人だけでなく、触れている人にも同じように分泌する。よって、タクティールケアにより、術者も術を受ける人も共に癒されるのである。

タクティールケアで認知症のある人に寄り添う

1. 安心と心地よさを感じる

　不安や緊張の原因は様々である。原因を取り除くにはその原因を知ることが必要だが、それは本人でなければわからないことが多くある。

　不安そうにしている人や緊張している人がそばにいたら、隣に座り、ゆっくりと腕や肩に手を置いてみよう。その人が拒まなければ、そのまま、背中や手にタクティールケアを行ってみよう。「そばにいますよ」「1人ではありませんよ」という気持ちを伝えることができると同時に、心地よさから身体の緊張がほぐれ、心もまたほぐれて、不安が和らぐであろう。

2. 心地よい眠りを誘う

　「眠れない」理由は、人それぞれ違う。寝たいのに眠れない、痛みがある、手足が冷たい、1人では眠れない、悩みがある、空腹など、様々な理由が考

表3-7-2-1│タクティールケアが認知症の人にもたらす効果

●安心や穏やかな時間を実感・共有し、信頼関係を築ける
●自分の手、足、背中などの身体認識を高める
●懐かしい思い出や、よい感情を思い出させる手助けとなる
●自己への関心の高まりを引き出す

えられる。睡眠薬を服用して眠れた、という結果だけでは、根本的な解決にはならない。そして、睡眠薬の服用は、転倒の危険性など、日常生活の中で様々な支障が起こることがある。

　タクティールケアの入眠効果については、認知症と診断され、認知症対応型デイケアに通所する高齢女性20人にタクティールケア実施前後の心理的効果について調査した結果、心身の安定だけではなく、心地よさや入眠などの改善効果があったことが報告されている[2]。

　タクティールケアを行い、「眠れない」という一言に秘められた思いに寄り添って不眠の原因を取り除き、良質な睡眠を提供すれば、日中の暮らしに活気がみられるようになる。

3. 信頼関係の構築

　タクティールケアはコミュニケーションツールでもある。認知症の人は様々な症状によって自信を失うことが多く、その結果、他人と会話することも少なくなる。そんなとき、タクティールケアが不安を和らげ、話を始めるきっかけとなるかもしれない。いったん話し始めると、次から次へと話が続くこともよくあり、今まで話したかったことがたくさんあったのだなと痛感することもたびたびである。

　タクティールケアが認知症の人にもたらす効果を表3-7-2-1に示す。このように、タクティールケアは認知症の人の心身に安寧をもたらし、様々な症状を和らげる直接的な補完的ケアだといえよう。

引用文献
1) シャスティン・ウヴネース・モベリ（瀬尾智子，谷垣暁美 訳）：オキシトシン—私たちのからだがつくる安らぎの物質，晶文社，2008.
2) 木本明恵ほか：タクティール®ケアが認知症高齢者における心理面の有効性に関する研究—TDMS（二次元気分尺度）を用いた検討，第17回日本認知症ケア学会大会抄録，2016.

参考文献
1) 日本スウェーデン福祉研究所：タクティール®ケアⅠテキスト，アディエム出版.
2) 川島みどり 編：触れる・癒やす・あいだをつなぐ手—TE-ARTE学入門，看護の科学社，2011.
3) 木本明恵 総監修：はじめてのタクティール®ケア—手で"触れて"痛み・苦しみを緩和する，日本看護協会出版会，2016.

（木本明恵）

日本からみたスウェーデンケアの特徴と学ぶべきポイント

　福祉先進国としてのスウェーデンの充実した社会保障には、“国民の理解と支え”がある。スウェーデンは自然に恵まれた美しい国だが、冬は長く厳しく、国民はいつでも“今”を楽しむことを考えている。1年のそれぞれの季節を楽しもうとする人々は、長い冬には様々な工夫をしている。部屋には温かなロウソクの火が灯り、家族や友人など多くの人が集まって会話を楽しみ、短い夏には野外で太陽の光をたくさん浴びながら楽しむのである。

　信頼感と心地よさを生む認知症ケアは、単なる療法でなく、人々が共に今を生きることを支えてくれる。認知症になっても「今を生きる」ことは変わらない。ゆえに、「今を生きる」ことを支える認知症ケアでなければならないのである。それを普及しているのが、スウェーデンにある財団法人シルヴィアホームである。

シルヴィアホームのケア哲学
―― “認知症と共に生きる” 緩和ケアのはじまり

　認知症ケアに「緩和ケア」の考えを取り入れ、啓蒙活動をしているのが、1996年2月14日にシルヴィア王妃によって創設された財団法人シルヴィアホームである。認知症の人とその家族にとって質の高い、尊厳に満ちた人生を可能とする優れたケアを提供することを目標に、アンダーナース（基本的な医療の学習を修めた介護スタッフ）に認知症の専門知識とケアの実践能力を身に付けることを目的として教育が開始された。現在では、アンダーナースだけではなく看護師も加わりソフィアヘメット*¹の看護学部で、医師とセラピストはカロリンスカ研究所と共同で、教育を受けることができる。

　WHO（世界保健機関）は緩和ケアを「生命を脅かす疾患による問題に直面している患者とその家族に対して、痛みやその他の身体的問題、心理社会的問題、スピリチュアルな問題を早期に発見し、的確なアセスメントと対処（治療・処置）を行うことによって、苦しみを予防し、和らげることで、クオ

*¹　ソフィアヘメット
　　（Sophiahemmet）
　スウェーデンの看護大学の
　1つ。

リティ・オブ・ライフを改善するアプローチである」と定義している[1]。

　緩和ケアの概念は比較的新しいものである。"palliative（緩和）" という言葉は、ラテン語の "mantle（マント）" という意味の "pallium" から来ている。緩和ケアは、「必要とする人を愛のこもったマントで包むようなケアであるべきだ」という考えである。したがって、緩和ケアはその人の様々な症状を軽減するケアといえる。

　シルヴィアホームのケア哲学は、緩和ケアの哲学に基づいている。この哲学は、すべての認知症ケアにおいて適応することのできる働き方や考え方である。以前は、緩和ケアは主にがんのケアや終末期ケアで使われてきた。シルヴィアホームはこのケア哲学を開発し発展させ、よい認知症ケアの先駆者として歩んでいる。そのケア哲学の礎となるのが、医療倫理の4原則[*2]である。

認知症ケアの目標は「よりよい人生（生活）の質」

　キーワードは生活の質、つまり認知症であっても本人の満足のいく生活を送ることができるということである。緩和ケアの目的は、その人が亡くなるまで可能な限り、質のよい生活を送れるようにすることである。そして、認知症の人が本人の望む充実した人生を生きるための支援をすることである。

　認知症ケアで大切なことは、喜びや希望を奪わないことである。最期の時まで人間らしく生き続けるためには希望が必要であり、希望は有意義な人生になくてはならない。「認知症の人が希望を持ち続けることができるように、まずは介護者が認知症の人に対する希望を持ち続けなければならない」とシ

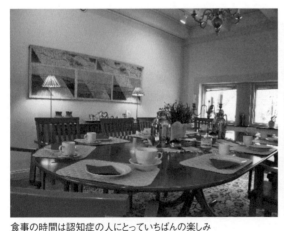

食事の時間は認知症の人にとっていちばんの楽しみ

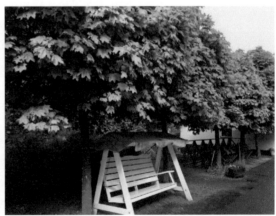

屋外で過ごすことも大切

図3-7-3-1｜シルヴィアホームの日常

ルヴィアホームのケア哲学では言っている。日々のケアにおいて、介護者が認知症の人に常に肯定的な態度で接することで、認知症の人に希望を与えることができる。希望とは、信頼できる新しい医療的ケアであったり、すでに服用している薬が助けになると信じたり、外出して木々の緑を見ることであってもよい（図3-7-3-1）。

緩和ケア哲学の4本柱

　仕事を遂行する上で、以下の4本柱によって「共通の見かた」をすることができる。これが「認知症の人と共に生きる」ためのシルヴィアホームのケア哲学となっている（図3-7-3-2）。

❶本人中心の症状コントロール

　認知症は「病気だから」といって、問題となる行動や本人の生きづらさを決して軽視してはならない。症状とその緩和方法について正しく知るならば、本人を考慮しない病気中心・症状中心のケアに向かうことはないはずである。

❷コミュニケーションと人間関係

　症状コントロールがよくでき、チームが共によく働いていたとしても、認知症の人や家族、同僚とのコミュニケーションや人間関係がよくない限り、ケアは十分なものにはならない。よいコミュニケーションと人間関係はよいケアの土台となるもので、ケアが続く限り継続されなければならない。

❸家族支援

　家族の誰かが認知症になると、その人も家族も共につらく、苦しんでいる。本人、家族、ケアチームがいっしょに同じゴールに向かって進んでいくことが重要である。認知症の人の家族はとても困難な状況にある。この病気と共に生きるために、家族もたくさんのサポートと助けが必要である。

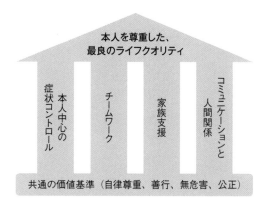

図3-7-3-2｜シルヴィアホームのケア哲学

❹チームワーク

　様々な職種の人が異なる方向から認知症の人の課題をみつめ、理解を深めることが重要である。家族もチームの一員である。チームの一人ひとりが大切な存在であり、重要なパズルのピースであり、すべてが揃ったときにはじめて、認知症の人の全体像が明らかになる。

日本の認知症ケアにもシルヴィアホームのケア哲学を

　日本の認知症ケアは、どうしても"治療"を前提とした医療が主体となったケアが現場で行われることが多いようにみえる。しかし、いまだに認知症の根本治療は難しく、このままでは重度の認知症の人が増え、認知症ケアの人材不足による困難な状況となることは避けられない。

　認知症ケアにおける共通の価値基準をもつことが大切であり、そしてその価値基準となるものがシルヴィアホームのケア哲学である。これは日本の認知症ケアにも有益であると考える。

引用文献
1）WHO（日本緩和医療学会 定訳）：緩和ケアの定義，2002.

参考文献
1）Wilhelmina Hoffman（日本スウェーデン福祉研究所 訳）：認知症と共に生きる 4，Stiftelsen Silviahemmet，2014.

（木本明恵）

第4章

認知症の将来展望

今後の認知症ケアにおける技術的開発

preface

2050年の世界

　今から30年後（2050年）の世界はどうなっているのだろうか？　文部科学省科学技術政策研究所によると、①コンピュータの頭脳が人間を超える、②目や耳で得た情報を第三者の脳に直接伝達する技術が実用化する、とされている。記憶能力が減退する高齢者にとっては朗報である。

　今後はレギュラトリーサイエンス（調整・評価科学）の確立が必要だと、科学技術基本計画ではうたっている。レギュラトリーサイエンスとは、「科学技術の成果を人と社会に役立てることを目的に、根拠に基づく的確な予測、評価、判断を行い、科学技術の成果を人と社会との調和の上で最も望ましい姿に調整するための科学」と定義される[1]。今後の認知症予防のために、レギュラトリーサイエンスが発展することを期待したい。

認知症ケアにおける技術革新

　Lancet誌論文[2]では、認知症ケアにおける技術革新の可能性について表1のように説いている。例えば、コンピュータ化された診断評価として神経心理学的評価やビデオ会議による検査、日常生

表1 | 認知症ケアにおける技術革新の可能性

①診断と評価
- コンピュータ化された診断評価：神経心理学的評価、ビデオ会議による検査
- 日常行動・動作の検出：歩行の変化または日常生活の活動を検出するウェアラブルセンサ
- バーチャルリアリティ：食事の準備など、日常生活の活動の評価

②モニタリング
- 環境センサ：転倒などの動きの変化や環境を検出して介入するセンサ、例えば、熱・ガス・衛星追跡デバイス、または遠隔監視カメラ
- 生理学的センサ：脈拍・血圧・酸素飽和度・血糖・睡眠を測定するデバイス。または、生体認証データを送信するセンサを備えたいわゆるスマートウェア

③支援技術
- 認知的補助：リマインダーシステム（例：投薬管理）。日常生活を促す活動、例えば、手洗いを通してユーザーを促すツール、認知訓練
- 日常生活動作の支援：食事・洗濯・移動を支援するロボット
- 安全性：コンセント遮断装置、ハンズフリータップ、水温センサ
- 組み合わせ：介護を支援し、生理学的または環境の変化を監視し、介護者に情報を送信するロボット

④治療技術
- コミュニケーション：認知症の人と介護者またはチャットグループとの間の回想ベースのコミュニケーションをサポート
- 交際：動物ロボット
- アクティビティ：個人の興味に合わせた音楽・メッセージ・画像・動画を配信する技術

⑤介護者支援テクノロジー
- 遠隔医療：専門家とのビデオ会議
- オンライン情報：課題を管理するためのオンライン支援、または介護者の意思決定をサポートするWebベースのツール
- ピアサポート：介護者オンラインまたは電話サポートグループ

活の活動を検出するウェアラブルセンサ、転倒などの動きの変化を検出するセンサ、脈拍・血圧・酸素飽和度・血糖などの生理学的センサなどの技術革新が必要であるとしている。

また、日常生活動作の支援として、食事・洗濯・移動を支援するロボット、認知症者と介護者とのコミュニケーションをサポートし交流を促進する通信システム、個人の興味に合わせた音楽・メッセージ・画像・動画を配信する技術、介護者の意思決定をサポートするWebベースのツールの開発など、期待されるところは大きい。さらに、ロボットをはじめとした人工知能の開発による支援やモニタリング、Webなどを通じて行うコミュニケーションサポートについても語られている。

しかし、認知症によって未来を失った人や家族、介護人にとって、これらの技術は彼らの負担を幾分和らげることはできるであろうが、生きがいや楽しむことなどは技術のみで解決できるものではない。認知症者とのコミュニケーションや地域での過ごし方などについては、今後、討論や調査を通じて新しく創造していく必要がある。

私たちは認知症者と向き合うために認知症予防についての科学的根拠を学ぶと同時に、緩和ケアや死別支援などについて専門家のみに委ねるのでなく、「人生100年」の締めくくりとして、個人をリスペクトする思いとやさしさを忘れてはならない。

引用文献

1) 内閣府：第4次科学技術基本計画，平成23（2011）年8月. https://www8.cao.go.jp/cstp/kihonkeikaku/4honbun.pdf
2) The Lancet Commissions：Dementia prevention, intervention, and care, Lancet, 390（10113）：2673-2734, 2017.

（金森雅夫）

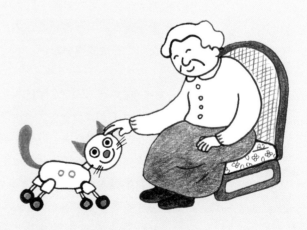

マイクロ・ナノテクノロジーの特徴を生かしたデバイス開発と将来の医療

未来医療への期待と要請

　細胞の増殖能、分化能を活用する再生医療は、一昔前であれば未来のこと、夢物語であったと思うが、今では未来医療の領域から現実的な話に近づいてきている。テクノロジーは時に、想像の世界との間のギャップを埋めて、現実的なものにしてくれる。

　私たちの身体は細胞から構成された複雑なシステムであり、様々な反応のバランスによって絶妙な営みを提供している。生体の理解が進み、深まるにつれ、医療が活用できる方策も増えてきた。生体の理解を進める流れにおいて、マクロからミクロへの探求の方向性がある。マクロな生体を器官、組織、細胞、細胞内といったサブシステム、あるいは部品に分解していき、各サブシステムの世界で営まれている反応、相互のかかわりを調べていく研究の方向性である[1]。

　生体だけでなく、物質も同様に、結晶が原子から構成されているようにマクロとミクロの関係があり、理工学の分野では、物質の理解のために様々な物理的・化学的手法が開発されてきた。微視的世界への探求の必須アイテムである光学顕微鏡にとどまらず、電子をはじめ様々な電磁波を用いた顕微鏡が開発され、さらには原子間力を測定する顕微鏡まで実用化されている。未来医療を現実に引き寄せるためにマイクロ・ナノテクノロジーが重要な役割を果たすことは間違いない。

1. マイクロ・ナノテクノロジー

　筆者はマイクロマシン[*1]の研究に従事しているが、マイクロマシンにもいろいろある。精密加工技術を駆使した職人芸のミニチュアマシンもあれば、半導体チップの上で活躍するマイクロマシンもある。

　後者の半導体チップ上のマイクロマシン（MEMS；メムスと呼ばれる）[2]の登場がマイクロ・ナノテクノロジー分野の大きな変革を起こしたのが1980

*1　マイクロマシン（MEMS）
MEMS は Micro Electro Mechanical Systems の 略。可動部品の機械構造と電子回路をもつ、mm から μm オーダーの微細機械。シリコンやプラスチックを微細加工技術で加工することによってつくられ、センサやアクチュエータとして用いられる。

年代後半である。エレクトロニクスの世界では、トランジスタの技術が発達し、エレクトロニクス技術の最傑作といってもいいコンピュータが出現していた。機能が充実し、コンパクト化が進んだ結果、携帯電話、タブレットをはじめ、人類は至るところにコンピュータをもっている時代がやってきた。

　機能の充実とコンパクト化を可能とした電子回路の集積化技術を支えたマイクロ・ナノテクノロジーは、回路だけでなく、センサやアクチュエータ*2 といった機能デバイスにも同様の効果をもたらし、さらにはそれらを同じチップ上にまとめて一体化することまで可能とした。携帯電話にコンピュータが入っているが、センサもアクチュエータも入って便利な機能を提供していることはご存知のとおりである。知ってか知らずか、人類は至るところにマイクロマシンをもっている、いつでもどこでもの時代の到来である。

　本項では、マイクロ・ナノテクノロジーの医療応用の中からいくつか事例を取り上げ、この分野が医療分野への展開に見ている未来を知る材料としたい。

＊2　**アクチュエータ**
電気・空気圧・油圧などのエネルギーを機械的な動きに変換し、機器を動かす駆動装置。IoT領域においては、ネットワークを介して情報を受け取り、電気信号にしたがって機器を制御する。

2. ボトムアップのナノテクノロジー

　ミニチュアマシンもMEMSもマイクロ・ナノテクノロジーを用いてモノを小型化する、いわゆるトップダウンのアプローチである。一方、原子や分子による物質構造の設計生成などは、構成要素から組織化していくボトムアップのアプローチであり、ナノテクノロジーの多くはボトムアップ型のものが多い。細胞培養により組織を形成するバイオテクノロジーの分野も同様である。マイクロ・ナノテクノロジーは、両者の混在領域で発展しているといえよう。

マイクロ・ナノテクノロジーによる低侵襲性を生かした医療

1. 内視鏡
❶カプセル内視鏡

　マイクロ・ナノテクノロジーは小さなチップに多くの機能を詰め込むことができるため、コンパクトで高機能な医療デバイスを実現することが期待できる。マイクロマシンの医療応用で真っ先に多くの人が思い浮かべるのは、カプセル内視鏡のような世界であろう。

　実際、カプセル内視鏡は、撮像素子を搭載した医療マイクロマシンの一種といえる。筆者らは2004年にマイクロ体内ロボット構想を提案し、その後も研究を継続中である。この間に派生技術が種々生まれてきている[3]。

❷従来の内視鏡

　カプセル内視鏡は、従来のチューブ状の内視鏡の先端が分離した形態とみなせるが、従来内視鏡技術自体も発展している。経口から経鼻導入も普及しており、細径化が進んでいる。

　内視鏡や腹腔鏡の手術では、診断とともに内視鏡の鉗子口から挿入した鉗子等の様々な器具によって治療を行っている。鉗子の研究開発は、精密加工技術を駆使したミニチュアマシンの活躍の場である。筆者らは、マイクロ・ナノテクノロジーの中でも軟らかいソフトマイクロロボット技術[4]の研究を進めてきており、内視鏡や腹腔鏡の診断治療支援のために術野確保器具を研究開発している。

　内視鏡の細径化により侵襲性は抑えられる一方で、体内に持ち込める器具は限られてくる。カメラや照明のような必須機能が内視鏡の内部構造をまず占有するため、内視鏡の鉗子口に与えられるスペースはどんどん狭まってきており、鉗子口を通して導入できる器具も限られてくる。切開用のメスやカテーテルを導入できるのがやっとの状況では、開腹手術時のようにはいかなくなる。

　筆者らが連携する医師と着目したのは、対象部位へのアプローチの妨げになる体内組織を除けて術野を確保する機能である。内視鏡前面に軟らかいマイクロフィンガーを装着して、術野確保機能を実現した[5]。このマイクロフィンガーは、内圧を高めると曲がる人工筋肉アクチュエータを内蔵しており、挿入時は軟らかく、体内では力を発生して内視鏡前面の障害物を除ける曲げ動作を行う。従来の精密加工技術でつくるミニチュアマシンと異なり、このマイクロフィンガーは、半導体製造技術の基本技術であるフォトリソグラフィ[*3]技術を使って大量生産することができる。

＊3　フォトリソグラフィ
光（主に紫外線）を利用してシリコンなどの平面基板にパターンを転写する写真製版技術。

2. ドラッグデリバリー

　次に、マイクロ・ナノテクノロジーの活躍が期待できる技術としてドラッグデリバリーを取り上げる。マイクロ・ナノテクノロジーの学術会議でも多くの研究成果が発表されている分野である。ドラッグデリバリー技術が発展し、患部に直接薬を届けられれば、副作用もなく、高い効率で薬剤治療が可能であることが期待される。前述の内視鏡やカプセル内視鏡を使った薬剤投与も考えられよう。

　さらにマイクロ・ナノテクノロジーは、小型化を通してインプランタブル（埋め込み型）なデバイスを可能とするため、体内に留置して薬を徐放するマイクロマシンの実現も各種進められている。例えば、米国で開発された慢性疼痛治療用のドラッグデリバリーデバイスは、脊髄への薬液投与が可能であり、投薬流量と投薬量をコントロールすることができる[6]。

同様に、米国では眼内治療用ドラッグデリバリー技術として、リザーブ用チャンバーにカニューレを一体化し、眼内にインプラントして薬液投与を行うデバイスの取り組みが進んでいる[7]。

マイクロフルイディクス技術の医療応用

前述の術野確保のマイクロフィンガーはミニチュアマシン的であったが、ここではMEMS技術を使ったマイクロフルイディクス[*4]の医療応用について述べる。

MEMS技術は、薬品やプラズマによるエッチング技術を使って基板やチップ上に微細な穴や溝を形成することができる。このためMEMS技術は流体デバイスのマイクロ化が盛んであり、MEMS技術の主材料であったSi（シリコン）にとどまらず、ガラスやプラスチック基板上への微細加工が進んできた[8]。半導体技術が集積回路を実現するように、MEMS技術を応用したマイクロフルイディクス技術は、微細な流体回路の形成が可能なのである。微小な流路や弁、ポンプ、センサなどを搭載した生化学解析用チップはμTAS（Micro Total Analysis System）やLOC（Lab On a Chip）と呼ばれ、生化学応用を中心に研究が活発になっている。

健康診断でお馴染みの血液検査であるが、シリンジにたっぷり採取される血液の量を極限まで減らして分析するための技術に関する研究も盛んである。流体である血液はマイクロフルイディクス技術と相性がよく、様々な手法が試されている。

認知症（アルツハイマー病）診断においても、血液検査の利用が話題になっている。マイクロフルイデックス技術の応用も活発に検討されており、アルツハイマー病の診断で重視されているアミロイドβの検出のための分析チップの研究が報告されている。アミロイドβの検出に用いられるELISA[*5]法のような免疫測定を分析チップ上で実現することができれば、サンプル量や試薬量を減らすことができ、コンタミネーション（汚染）防止にも有効であるなど、利点が多い。ピラー構造等の微細構造による液界面の改質などによる効果をねらったものなどが報告されている[9]。電気的インピーダンス手法を用いたアルツハイマー病のバイオマーカーの検出チップの開発例も報告されている[10]。

筆者らも、1滴の全血から血漿を分離、分注し、複数項目の検査を短時間で実施する血液分析チップを搭載した装置開発に取り組んだ実績をもつ[11]。全血から血漿を効率的に抽出する技術[12]や分離した血漿を微細流路に流す最中に流路に設けた個別チャンバー内に定量分注していく技術は、学術論文

*4 マイクロフルイディクス
ナノテクノロジーをも取り込んだ微小溶液操作法。マイクロ流体工学ともいう。半導体微細加工技術によって作製した微小な管や溝を利用したり、電気浸透流（ガラス管に接した水溶液が高電圧下で示す移動）やインクジェット技術を利用して、ナノリットルレベルの微小溶液を効率よく移動・混合・停止させる。この技術を用いることにより、数cm角の基板上に生化学分析システムを集積化することが可能になる。

*5 ELISA法
ELISA は Enzyme-Linked Immuno Sorbent Assay の略；酵素結合免疫吸着検査法。エライサまたはエライザと呼ばれる。試料中に含まれる抗体や抗原の濃度を検出・定量する際に用いられる方法。

にも掲載発表している。さらに発展し、骨格筋組織のような固体の生体組織を標本とする生検のための前処理分析チップの研究開発にも着手している。固体の生体組織標本を破砕して細胞内物質を抽出し、分析する技術をマイクロフルイディクス技術により実現しようとしている[13]。

　マイクロフルイディクス技術は、細胞のようなバイオパーティクルの操作、さらには計測や分析に関する技術にも発展している。筆者らは、細胞の電気信号を計測するセンサチップの研究開発を早くから進めてきた。マイクロチャンネルアレイデバイスは、直径数μmの微小吸引穴に計測用電極を一体化したものをアレイ化し、細胞を個別吸引固定して、その膜電位を計測することを可能にする[14]。固定した神経細胞をそのまま培養すれば、細胞間ネットワークを形成し、さらに高次の解析が期待できる。国内外でも多くの研究が活発に行われており[15,16]、特にスイスの研究グループの信号増幅回路を集積化したチップは生体の微弱信号解析の観点から有効である。筆者らはこのスイスのグループと連携し、鉛直プローブ電極アレイと信号増幅回路を一体化したチップの研究開発を行った[17]。脳のスライスなど立体的な生体組織や、3次元培養した細胞組織の分析に有効であると期待している。

　この技術は、後述のバイオハイブリッドにつながっていくことになる。剣山型電極は、生体の脳に刺入するブレインインタフェースとして開発されてきた流れがある[18]。この流れを汲むインプランタブルな神経インタフェースデバイスの研究も盛んであり[19,20]、最近では光学デバイスを搭載した光刺激が可能なデバイスも報告されている。

バイオハイブリッド化するマイクロ・ナノテクノロジー

　前述のマイクロチャンネルアレイデバイスは、デバイス上に細胞を培養して用いる観点からバイオハイブリッドデバイスとみなすことができる。近年は再生医療の発展もあいまって、様々な細胞をチップ上に培養し、細胞組織を構築する研究が活発になっている。

　各種臓器を構成する細胞を用いた培養細胞組織をチップ上に形成することが可能となってきており、Organ on a Chip（OoC）と呼ばれている[21]。例えば、肝臓などがつくられている[22]が、筆者らも人工腸管を研究開発しており、創薬応用を目指している[23,24]。消化器系のバイオハイブリッドデバイスはGut on a Chipとも呼ばれる[25]。いずれは、生体をまるごとチップ上に構築できるようなことも考えられており、Body on a Chip（BoC）と呼ばれている。構築されるバイオハイブリッドデバイスは、例えば薬剤への生体反応解析を用いたドラッグスクリーニングへの応用が有望視されている。

バイオハイブリッド化するマイクロ・ナノテクノロジーは、単なる微細加工技術を超越し、細胞をデバイスの部品として使う発想である。電気・電子分野、光学分野、材料から熱流体といった機械工学分野、そして生化学分野へと学際的な要素を取り込みながら発展を続けるマイクロ・ナノテクノロジーの展開では、近代学問分野分類の境界を超えたインターディシプリナリー（学際的）な素養、感性が生み出す取り組みが重要となる。最初に述べたように、私たちの身体は様々な反応のバランスによって絶妙な営みを提供している。この生体の営みに対処するには、本来学際的なアプローチが自然であり、ようやくテクノロジーがその域に近づいてきているように感じる。

引用文献

1) 神原秀記ほか 監修：細胞定量解析の最前線―ライフサーベイヤ構築に向けて，シーエムシー出版，2006.
2) 藤田博之 編著：センサ・マイクロマシン工学，オーム社，2005.
3) 小西 聡：診断・治療のためのマイクロ体内ロボット，ロボット，178：7-12，2007.
4) Chan Jeong, O.K., Konishi, S.：All PDMS pneumatic microfinger with bidirectional motion and its application, J Microelectromech Syst, 15（4）：896-902, 2006.
5) 藤本祐二ほか：圧力駆動バルーンアクチュエータの内視鏡的粘膜下層剥離手術用レトラクタシステムへの応用，A4-4，第27回「センサ・マイクロマシンと応用システム」シンポジウム，2010年10月.
6) Evans, A.T. et al.：Dual drug delivery device for chronic pain management using microma-chined elastic metal structures and silicon microvalves, Proc. of the IEEE International Confer-ence on Micro Electro Mechanical Systems, p.252-255, 2008.
7) Li, P.-Y. et al.：An electrochemical intraocular drug delivery device, Sens Actuator A-Phys, 143（1）：41-48, 2008.
8) 北森武彦ほか 編：マイクロ化学チップの技術と応用，丸善，2004.
9) Kim, J.A. et al.：Magnetic bead droplet immunoassay of oligomer amyloid β for the diagnosis of Alzheimer's disease using micro-pillars to enhance the stability of the oil-water interface, Biosens Bioelectron, 67：724-732, 2015.
10) Zakaria, N. et al.：An impedimetric micro-immunosensing assay to detect Alzheimer's disease biomarker：Aβ 40, Anal Biochem, 555：12-21, 2018.
11) 小林大造ほか：一滴で高度な診断が可能となるデスクトップ型血液分析装置．植田充美 監修：ヘルスケアを支えるバイオ計測，バイオテクノロジーシリーズ，p.62-71，シーエムシー出版，2016.
12) Kobayashi, T., Konishi, S.：Microfluidic chip with serially connected filters for improvement of collection efficiency in blood plasma separation, Sens Actuator B-Chem, 161（1）：1176-1183, 2012.
13) Hattori, K. et al.：RNA extraction from microtissues of skeleton muscle by microfluidic shred-ding chip, IEEJ Trans Electr Electron Eng, 11（S2）：S123-S129, 2016.
14) 殿村 渉ほか：マイクロチャンネルアレイ構造を有した細胞間ネットワーク解析用デバイス，電気学会論文誌C，127（10）：1575-1580，2007.
15) Saito, A. et al.：Induced current pharmacological split stimulation system for neuronal net-works, IEEJ Trans Electr Electron Eng, 61（2）：463-472, 2014.
16) Emmenegger, V. et al.：Technologies to study action potential propagation with a focus on HD-MEAs, Front Cell Neurosci, 13：159, 2019.
17) Hidaka, S. et al.：Wire-bonding-based vertical microprobe electrode arrays integrated onto high-density microelectrode arrays with active circuitry for extracellular recording, Proc. of the 18th International Conference on Solid-State Sensors, Actuators and Microsystems (Transduc-ers 2015), p.2232-2235, 2015.
18) Normann, R.A. et al.：Micromachined, silicon based electrode arrays for electrical-stimulation of or recording from cerebral-cortex, Proc. of the IEEE International Conference on Micro Elec-tro Mechanical Systems, p.247-252, 1991.
19) Harimoto, T. et al.：Enlarged gold-tipped silicon microprobe arrays and signal compensation for multi-site electroretinogram recordings in the isolated carp retina, Biosens Bioelectron, 26

(5)：2368-2375, 2011.

20) Meszéna, D. et al.：A silicon-based spiky probe providing improved cell accessibility during in vitro slice recordings, Sens Actuator B-Chem, 297：126649, 2019.

21) Baker, M.：A living system on a chip, Nature, 471：661-665, 2011.

22) Kamei, K. et al.：Three-dimensional cultured liver-on-a-chip with mature hepatocyte-like cells derived from human pluripotent stem cells, Biomed Microdevices, 21：73, 2019.

23) Konishi, S. et al.：An openable artificial intestinal tract system for the in vitro evaluation of medicines, Microsyst Nanoeng, 1：15015, 2015.

24) Kono, Y. et al.：An openable artificial intestinal tract system enables the evaluation of drug absorption in caco-2 cells through the reduction in thickness of the unstirred water layer, Biol Pharm Bull, 42 (5)：840-844, 2019.

25) Kim, H.J. et al.：Human gut-on-a-chip inhabited by microbial flora that experiences intestinal peristalsis-like motions and flow, Lab Chip, 12 (12)：2165-2174, 2012.

（小西 聡）

HIIT（高強度・短時間・インターバルトレーニング）と疾病予防

2

HIITとは

　高齢者を対象とした運動介入研究で採用される運動はいわゆる"有酸素性運動"であり、その強度は「低い」から「中等度」である（最大酸素摂取量［VO_2max］の50〜70%）。これは、高齢者の体力や安全性を考慮しているからであると考えられる。

　これに対して最近、若年から中年を対象とした健康増進に関する運動分野では、HIIT[*1]（高強度・短時間・インターバルトレーニング）という高い強度の運動を用いたトレーニングが注目を浴びている。「高強度」という定義はかなり広範囲であり、前述の有酸素性運動よりも少し高い強度（最大酸素摂取量の80%程度）から、かなり高い強度（最大酸素摂取量の200%超）までを含んでいる。米国スポーツ医学会が毎年行っている次年度に流行が予想される運動のトレンドに毎年、HIITが登場する。

＊1　**HIIT**（ヒット）High-Intensity Interval Trainingの略。

タバタトレーニング

1. タバタトレーニングとは

　HIITの運動強度の範囲は広いので、様々な種類のトレーニングが存在する。健康増進を目的としたり、スポーツの競技力向上を目的としている人々の中で最もよく知られているものの1つに、タバタトレーニング（Tabata training）がある。これは筆者らが1990年代に発表した論文[1,2]の筆頭著者の名前から付けられたもので、高い強度（最大酸素摂取量の170%程度）の20秒間の運動を10秒間の休息（完全休息）を挟んで行い、6〜7回程度で疲労困憊に至るようなトレーニングである。

　もともとタバタトレーニングは、生体内のエネルギー供給系、即ち有酸素性および無酸素性エネルギー供給機構からエネルギー供給量により競技成績

*2　酸素借
運動の酸素需要量と酸素摂取量の差の積分値。

*3　バーピージャンプ
生理学者ロイヤル・H・バービー博士が1930年代に考案した運動。スクワット、腕立て伏せ、ジャンプなどの動作を一連の流れの中で行う複合エクササイズ。以下の5つのステップからなる。
①立っている状態から始める。
②しゃがみ、手を地面に付ける。
③足で地面を蹴り、足を前に伸ばす（足は開いても、開かなくてもよい）。
④足を元に戻し、しゃがんだ状態に戻る（腕は伸ばしたまま）。
⑤しゃがんだ状態から立ち上がり、かけ声を出す。

*4　AMPK
AMP-activated protein Kinase；AMP活性化プロテインキナーゼ。細胞内のエネルギー状態を監視し、その状態に応じて糖・脂質代謝などを調節する代謝恒常性の調整因子で、低酸素、筋収縮などのエネルギー低下ストレス時に活性化する。AMPKは活性化すると、エネルギー産生経路（糖輸送、脂肪酸化）を亢進し、エネルギー消費経路（蛋白質合成）を遮断することにより、細胞内ATPレベルの回復をはかる。糖尿病治療に有効であり、近年はがん治療への適用が研究されている。

*5　PGC-1α
Peroxisome Proliferators-Activated Receptor γ (PPARγ) Coactivator-1α：ペルオキシソーム増殖因子活性化レセプターγ共役因子-1α。エネルギー産生や熱消費にかかわる多くの遺伝子発現を制御し、ミトコンドリア生合成やマイオカイン産生などに必須である。運動などにより骨格筋で発現増加する。

が決まるスピードスケートのトップ選手が行っているトレーニングである。このトレーニングで用いられる運動の最終セット時の酸素摂取量が、最大酸素摂取量に達すること、さらにこの運動の総酸素借*2が最大酸素借に達することにより、このトレーニングは有酸素性および無酸素性エネルギー供給機構の両方に最大の刺激を与える[1]。トレーニングの効果は、その機能に最大の刺激を与えたときに最大となると考えると、このトレーニングは有酸素性エネルギー供給系（最大酸素摂取量）と無酸素性エネルギー供給系（最大酸素借）の両方を、他のどのようなトレーニングよりも高く向上させる可能性がある。実際にこのトレーニングを週4回6週間行ったところ、最大酸素摂取量が10％以上、最大酸素借が約30％増加した[2]。

　筆者らが報告したタバタトレーニングは自転車エルゴメータを用いたものであるが、その後、多くの実践者が行っているのは、バーピージャンプ*3、スクワットジャンプ等のジャンプを中心とした自体重を用いた運動を20秒間、10秒の休息を挟んで8回行う（いわゆるタバタプロトコル）ものである。運動は、最大努力で行うことが基本であり、各セット20秒間の間にできるだけ回数を多く、当該の運動を行うことが基本である。

2. タバタトレーニングの効果

　タバタトレーニングを含むHIITは、持久力を改善することが知られている。持久力（最大酸素摂取量として評価）の高い人ほど日常の歩数が多いことを考えると、HIITで持久力を改善することは認知症の予防に有効である可能性が高い。もちろん、高い強度のHIITは認知症の発症が迫っているような年代では実施が難しいかもしれないが、20歳代から40歳代までは安全に実施することができる。

　高い強度の運動が効果的な理由は、トレーニングにより変化する骨格筋内（たぶん脳内も）の代謝や機能を制御する多数の蛋白質の発現が、運動強度に関係するシグナルによって増加するからだと考えられている。運動中に増加するシグナルの代表例として、AMPK*4の酵素活性がある。AMPKの活性化は、筋中および脳内の転写活性化補助因子であるPGC-1α*5の発現を高めることが知られている。この分子の骨格筋中の濃度は、HIIT運動終了後24時間以上高い値を保ち、トレーニングで向上する筋機能に深い関係のある様々な蛋白質の転写活性を活発化させ、その蛋白質に関連する生理学的機能が高まる[3]。このAMPKの酵素活性は、運動強度に依存して高まることが知られており、より高い強度の運動を行えば、それに依存してAMPK活性が上昇し、その後の適応が運動強度に依存して高くなる。このような適応、特に骨格筋内の運動トレーニングによる適応は、骨格筋内の運動による刺激により開始されることを考えると、運動強度が高ければ高いほどその適応反応が大

きいことは、生化学的には説明可能である。

　タバタトレーニングは、大腸がんの予防にも有効である可能性がある[4]。大腸がんは、前がん細胞→ポリープ→がんというように各段階を経て発症することが知られている。HIITによる大腸がん予防の機序としては、運動・トレーニングにより骨格筋から分泌されるマイオカイン[*6]の1つであるSPARC[*7]が関係していると考えられている。SPARCは大腸の内皮細胞に発現した前がん細胞（異常腺窩巣）のアポトーシス（自然死）を誘導し、異常腺窩巣の数を減少させる。タバタトレーニングのようなHIITにより骨格筋のSPARC濃度が増加し、さらに血中濃度が上昇することが報告されており、このような機序によってHIITは大腸がんの予防に有効だと考えられている。

3. 認知症予防とタバタトレーニング

　認知症の発症に関しては、糖代謝能が関係しているということを考えると、HIITは骨格筋の糖輸送担体（GLUT4）を増加させることが知られている[5]。したがって、糖代謝という観点からもHIITは認知症の予防に有効である可能性がある。

　認知症の予防のための運動という観点からは、運動強度と時間は重要な要素である。実施可能性という観点からは、運動時間は短いほうがよい。一方、あまり高い強度は、安全上、難しい。最終的には、いかなる強度や運動時間でも、その組み合わせにより認知症の予防効果がある可能性が期待される。要は30歳あるいは40歳までに、どのような運動でもよいので、自分に合った（自分が好きな、自分がやれる）運動を1つみつけることができれば、認知症を含む多くの高齢期に発症する疾病の予防効果があると期待される。その中の1つとして、適切な強度でのタバタプロトコル（20秒の運動を10秒の休息を挟み8回行う）を用いた運動トレーニングを選んでいただければ幸いである。今後、認知症予防という観点から、タバタプロトコルを採用した場合に、どれくらいの運動強度まで可能かということを検討して、それが実際に認知症予防に有効であるか否かを明らかにするような研究が期待される。

引用文献
1) Tabata, I. et al.：Metabolic profile of high intensity intermittent exercises, Med Sci Sports Exerc, 29（3）：390-395, 1997.
2) Tabata, I. et al.：Effects of moderate intensity-endurance and high intensity-intermittent training on anaerobic capacity and VO₂max, Med Sci Sports Exerc, 28（10）：1327-1330, 1996.
3) Terada, S. et al.：Effects of high-intensity intermittent swimming on PGC-1α protein expression in rat skeletal muscle, Acta Physiol Scand, 184（1）：59-65, 2005.
4) Matsuo, K. et al.：A mechanism underlying preventive effect of high intensity training on colon cancer, Med Sci Sports Exerc, 49（9）：1805-1816, 2017.
5) Terada, S. et al.：Effects of high-intensity intermittent swimming training on GLUT-4 and glucose transport activity in rat skeletal muscle, J Appl Physiol, 90（6）：2019-2024, 2001.

（田畑 泉）

*6　マイオカイン
細胞間情報伝達物質サイトカインの一種で、筋肉から分泌される情報伝達物質の総称。運動することで分泌量が増える。血糖値の低下、脂肪分解など健康維持に役立つ様々な生理作用をもつ。

*7　SPARC
Secreted Protein Acidic and Rich in Cysteineの略。代表的なマイオカインの1つ。

3 終末期の課題

いつか来る自らの終末に備えて

終末期の課題

　終末期とは、進行すると死に至る疾患の終末期であり、近い将来の死が避けられなくなったと医学的に判断される時期で、ターミナルに対応する言葉である[1]。2007年に厚生労働省は「終末期医療の決定プロセスに関するガイドライン」[1] を発表し、2015年に「人生の最終段階における医療の決定プロセスに関するガイドライン」と、"終末期医療"から名称を"人生の最終段階"へと変更し、改訂した。2018年には「人生の最終段階における医療・ケアの決定プロセスに関するガイドライン」[2] と、"ケア"を加えて改訂した。背景には、日本の健康施策や医療の高度化により寿命が延びて超高齢社会となり、誰もが慢性疾患をもちながら人生の最終段階を迎える人生100年時代となったことが考えられる。

　高齢者の終末期医療においては、「本人が望んでいたのか」「高度医療がかえって本人を苦しめているのではないか」という倫理的問題や、過剰・過少医療といった不適切な医療提供と、それらにかかる医療費などの問題がある。

　現在、わが国における死因の1位は悪性新生物であり、慢性疾患に位置づけられ、2人に1人はがんになると推計されている。2025年には、65歳以上の高齢者の5人に1人は認知症になると推計されており[3]、加齢に伴う認知機能の低下は必然といえよう。そのため、人生の最終段階において過ごしたい場所や、どのような医療やケアを受けたいかをあらかじめ考え、意思を示しておくことが重要となった。厚生労働省では「人生会議」とネーミングし、広く国民に普及・啓発を行っている。

　ここでは、「いつか来る人生の最終段階」に備えて、終末期に至る前の健康寿命を延ばしながら、自分らしくどう生きるか、そして、人生の最終段階においてどのような医療・ケアを受けたいか、などの意思を示しておくことについて考えていきたい。

健康寿命を延ばしながら、自分らしく、どう生きるか

　2011年、日本学術会議は「よりよい高齢社会の実現を目指して——老年学・老年医学の立場から」として、4つの提言を行った。その中の1つは「看護学、介護学、福祉学、社会学、理学、工学、心理学、経済学、宗教学、倫理学など他領域との協同で行う高齢者の社会参加、社会貢献を可能とするシステムの開発とその推進」であった[4]。

　昭和初期の人生50年から現在は人生100年時代となり、元気な高齢者も増加したが、雇用体制はいまだ整備されているとは言い難い。特に前期高齢者は健康状態もよく、働くことで生きがいを得て、所属組織があることで組織・社会の一員であるという安寧につながる。これからの労働力の減少を危惧する社会と、高齢者の「健康でいるうちは働きたい」という価値は一致すると考えられる。

　近藤は『健康格差社会』で、ソーシャルキャピタルの重要性について述べている[5]。ソーシャルキャピタルとは、組織や地域社会における信頼、互酬性の規範、ネットワーク、ご近所の底力などの連帯感・まとまり・問題解決力をいう。高齢者の場合、社会ネットワークが乏しいと死亡率が高いことや、経済的事情が必要な受診を控えるという調査結果がある。つまり、近隣住民や社会とつながること、社会参加によってなんらかの収入を得ることが、健康寿命を延ばすことにつながるといえる。

＊1　フレイル
p.127を参照。

　私たちは患者・利用者の健康寿命を延ばすために、フレイル[＊1]という概念と予防を理解し、よいケアを提供したいと考える。フレイルとは、「加齢とともに心身の活力が低下し、複数の慢性疾患の併存などの影響もあり、生活機能が障害され、心身の脆弱性が出現した状態であるが、一方で適切な介入・支援により、生活機能の維持向上が可能な状態像」である。多くはフレイルから要介護状態へ進むため、高齢者になる手前から個人が予防に努力する必要がある。フレイルサイクルは、低栄養状態から疾患や加齢に伴う筋肉量の低下、身体機能の低下、活動量の低下、エネルギー消費量の低下から食欲が落ちて食事量が低下する、という負のサイクルである。フレイルを予防するには、持病のコントロール、運動を負荷すること、栄養状態を改善すること、感染症などを予防することが大切である。

　また、転倒による骨折から廃用症候群となり、要介護状態になる高齢者が多いため、転倒を予防する視点はどの年代においても重要である。

自らの人生の最終段階について
健康なうちから意思を示しておく

　筆者が臨床現場にいたときは、救急外来に運ばれてきた後期高齢者の蘇生処置に際して、本人の意思が判明していることは少なかった。終末期医療にかかわる医療者は誰もが医療における倫理的問題にジレンマを感じていると思われる。つまり、「この医療提供は本人の望みだったのか」「これがこの人にとって最良だったのか」という答えの出ない自問である。

　2012年、日本老年医学会は『「高齢者の終末期の医療およびケア」に関する日本老年医学会の「立場表明」』において、高齢者医療は、生命科学を基盤にした生命倫理を重視した全人的医療であるべきとし、1991年に国連が示した「高齢者のための5原則：自立、参加、ケア、自己実現、尊厳」は日本老年医学会の基本的立場であることを示した[6]。

　医療やケアの受け手である個人が、自分の意思を示し、自分らしく住み慣れた環境で生活できるようケアを受けて、尊厳ある人生を送るために、健康なうちから人生の最終段階における様々なことを考え、意思を表明しておくか、代理決定者に伝えておくことが求められる。どのような場所で生きたいか、自分が意思を表明できないときは誰が代わりとなるか、どのような医療・ケアを受けたいか、または、受けたくないか、などである。医療については、加齢に伴って引き起こされる様々な機能障害に対して、人工呼吸器などを使用して生命維持を願うか、経管栄養法や胃瘻造設手術を行って水分・栄養を身体に入れてほしいか、といったことを考えておくのである。

　2014年に厚生労働省が行った「人生の最終段階における医療に関する意識調査」によると、「できれば自宅で、安らかに、痛みや苦痛は取ってほしい」と願い、意思表示については賛成だが、家族とは話し合ったことがなく、書面にも残していない人が多い、という結果であった[7]。2018年、厚生労働省は11月30日（いい看取り・看取られ）を、人生の最終段階の医療・ケアについて個人が考え、家族や医療・ケアチームと繰り返し話し合う取り組みであるアドバンス・ケア・プラニングを推進する「人生会議の日」とした。

　倫理的問題をはらんだ人工栄養の導入を検討するには、2012年に日本老年医学会が出した「高齢者ケアの意思決定プロセスに関するガイドライン──人工的水分・栄養補給の導入を中心として」[8]や「高齢者ケアと人工栄養を考える──本人・家族のための意思決定プロセスノート」[9]が話し合う過程の参考になる。アドバンス・ケア・プランニングに関しては、対象となる人は経過の中で意思が揺らいだり、変わることがあるため、この気持ちの変化を受け止め、多職種で繰り返し話し合いを行い、最終段階の医療やケア

を計画していくことが重要である。

＊

　医療者も、自らの人生の最終段階のことを考え、また家族の人生の最終段階について家族が健康なうちから話し合っておき、なんらかの形で書面に残しておいてはどうだろうか。それによって、自らも家族も、自分らしく尊厳をもって生きていくことができるのではないかと考える。

　一方、医療について素人の方と話し合うときには、まず手始めに、箕岡の「四つのお願い」[＊2, 10]を活用してみてはいかがだろうか。忙しい毎日の中で一度立ち止まり、「自らの人生の最後、いつか来る終末に備えておこう」と思う人が増えてくれればうれしいことである。

＊2　四つのお願い

箕岡真子氏の「四つのお願い」は、米国の多くの州で法的効力をもつ事前指示「Five Wishes（5つのお願い）」を参考に、日本の実情に合わせてつくられた。事前指示書に書き記しておく内容として、以下の4つをあげている。

①あなたに代わって、あなたの医療やケアに関する判断・決定をしてほしい人

②あなたが望む医療処置・望まない医療処置について

③あなたの残された人生を快適に過ごし、充実したものにするために、どのようにしてほしいのか

④あなたの大切な人に伝えたいこと

詳細は引用文献10）を参照いただきたい。

引用文献

1）厚生労働省：終末期医療の決定プロセスに関するガイドライン，2007.
　https://www.mhlw.go.jp/shingi/2007/05/dl/s0521-11a.pdf

2）厚生労働省：人生の最終段階における医療・ケアの決定プロセスに関するガイドライン，改訂，2018.
　https://www.mhlw.go.jp/file/06-Seisakujouhou-10800000-Iseikyoku/0000197721.pdf

3）内閣府：平成28年版 高齢社会白書，2016.
　https://www8.cao.go.jp/kourei/whitepaper/w-2016/zenbun/28pdf_index.html

4）日本学術会議：よりよい高齢社会の実現を目指して―老年学・老年医学の立場から，2011.
　http://www.scj.go.jp/ja/info/kohyo/pdf/kohyo-21-t127-2.pdf

5）近藤克則：健康格差社会―何が心と健康を蝕むのか，医学書院，2005.

6）日本老年医学会：「高齢者の終末期の医療およびケア」に関する日本老年医学会の「立場表明」2012，2012. https://www.jpn-geriat-soc.or.jp/tachiba/jgs-tachiba2012.pdf

7）厚生労働省 終末期医療に関する意識調査等検討会：人生の最終段階における医療に関する意識調査報告書，2014.
　https://www.mhlw.go.jp/file/05-Shingikai-10801000-Iseikyoku-Soumuka/0000041847_3.pdf

8）日本老年医学会：高齢者ケアの意思決定プロセスに関するガイドライン―人工的水分・栄養補給の導入を中心として，2012. https://jpn-geriat-soc.or.jp/proposal/pdf/jgs_ahn_gl_2012.pdf

9）清水哲郎，会田薫子：高齢者ケアと人工栄養を考える―本人・家族のための意思決定プロセスノート，医学と看護社，2013.

10）箕岡真子：「私の四つのお願い」の書き方・私の四つのお願い―医療のための事前指示書，ワールドプランニング，2011.

（吉村浩美）

索引

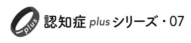

認知症 plus シリーズ・07

にんちしょう ぷらす よぼうきょういく
認知症 plus 予防教育
うんどう しょくじ しゃかいさんか さいしんちけん ていあん
運動・食事・社会参加など最新知見からの提案

2020年2月20日　第1版第1刷発行　　　　　　　　　　　　〈検印省略〉

編集●金森 雅夫
かなもり まさお

発行●株式会社 日本看護協会出版会

〒150-0001　東京都渋谷区神宮前5-8-2　日本看護協会ビル4階
〈注文・問合せ/書店窓口〉Tel / 0436-23-3271　Fax / 0436-23-3272
〈編集〉Tel / 03-5319-7171
https://www.jnapc.co.jp

デザイン●大野リサ
表紙カバーイラスト●コーチはじめ
本文イラスト●鈴木真実
印刷●株式会社 教文堂

©2020 Printed in Japan　ISBN978-4-8180-2248-5